全国高等卫生职业院校课程改革规划教材

供五年制高职护理、助产专业使用

案例版™

中医护理学

主　编　张俊平

副主编　秦生发　廖桂香

编　者　（按姓氏汉语拼音排序）

安素红　邢台医学高等专科学校

陈世龙　淮阴卫生高等职业技术学校

范文杰　邢台医学高等专科学校

黄　萍　广西中医药大学护理学院

何　俊　河套学院

廖桂香　岳阳职业技术学院

彭　静　乐山职业技术学院

秦生发　广西中医药大学护理学院

王敬乔　岳阳职业技术学院

张俊平　邢台医学高等专科学校

周红军　沧州医学高等专科学校

科　学　出　版　社

北　京

内 容 简 介

《中医护理学》是五年制高职护理、助产专业学生的必修课程,是一门具有独特的中医基础理论和特色诊疗护理技术的医学课程。

全书内容自绪论后分为上、下两篇,共13章。上篇为中医学基础知识,共10章,包括传统的阴阳五行学说,藏象,精、气、血、津液,经络,病因病机,诊法,辨证,预防原则与治法,养生,中药与中成药等。其中养生与中成药为本书新增,删除了不适合护理、助产专业的方剂学。下篇为中医特色护理技术,共3章,以临床常用、容易掌握、适合护士操作的中医特色护理技术为主,包括中医用药护理、中医传统疗法与护理及常见病证与护理。其中新增了刮痧、刺络、水针、穴位埋线、中医美容面膜疗法与护理、药膳与护理、足疗与护理,体现了教材的实用性和技能性。书中增加以案例为导向的实训内容、情景模拟及实训操作步骤简图,让实训更加简单、直接、容易掌握。每一章节中都有链接、考点、小结、目标检测,书后附有教学大纲及目标检测参考答案,配合本课程的教学PPT课件以供参考。

本书适合五年制高职护理、助产专业教学使用,可作为国家护士执业资格考试的参考,也可作为临床培训教材使用。

图书在版编目(CIP)数据

中医护理学 / 张俊平主编 . —北京:科学出版社,2014. 12

全国高等卫生职业院校课程改革规划教材

ISBN 978-7-03-040637-8

Ⅰ. 中… Ⅱ. 张… Ⅲ. 中医学-护理学-高等职业教育-教材 Ⅳ. R248

中国版本图书馆 CIP 数据核字(2014)第 098847 号

责任编辑:许贵强 / 责任校对:朱光兰
责任印制:肖 兴 / 封面设计:范璧合

科 学 出 版 社 出版
北京东黄城根北街 16 号
邮政编码:100717
http://www.sciencep.com

新科印刷有限公司 印刷
科学出版社发行 各地新华书店经销
*

2014 年 12 月第 一 版 开本:787×1092 1/16
2014 年 12 月第一次印刷 印张:15 1/2
字数:359 000

定价:39. 00 元
(如有印装质量问题,我社负责调换)

前　言

　　本书根据五年制高职护理、助产专业学生的特点,在体现"以就业为导向,以能力为本位,以发展技能为核心"的职业教育培养理念的同时,理论内容坚持"必须、够用",突出实用性、技能性;文字减少引用学生较难懂的经典原文,力求通俗易懂、简练有趣,真正体现以学生为中心的编写理念。

　　本书内容自绪论后分上、下两篇。上篇为中医学基础知识,其中,养生与中成药为本书新增内容,删除了不适合护理专业的方剂学。下篇为中医特色护理技术,以临床常用、容易掌握、可以护士操作的中医特色护理技术为主;新增了刮痧、刺络、水针、穴位埋线,特意增加了使用广泛、疗效可靠的中医美容面膜疗法与护理、药膳与护理、足疗与护理。书中增加以案例为导向的实训内容、情景模拟及实训操作步骤简图,让实训更加简单、直接、容易掌握。每一章节中都有链接、考点、小结及目标检测,书后附有教学大纲及目标检测参考答案,并且配合本课程的教学 PPT 课件以供参考。

　　本书适用于全国医药院校五年制高职护理、助产专业的教学,可作为国家护士执业资格考试的参考,也可供临床培训作为教材使用。

　　各位参编人员编写过程中认真、负责,但由于编写人员分散,受学术水平和编写经验所限,及时间紧迫,书中缺点错误和疏漏在所难免,诚请各院校师生和广大中医药同道批评指正。

编　者

2014 年 1 月

目　录

上　篇　中医学基础知识

下　篇　中医特色护理技术

绪　　论

中医学又称中国医药学、中国传统医学,有数千年的悠久历史,是我国古代劳动人民长期同疾病做斗争中极为丰富的经验总结,具有独特的理论体系和丰富的诊疗养生经验,是我国优秀民族文化遗产的一个重要组成部分。中医学在朴素的唯物论和辩证法思想指导下,通过长期医疗实践及各学科之间的相互渗透,逐步发展成为独特的医学理论体系,为中华民族乃至全人类的繁衍昌盛做出了巨大贡献。因此,中国医药学是一个伟大的宝库,需要我们后人去继承和发扬光大。中医护理学是伴随着中医学的发展而发展起来的,是中医学的一个重要组成部分。

一、中医学的发展简历

中医学历史源远流长,其形成和发展可分为两大阶段。

(一) 中医学的起源与形成

人类的进化是一个漫长的过程。早在远古时代,我们的祖先为了生存和繁衍,在与自然、野兽、疾病的斗争和部落战争中,积累了一些原始的医疗保健经验,有了"伏羲制九针"、"神农尝百草"、"伊尹制汤液"等传说。从原始社会到战国时期,逐渐产生了专门治病的医学家,他们积累了丰富的医学知识,并对之进行总结升华,在朴素的唯物论和辩证法思想指导下,逐步形成了中医学理论的雏形,为战国以后中医药学的形成和发展奠定了基础。

春秋战国至秦汉时期社会剧变,政治、经济、文化都有显著发展,也为中医药学理论的形成奠定了基础。此时期的《黄帝内经》、《难经》、《神农本草经》、《伤寒杂病论》等中医学巨著的相继问世,标志着中医学的理论体系初步形成,这四部巨著也被后世称为中医药学的四大经典著作。

1.《黄帝内经》 简称《内经》,分《素问》和《灵枢》两部分,共18卷,162篇,约成书于战国至秦汉时期,乃众多医学先哲假托黄帝之名所著,是我国现存最早的医学巨著。该书内容丰富,以当时先进的阴阳五行哲学思想为指导,对该时期的医疗经验和理论进行了总结。《黄帝内经》从整体观念出发,运用"精气学说"、"阴阳学说"和"五行学说"全面阐述了中医学的思维方法,人与自然、社会的关系,人体生理病理及疾病的诊治、预防(治未病)等知识;它的出现,奠定了中医学的理论基础,使中医学从原始经验阶段步入了具有完整理论的时期。《黄帝内经》标志着中医学理论的诞生。

2.《难经》 全称《黄帝八十一难经》,约成书于东汉以前。相传为战国秦越人(扁鹊)所著。该书内容简要,辨析精微;以《黄帝内经》医学基础理论为主,用假设问答、解释疑难的方式,阐述了人体的结构、生理、病理、诊断和治疗等各个方面。尤其在脉诊、经络学说、命门、三焦等方面,补充了《内经》不足。

3.《神农本草经》 简称《本草经》或《本经》,全书分三卷,载药365种,是我国最早的药物学专著。本书根据药物的功效和毒性,分为上、中、下三品:上品无毒,主补益;中品小毒或无毒,主治病;下品有毒,主祛邪气、破积聚。所列药物功效,经检验大多准确可信,如黄连治痢、常山截疟、麻黄治喘等。并提出了药物的"四气、五味"理论;创立了药物之间"七情合和"理论;总结了丸、散、汤、酒、膏等基本剂型。明确了"治寒以热药,治热以寒药"的辨证用药思

考点:中医学的四部经典

1

想,使药理学与病机学密切结合,更加充实了中药学理论体系。

4.《伤寒杂病论》 为东汉著名医学家张仲景(后世尊为"医圣")所著。此书是中医史上第一部理、法、方、药具备的经典,喻嘉言称此书:"为众方之宗、群方之祖"。后经王叔和整理分为《伤寒论》和《金匮要略》两部分,前者以六经辨伤寒,后者以脏腑论杂病,把中医基础理论与临床实践相结合,首创了辨证论治的治疗原则,为临床治疗学的发展奠定了坚实的基础。

链 接

医圣张仲景

张仲景,名机,字仲景,今河南邓州市和南阳市镇平县一带人氏,东汉末年著名医学家。张仲景所处年代战乱频发,瘟疫横行,"家家有僵尸之痛,室室有号泣之哀"。他的家族也不例外,十年内有三分之二的人死于传染病,其中伤寒病占十分之七。张仲景目击心伤,"感往昔之沦丧,伤横夭之莫救",从此他"勤求古训,博采众方",发愤习医,为的是"上以疗君亲之疾,下以救贫贱之厄,中以保身长全,以养其生"(《伤寒论》自序),决心要控制瘟疫的流行,根治伤寒病,故撰写《伤寒杂病论》济世疗疾。后人称张仲景为"医圣",奉本书为医经。现在在河南省南阳为他修建了"张仲景纪念馆",以纪念这位奠定中国中医治疗学基础的伟大的医学家。

(二) 中医学的发展阶段

1. 晋至隋唐时期 此时期是我国医药学发展的辉煌时期,出现了许多名医名著。晋代王叔和的《脉经》是我国第一部脉学专著;皇甫谧的《针灸甲乙经》为我国现存最早的针灸学专著,这两部书的诞生,极大地丰富了中医诊断学和针灸学的内容。南北朝时期的《雷公炮炙论》是我国最早的制药学专著。《颅囟经》是我国最早的小儿科专著。隋代巢元方编纂的《诸病源候论》,是我国现存最早的有关病因病机证候学的专著,论述了内、外、妇、儿及眼科等多学科疾病。唐代昝殷著《经效产宝》是我国最早的产科专著;孙思邈著《千金方》,广采民间医方医药,是综合基础理论和临床各学科的百科全书,因其重视对药物的研究,被后世尊称为"药王"。苏敬等编著的《新修本草》是我国第一部国家政府颁布的药典,也是世界上最早的官方药典,其载药844种,比欧洲《纽伦堡药典》早883年。

2. 宋至金元时期 该期由于印刷术的进步推动了各学科文化的发展,也是中医文化繁荣昌盛的时期。宋慈所著《洗冤录》是世界上最早的法医学专著。在病因学方面,陈无择的《三因极一病证方论》把复杂的病因分为内因、外因、不内外因,对后世病因学说的发展产生了深远影响。王惟一的《铜人腧穴针灸图经》规范了针灸教学,并依此铸造了两具针灸铜人,现在所用教学之针灸铜人,即是仿造于此。钱乙的《小儿药证直诀》丰富了脏腑辨证论治的内容,创立了著名的"六味地黄丸"等成药。金元时期涌现了许多医学流派。如著名的"金元四大家",其中刘完素倡导火热论,治疗中擅用寒凉清热药,后人称为"寒凉派";张从正治病以汗、吐、下三法攻邪为主,后人称为"攻下派";李杲倡导"内伤脾胃,百病由生",善用补益脾胃之药,后人称之"补土派";朱丹溪认为人体"阳常有余,阴常不足",治疗倡导"滋阴降火",后人称之"滋阴派"。这些学术观点各有所长,从不同侧面充实和发展了中医学理论。

3. 明清时期 明代伟大的医药学家李时珍,倾其一生编著了巨著《本草纲目》,此书成为我国药学史上的重要里程碑,也是世界上影响最大最早的一部药物学专著。被译成拉丁、法、德、英、日、俄、西班牙、朝等十余个国家的文字,在全世界广为流传。李时珍被公认为世界伟大的科学家之一。明清时期温病学派的形成,标志着中医传染病学的发展。明代吴又可在《瘟疫论》中提出"瘟疫"之传播途径是"戾气""从口鼻而入",对研究温病病因有很大影响。清代,叶天士、薛生白、吴鞠通等创立了卫气营血辨证、三焦辨证学说,阐述了温病的辨证论治规律,形成了完整的温病学理论体系,为中医传染病学的发展作出了巨大贡献。

4. 近代至新中国成立以后　近代社会动荡,列强入侵,中医学发展极为缓慢。但有识之士在坚持中医的基础上,融会贯通,中西合璧,取之所长,补我之短。代表人物有唐宗海、恽铁樵、张锡纯等。张锡纯之《医学衷中参西录》,即是中西汇通的代表作之一。

新中国成立之后,党和政府非常重视中医工作,采取了很多有力措施,使中医学得到了新的发展。首先,组织发掘、整理和出版了大量中医古籍;成立了多所中医院校,编写了全国统一的中医学系列教材,规范了中医教学工作,为中医学的发展奠定了人才基础。在国家的支持下,中医药现代化研究蓬勃发展,特别是陈竺院士的中药复方黄黛片治疗急性早幼粒细胞白血病的研究,已达分子水平,引起学界的极大关注。还创立了中国特色的恶性肿瘤治疗模式,"带瘤生存"的治疗理念;陈可冀院士等"活血化瘀治疗心脑血管病";吴咸中院士等"急腹症与通里攻下法研究",揭示了"六腑以通为用"的真谛,降低了急腹症的手术率,更新了现代医学对急腹症治疗学的观念,采用价廉效佳的小夹板固定治疗骨折,等等,其优势不胜枚举。这些研究成果印证了古老的中医药治疗是具有科学性的,不仅得到了国人的认同,也得到了国际社会的认可。

二、中医学的基本特点

中医学理论的基本特点主要是整体观念和辨证论治。

(一)整体观念

整体是与局部相对而言的。整体是指统一性、完整性和相互联系性。中医学认为人体是一个有机的整体,构成人体的各个组成部分之间,在结构上是不可分割的,在功能上是相互协调、相互为用的,在病理上是相互影响的。同时也认识到人体受自然、社会环境影响。这种人体自身的整体性思想及其人与自然、社会的统一性称之为整体观念。

1. 人体是有机的整体　中医学认为,构成人体的脏腑、组织、器官之间,在结构、生理、病理等各个方面都是相互协调、相互为用、相互影响的。生理上,以五脏为中心,通过经络把六腑、五官、五体、四肢、九窍等全身组织器官构成一个整体性联系,并通过气、血、精、津的作用来完成人体统一协调的机能活动。在发生病变时,脏腑功能失常,可以通过经络反应于体表、组织或器官;体表、组织或器官有病,也可以通过经络影响到所属脏腑。由于各脏腑、组织、器官在生理、病理上的相互联系与影响,决定了在诊治疾病时,可以以五官、五体、五色、脉象等外在变化,而了解体内五脏六腑的病变,从而作出正确的诊断和治疗。这也是《黄帝内经》中提到的"视其外应,以知其内脏,则知所病矣"。

2. 人与自然、社会的统一性　中医学认为,人类生活在自然界中,自然界存在着人类赖以生存的必要条件。自然界的运动变化也常常直接或间接影响着人体,人体的生理机能和病理变化就会随之发生,即人与自然也是一个不可分割的有机的整体。因此,中医学在对人体健康的养护中始终强调自然因素的重要性。《黄帝内经》提出"人以天地之气生,四时之法成",认为人类的生命过程必然会受到大自然规律的影响,自然环境的变化如四季交替、昼夜之差、地域之异都会对人体的生理病理产生直接或间接的影响,即所谓"天人合一"。同时,人以群体而居,人既是自然的,也是社会的。人是社会的组成部分,人能影响社会,社会的变动也会影响人体。当今社会,竞争日益激烈,社会因素的变化势必对人体的影响日显突出,如果人们不能及时作出相应的改变和调整,就会造成心理异常,精神焦虑,甚则发生机体的病理变化,产生疾病。

（二）辨证论治

辨证论治涉及病、证、症的内容，只有理解其含义，才能深刻理解辨证论治的实质和临床意义。

病，是疾病的简称。是指人体在特定的致病因素作用下，机体正邪相争、阴阳失调所出现的脏腑组织损伤，或生理功能障碍，并有一定规律的病理全过程，如感冒、肺痨、消渴等。病，由若干证候所组成，不同病理阶段的证候都有特定的症状和体征。

证，即证候。是机体在疾病发展过程中某一阶段出现的各种症状、体征的概括。它辨证地分析这一阶段病变的部位、原因、性质、病势及邪正关系等，因而能更全面、更深刻、更准确地揭示这一阶段疾病的本质。因此，中医治病是从证候入手，将辨证作为确定治法、处方用药的依据。如感冒之风寒感冒、风热感冒即属于证候的概念。

症，即症状和体征，是疾病的具体表现。可以是病人主观感觉到的不适或痛苦，如头痛、眩晕、发热、恶心、呕吐等，也可以是医生检查发现的客观体征，如斑疹、舌苔、脉象等，也可以是实验室发现的异常指标。同一症状可见于不同病因，也可见于不同疾病，未必能反映疾病或证候的本质，所以不能作为立法、治疗的依据。

病、证、症三者既有区别又有联系。病揭示的是疾病病理的全过程，是大概念；证揭示的是疾病某一阶段的病变本质，是中概念；症是疾病过程中个别的、孤立的现象，属于小概念。病和证都是由症构成，某一阶段的一组症状和体征构成这一阶段的证，各阶段或类型的证候贯串并叠合起来，便是疾病的全过程。

辨证论治是中医学的核心和精华特色，是其生存的魅力所在。所谓"辨证"，就是将四诊（望、闻、问、切）所收集到的有关疾病的各种症状和体征，加以分析、综合、概括，判断为某种性质的"证候"。"论治"又称"施治"，是根据辨证的结果，确定相应的治疗方法。辨证是论治的前提和依据，论治是治疗疾病的手段和方法，也是对辨证是否正确的检验。辨证论治的过程，就是中医认识疾病和解决疾病的过程。二者相辅相成，不可分割。

辨证论治关键在"辨"，由于它能辨证地看待病与证的关系，既看到一种病可以包括几种不同的证，又看到不同的病在其发展过程中可以出现同一证候。因此，在临床治疗时，采取"同病异治"、"异病同治"的方法来处理。即所谓"证同治亦同，证异治亦异"。这就是辨证论治的实质与精髓。

链　接

你知道为什么中医药店被称作"堂"吗？

传说张仲景曾任长沙太守，期间疫疠开始流行，老百姓听说张太守会看瘟疫，便慕名前来求医。张仲景看到前来求医的患者很多，为了方便工作于救人，便在他的长沙太守大堂上，公开坐堂应诊，救活了很多患者。同时，他也首创了名医坐大堂的先例。他的这一善举，被后人传为千古佳话。后来，百姓为了纪念张仲景，便把坐在药店内治病的医生通称为"坐堂医"。医生也把自己的诊所或药店取名为"×　×堂"，比如北京的"同仁堂"、天津的"达仁堂"等。这就是中医药店被称作"堂"的来历。

三、中医护理学的基本特点

考点：中医学
的基本特点

中医护理是中医学的重要组成部分，它的发展始终伴随着中医学的发展。历史上虽然没有明确中医护理这个专业，没有专篇记载，但在许多名典医籍中都可找到属于护理范畴的词句。如《伤寒论》中桂枝汤、《金匮要略》中麻黄杏仁薏苡甘草汤的煎服法、药后护理方法等，都是属于护理人员的职责。中医护理理论与方法是构建在中医学理论体系基础之上的，经现代中医护理人员的继承和发扬，发展成为整体观念和辨证施护两个基本特点。

（一）整体观念

整体观念是中医学理论的精髓所在,中医护理工作体现在中医治疗、养生的各个环节中,所以整体观念也是中医护理理论的一个不可替代的原则性纲领。以人体是有机的整体和人与自然、社会统一的思想为指导,中医护理工作不仅做到对人的躯体疾病的护理,还意识到了对人的精神心理、生活环境、社会环境等全方位的调护,体现了中医"治病求本"的指导思想,也印证了现代医学关于"健康"的概念:"健康不仅是没有疾病,而且包括躯体健康、心理健康、社会适应良好和道德健康"[世界卫生组织(WHO),1989]。

考点: 名词解释:整体观念、辨证论治、辨证、论治

（二）辨证施护

辨证论治是中医学诊治疾病的基本原则,是中医学的核心特色。中医护理秉承中医学理论,与现代护理学相结合,将辨证论治的原则应用到护理工作中,就形成了辨证施护。辨证施护就是按照辨证论治的原则去护理病人。

辨证施护分辨证和施护。辨证即将四诊所收集的有关疾病的各种症状和体征,加以分析、综合、概括,判断为某种性质的证候;施护是根据辨证的结果,确定相应的护理方法和护理措施。辨证是施护的前提和依据,施护是护理疾病的方法,同时也是检验辨证准确性的手段。辨证施护的过程,就是认识和护理疾病的过程;二者相辅相成,不可分割。辨证施护是中医护理的基本原则。

辨证施护认为,应根据不同的证候给予不同的护理措施。如根据"寒者热之"的原则,对寒证患者要做到防寒保暖,饮食药物宜偏温热服用,并给予助阳散寒食品,忌食生冷;根据"热者寒之"的原则,对热证患者药物宜偏温服,食物宜清淡易消化,居住宜通风凉爽,多予清热生津之品;对于情志因素引起的病证,在治疗护理躯体病变的同时,给予精神心理调护等。

辨证施护不是"对症护理",其特点是应辨证地看待病和证的关系。既看到同一种病可以出现几种不同的证候,又能认识到不同的病在发展过程中可以出现同一种证候,从而能对各种病、证采取灵活的护理方法。即"同病异护""异病同护"。

中医护理还重视个体差异和自然环境、社会环境对人体的影响,强调对疾病的护理要因时、因地、因人制宜,这种对疾病发展过程中不同矛盾采用不同方法护理的原则,是中医辨证施护的关键实质。

小　结

1. 《黄帝内经》、《难经》、《伤寒杂病论》、《神农本草经》等被后世尊为中医学的四大经典著作。
2. 中医学的基本特点是整体观念和辨证论治。
3. 中医护理学的基本特点是整体观念和辨证施护。

目 标 检 测

A_1 型题

1. 下列哪项不属于中医的四部经典著作
   A.《难经》　　　　B.《脉经》
   C.《黄帝内经》　　D.《神农本草经》
   E.《伤寒杂病论》

2. 下列哪本书是中国历史上由政府颁布的第一部药典

   A.《新修本草》　　B.《神农本草经》
   C.《雷公炮炙论》　D.《千金方》
   E.《本草纲目》

3. 中医学的基本特点是
   A. 辨证和论治
   B. 异病同治和同病异治
   C. 辨证论治和整体观念

D. 标本同治与审因论治

E. 辨证与辨病相结合

4. 中医护理学的基本特点是

A. 因时、因地、因人制宜

B. 整体观念和辨证施护

C. 因证立法和依法选方

D. 同病异治和异病同治

E. 以上都不是

5.《本草纲目》的作者是

A. 扁鹊   B. 张仲景

C. 叶天士   D. 李时珍

E. 张景岳

简答题

1. 什么是整体观念？

2. 什么是辨证论治？

3. 病、证、症的区别与联系是什么？

（张俊平）

上　篇　中医学基础知识

第 1 章　阴阳五行学说

阴阳五行学说,是阴阳学说和五行学说的合称,是中国古代用以阐释宇宙间万事万物的发生、发展和变化的哲学理论。它是人们探求宇宙本源和解释宇宙变化的世界观和方法论,对我国古代唯物主义哲学有着深远的影响。

我国古代医学家,在长期医疗实践的基础上,将阴阳五行学说运用于医疗领域,借以阐明人体的生理功能和病理变化,并用以指导临床的诊断、治疗和护理,成为中医学理论体系的重要组成部分。但是,由于社会历史条件的限制,阴阳五行学说尚不能与现代的科学的唯物辩证法等量齐观,我们必须予以正确认识,取其精华,去其糟粕,使它更好地为医疗实践服务。

第 1 节　阴 阳 学 说

阴阳,是中国古代哲学的范畴。阴阳概念的起源,可以追溯到夏商时代,最早出现于《易经》,由阴爻(——)和阳爻(—)两种符号来表示。阴阳学说的形成,不晚于春秋战国时期。成书于战国至秦汉时期的《黄帝内经》将阴阳学说与医学结合,用以阐述人体生理功能、病理变化以及人与自然的关系,形成了独具特色的中医阴阳学说,阴阳学说从而成为中医理论体系的一个重要组成部分。

阴阳学说是中国古代人们借以认识世界和解释世界的一种朴素的唯物主义哲学思想。阴阳学说认为,宇宙间一切事物都由相互对立的阴阳两个方面构成,各种事物的发生、发展和变化都是阴阳相互作用的结果。故《素问·阴阳应象大论》说:“阴阳者,天地之道也,万物之纲纪,变化之父母,生杀之本始,神明之府也。”

一、阴阳的概念

阴阳,是对自然界相互关联的某些事物对立双方属性的概括,它含有对立统一的概念。阴和阳既可以代表两个相互对立的事物,也可以代表同一事物内部存在的相互对立的两个方面。

阴阳最初的含义是指日光的背向而言,即背日光者为阴,向日光者为阳。背阳的地方黑暗、寒冷,向阳的地方光明、温暖,于是古人以黑暗与光明、寒冷与温暖分为阴和阳,后来引申为方位的上下、左右,运动状态的兴奋与抑制等。

阴阳学说认为,宇宙间一切事物都有正反两面,即都包含阴和阳相互对立的两个方面,如白昼与黑夜、炎热与寒冷等,故《老子》说:“万物负阴而抱阳”;并进而认为阴阳的对立和消长是宇宙的基本规律,故《易经》说:“一阴一阳谓之道”。

阴阳是根据自然界相互关联的事物或同一事物内部对立双方的性质、动态、位置、发展趋势等因素来划分的,它并不局限于某一具体的事物,而是抽象的属性概念。一般来说,凡是相对运动的、外向的、上升的、温热的、无形的、功能的、兴奋的,都属于阳的范畴;相对静止的、内守的、下降的、寒冷的、有形的、物质的、抑制的,都属于阴的范畴。如以天地而言,则"天为阳,地为阴",因天气轻清故属阳,地气重浊故属阴;以水火而言,则"水为阴,火为阳",因水性寒凉润下故属阴,火性温热炎上故属阳,以物质的运动变化而言,则"阳化气,阴成形",即指当某一物质出现蒸腾气化的运动状态时属于阳,出现凝聚成形的运动状态时属于阴(表1-1)。

表1-1　阴阳属性归类(举例)

属性	空间方位				时间	季节	重量	运动状态		人体	
阳	上 左	外	南		昼	春夏	轻	升	兴奋	功能	气
阴	下 右	内	北		夜	秋冬	重	降	抑制	物质	血

考点:事物阴阳属性的归类

阴阳学说认为,阴阳属性的划分具有相关性,即以阴阳来概括或区分的事物必须是相互关联的两个事物,或是同一事物的两个方面;不相关的事物不宜分阴阳。如以人的性别而言,则女为阴、男为阳;以昼夜而言,则夜为阴、昼为阳。如果两者不是相关的,不是统一体的对立双方,也就不能用阴阳来区分其相对属性及其相互关系。

阴阳属性具有相对性,并不是绝对的。这种相对性一方面指各种事物的阴阳属性不是一成不变的,在一定条件下可以相互转化,即阴可以转化为阳,阳也可以转化为阴,如昼夜更替、四季变迁等;同时也可以因比较对象的不同而发生改变。事物的阴阳属性是通过比较而划分的,比较对象发生了改变,则事物的阴阳属性也就发生了改变。如一年四季中的春天,与冬天相比属阳,而与夏天相比则属阴。另一方面指事物的无限可分性,即阴阳之中还可以再分阴阳。任何一种事物内部都可以分为阴和阳两方面,而每一事物中阴或阳的任何一方,还可以再分阴阳,如此反复则无穷无尽。所以《素问·阴阳离合论》说:"阴阳者,数之可十,推之可百,数之可千,推之可万,万之大不可胜数,然其要一也"。

📚 链　接

昼夜的阴阳划分

昼为阳,夜为阴;白天的上午与下午相对而言,则上午为阳中之阳,下午为阳中之阴;黑夜的前半夜与后半夜相对而言,则前半夜为阴中之阴,后半夜为阴中之阳。

二、阴阳学说的基本内容

(一) 阴阳的对立制约

阴阳的对立制约,是指属性相反的阴阳双方在一个统一体中的相互斗争、相互制约的关系。一方面,是指阴阳属性是相互对立的,阴阳学说认为自然界一切事物都存在着相互对立的阴阳两个方面,如天与地、动与静、出与入、明与暗、寒与热、水与火等;另一方面,是指阴阳在对立的基础上相互排斥、相互斗争,通过对立斗争对另一方起制约作用。阴阳相互制约的过程,也就是相互消长的过程,没有消长,也就没有制约。如春、夏、秋、冬四季有温、热、凉、寒的气候变化,春夏温热是因为阳气上升制约了秋冬的寒凉之气,而秋冬寒冷则是因为阴气上升制约了春夏的温热之气。

有对立就有斗争,才能推动事物不断发展;相互制约防止一方过于亢盛,才能保持事物的相对稳定性。正是由于阴阳之间的这种相互对立制约,才维持了阴阳之间的动态平衡,促进了事物的发生、发展和变化。人体之所以能进行正常的生命活动,就是阴与阳相互制约、相互消长取得统一(动态平衡)的结果。只有阴与阳之间相互制约、相互消长,事物才能发展变化,自然界才能生生不息。

链 接

阴平阳秘

在正常情况下,阴阳的对立制约维持着人体物质与功能的动态平衡状态,即"阴平阳秘"。如果阴阳对立制约的关系遭到破坏,不能维持相对平衡,即出现"阴阳失调"的病变。

(二) 阴阳的互根互用

阴阳互根,是指阴阳相互依存、互为根本的关系。阴阳是对立统一的,二者相互对立,又相互依存,任何一方不能脱离另一方而单独存在。如上为阳,下为阴,没有上就无所谓下,没有下也就无所谓上;热为阳,寒为阴,没有热就无所谓寒,没有寒也无所谓热。所以说,阴依赖于阳而存在,阳依赖于阴而存在;没有阴无以言阳,没有阳无以言阴,每一方都以其相对的另一方的存在为自己存在的条件。

阴阳互用,是指阴阳双方的某一方不断地资生、促进和作用于另一方。

《素问·阴阳应象大论》说:"阴在内,阳之守也;阳在外,阴之使也"。即是从阴阳互根互用的理论,高度概括了人体生命活动中的物质与物质之间、功能与功能之间、物质与功能之间相互依存、相互为用的关系。在相互为用的双方中,某一方虚弱日久,必导致另一方的不足,继而出现"阴损及阳"或"阳损及阴"的病理变化。

(三) 阴阳的相互消长

阴阳的相互消长,是指阴阳对立双方的数量和比例处于不断增长或消减的运动变化之中,故可视为事物变化的量变过程。阴阳的消长变化有两种不同的形式:一是此消彼长、此长彼消;二是此消彼消、此长彼长。

阴阳的此消彼长和此长彼消,主要出现在阴阳的对立制约过程中。如一年之中四时气候的变化,从冬至夏,阴气渐衰,阳气渐旺,气候由寒冷逐渐转热,即是阴消阳长的过程;由夏至冬,阳气渐弱,阴气渐盛,气候从炎热逐渐转寒,即是阳消阴长的过程。

阴阳的此消彼消和此长彼长,主要存在于阴阳的互根互用过程中。如春夏期间,随着气温的逐渐升高而出现降雨增多;秋冬期间,随着气候的转凉而雨雪亦少,即为阴随阳长和阴随阳消的正常变化。

在正常情况下,阴阳双方应是长而不偏盛,消而不偏衰。若超过了这一限度,出现了阴阳的偏盛或偏衰,是为异常的消长变化。

(四) 阴阳的相互转化

阴阳的相互转化,是指相互对立的阴阳双方,在一定的条件下,可以各自向其相反的方面转化。此种转化,一般是指事物总体属性的改变,即属阳者在一定条件下可转变为属阴,属阴者在一定条件下也可转变为属阳。

阴阳之间的相互转化一般出现在事物发展变化的极期阶段,即所谓"物极必反"。事物的运动变化发展到了极点,即阴阳双方的消长变化发展到一定程度,其阴阳属性就会发生转化。如《灵枢·论疾诊尺》说:"四时之变,寒暑之胜,重阴必阳,重阳必阴,故阴主寒,阳主热,故寒甚则热,热甚则寒。"这里指出在四时气候的变迁、寒暑的更替中,"重"和"甚"是促进转化的条件,阴有了"重"这个条件便可转化为阳;阳有了"重"这个条件便可转化为阴。寒在"甚"的条件下可向热的方面转化,热在"甚"的条件下,也可向寒的方面转化。所以说阴阳的转化必须具备一定的条件,没有一定的条件,便不能转化。

阴阳转化实际上是阴阳的消长运动发展到一定阶段,使事物属性在量变的基础上发生了质变的结果。

三、阴阳学说在中医学中的应用

阴阳学说贯穿于中医理论体系的各个方面,用来说明人体的组织结构、生理功能、病理变化,并指导临床诊断、治疗和护理等。

(一) 说明人体的组织结构

根据阴阳学说对立统一的观点,人体是一个有机的整体,它的一切组织结构都可以用阴阳两方面来加以概括。就人体部位上来说,上部为阳,下部为阴;外侧属阳,内侧属阴;背部属阳,腹部属阴;体表属阳,体内属阴。就人体脏腑而言,肝、心、脾、肺、肾五脏属阴,胆、胃、大肠、小肠、膀胱、三焦六腑属阳。五脏之中,位于上部的心肺属阳,位于下部的肝脾肾属阴。而具体到每一脏腑又有阴阳之分,如心有心阴、心阳,肾有肾阴、肾阳等。就人体气血而言,气为阳,血为阴。

(二) 说明人体的生理功能

阴阳学说认为,人体正常的生理活动是由于体内对立着的阴阳两个方面在相互消长、相互转化的运动中保持相对平衡的结果。以物质和功能相对而言,物质属阴,功能属阳。人体的生理活动是以物质为基础的,没有物质就无以产生各种生理功能,而各种生理功能活动的结果,又不断产生各种生命物质。人体功能与物质的关系,也就是阴阳相互对立、依存、消长、转化的关系。只有在这种关系中保持物质与功能的动态平衡,才能维持人体的正常生理活动。

(三) 说明人体的病理变化

在人体复杂的生理活动中,阴阳的对立、互根、消长、转化保持着协调平衡的关系,是维持正常生命活动的基本条件。因此,人体阴阳的相对协调是健康的表现,如果平衡协调关系遭到破坏,则人体就处于疾病状态,所以说阴阳失调是一切疾病发生的基本原理。疾病的发生发展关系到正气和邪气,二者皆可分阴阳,正气有阴阳之分,病邪也分阴阳。疾病的过程,就是正邪斗争的结果引起机体阴阳偏胜(盛)偏衰的过程,阴阳偏盛指阴或阳任何一方高于正常水平的病理状态,阴阳偏衰指阴或阳任何一方低于正常水平的病理状态。阴阳失调的病理变化虽然复杂,但总不外乎阴阳的偏盛和偏衰两个方面(表1-2)。

表1-2　人体病理状态的阴阳的变化

阴阳胜衰	病理状态	病理	临床表现	证候性质
阴偏胜	阴高于正常水平	阴胜则寒	恶寒、怕冷、无汗、全身冷痛、脉紧	实寒证
阳偏胜	阳高于正常水平	阳胜则热	发热、汗出、面赤、口渴、脉洪数	实热证
阴偏衰	阴低于正常水平	阴虚则内热	五心烦热、盗汗、舌红少津、脉细数	虚热证
阳偏衰	阳低于正常水平	阳虚则外寒	形寒肢冷、面色苍白、舌淡、脉沉迟无力	虚寒证

(四) 指导疾病的诊断

由于疾病发生发展的根本原因是阴阳失调,所以任何疾病的临床表现虽然错综复杂,千变万化,但都可以用阴或阳来加以概括说明。在临床诊断中,首先要先分清阴阳,才能执简驭繁,抓住疾病的本质。阴阳,大则可以概括整个病证是属阴证、属阳证,小则可以分析望、闻、问、切四诊中的一个具体征象。故《景岳全书·传忠录》说:"凡诊病施治,必须先审阴阳,乃为医道之纲领。阴阳无谬,治焉有差? 医道虽繁,而可以一言蔽之者,曰阴阳而已。故证有阴阳,脉有阴阳,药有阴阳。"

(五) 指导疾病的治疗和护理

治疗和护理疾病的基本原则就是调整阴阳,补其不足,泻其有余,恢复阴阳的相对平衡。阳盛者泻热,阴盛者祛寒,阳虚者扶阳,阴虚者补阴,以使阴阳偏盛偏衰的异常现象,恢复到平衡协调的正常状态。如在治疗方面,阳偏盛实热证用寒凉药、阴偏盛的实寒证用温热药以泻其有余;阳偏衰的虚寒证用扶阳法、阴偏衰的虚热证用补阴法以补其不足。在护理方面,阳盛发热的患者选择清凉的环境,阴盛畏寒的患者选择温热的环境。

第 2 节　五 行 学 说

五行学说是以木、火、土、金、水五种物质及其特性来阐释宇宙万事万物运动变化规律及其相互关系的一种古代哲学思想。

五行学说认为宇宙间的一切事物都是由木、火、土、金、水五种物质所构成,所有事物的发生、发展和变化都是这五种物质不断运动和相互作用的结果。

一、五行的概念

五,指构成客观世界的五种基本物质,即木、火、土、金、水。行,指运动变化。五行,即木、火、土、金、水五种物质的运动变化。

我国古代人民在长期的生产和社会实践中,从对木、火、土、金、水五种基本物质的朴素认识,逐渐引申形成了五行特性的概念。最早记载"五行"概念的是夏商时期的《尚书·洪范》,并对五行的特性作了经典的概括,其谓"五行:一曰水,二曰火,三曰木,四曰金,五曰土。水曰润下,火曰炎上,木曰曲直,金曰从革,土爰稼穑。"五行学说将宇宙间的一切事物都以木、火、土、金、水五种物质的特点和性质予以归纳,同时还以五行之间的相生、相克规律作为阐释各种事物之间普遍联系的基本法则。

二、五行的基本内容

(一) 五行各自的特性

五行的概念虽然来自木、火、土、金、水五种常见的物质,但实际上已超越了五种具体物质本身,而具有抽象的特征和更广泛的涵义。

1. 木的特性　"木曰曲直"。"曲直"是指树木主干挺直向上、树枝曲折向外舒张的生长形态,进而引申为具有生长、升发、条达舒畅等作用或性质的事物,均归属于木。

2. 火的特性　"火曰炎上"。"炎上"是指火具有温热、升腾、光明的特性,进而引申为具有温热、上升、明亮等作用或性质的事物,均归属于火。

3. 土的特性　"土爰稼穑"。"稼穑"是指土有种植和收获农作物的作用,进而引申为具有生化、承载、受纳等作用或性质的事物,均归属于土。

4. 金的特性　"金曰从革"。"从革"是指"顺从""变革"的意思,进而引申为具有肃杀、清洁、收敛等作用或性质的事物,均归属于金。

5. 水的特性　"水曰润下"。"润下"是指水具有寒凉、滋润、向下的特性,进而引申为具有寒凉、滋润、闭藏、下行等作用或性质的事物,均归属于水。

（二）事物属性的五行归类

五行归类是根据五行各自的特性,采用类比和演绎的方法,按照事物的不同作用和性质分别归属于木、火、土、金、水五行之中,借以阐述人体脏腑组织之间及其与外界环境之间的相互联系(表1-3)。

表1-3　自然界和人体的五行属性

自然界						五行	人体					
五方	五气	五季	五化	五色	五味		五脏	五腑	五官	五体	五华	五志
东	风	春	生	青	酸	木	肝	胆	目	筋	爪	怒
南	暑	夏	长	赤	苦	火	心	胃	舌	脉	面	喜
中	湿	长夏	化	黄	甘	土	脾	小肠	口	肉	唇	思
西	燥	秋	收	白	辛	金	肺	大肠	鼻	皮	毛	悲
北	寒	冬	藏	黑	咸	水	肾	膀胱	耳	骨	发	恐

从表1-3中可以看出,属于同一五行属性的事物,存在相关的联系。如以木为例,以方位配属五行,则由于日出东方,与木的升发特性相类,故归属于木;以五脏配属五行,则由于肝主升而归属于木;肝属于木,则肝主筋和肝开窍于目的"筋"和"目"亦属于木;而《素问·阴阳应象大论》说:"东方生风,风生木,木生酸,酸生肝,肝生筋……肝主目。"即是说自然界的东、风、木以及酸味都与肝相关;把以上自然现象和人体生理、病理联系在一起,就可以把风、木、东、肝、筋、酸等一系列事物归属于五行的木之中,形成了一个系统,表达了人与自然是一个有机整体的观念。

（三）五行的生克乘侮

考点:事物归属于五行中一行的相互联系

五行学说以五行之间的相生、相克关系来阐释事物间的相互联系和相互协调的关系,以五行之间的相乘、相侮关系来阐释事物间的协调平衡被破坏后的相互影响。

1. 相生　即相互滋生、促进、助长的意思。

五行之间互相滋生、互相促进的关系,称为五行的相生关系。

五行相生的次序是:木生火,火生土,土生金,金生水,水生木。

在五行的相生关系中,任何一"行"都有"生我"、"我生"两方面的关系,"生我"者为母,"我生"者为子,所以五行相生关系也称作"母子关系"。以木为例,水生木,木生火,生我者为水,则水为木之母;我生者为火,则火为木之子,其他四行以此类推。

2. 相克　即相互克制、抑制、制约的意思。

五行之间相互制约的关系称为五行的相克关系。

五行相克的次序是:木克土,土克水,水克火,火克金,金克木。

在五行相克关系中,任何一"行"都有"我克"、"克我"两方面的关系,我克者为我所胜,克我者为我所不胜,所以五行相克关系也称为"所胜"、"所不胜"关系。以木为例,金克木,木克土,克我者为金,金为木之"所不胜";我克者为土,土为木之"所胜",其他四行以此类推。

3. 五行制化　制指制约、克制;化指化生、变化。

五行制化指五行相互制约、相互化生的意思,是五行生克关系的相互结合,五行依次相生,依次相克,如环无端,生化不息,维持着事物之间的动态平衡。故《类经图翼》说:"造化之机,不可无生,亦不可无制。无生则发育无由,无制则亢而为害"。

在五行生克关系中，相生和相克是不可分割的两个方面，任何一行都有"生我"、"我生"、"我克"、"克我"四个方面的关系。五行之间这种化中有制、制中有化的生克关系，维持和促进了事物的相对平衡协调和发展变化(图 1-1)。

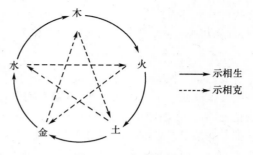

图 1-1　五行制化图

4. 相乘相侮　乘，指乘虚侵袭之意；侮，指恃强凌弱之意。

相乘即相克太过，指五行中的一行对另一行的过度克制。

相侮即反克，指五行中一行对另一行的反克，与相克的顺序相反。

五行相乘相侮是指五行之间的异常相克现象，均因五行中任何一行的太过或不及所引起，两者可同时发生。如木克土，土克水，土过于亢盛时，土既可以乘水，又可以侮木；土过于虚弱时，既可受到木乘，又可以受到水侮。故《素问·五运行大论》说："气有余，则制己所胜而侮所不胜；其不及，则己所不胜，侮而乘之，己所胜，轻而侮之"。

三、五行学说在中医学中的应用

中医学运用五行的特性来研究分析人体脏腑组织器官的五行属性，以五行之间的生克乘侮来阐释人与外界环境的相互关系、人体的生理病理活动及相互影响，并指导临床诊断、治疗及护理等。

（一）说明人体的组织结构

中医运用五行学说，根据人体脏腑组织器官的功能和特点，将其分别配属五行，从而形成了以五脏(肝、心、脾、肺、肾)为中心，内属六腑(胆、胃、大肠、小肠、膀胱、三焦)，配合五体(筋、脉、肉、皮、骨)，开窍于五官(目、舌、口、鼻、耳)，外荣于五华(爪、面、唇、毛、发)等的一个有机的整体。

（二）说明人体内外环境的统一

五行学说将人体组织结构分别归属五行，并将其与自然界的五方、五季、五气、五色等五行归类有机地联系起来，以五行的特性来说明人与自然也是一个有机的整体，认为人体脏腑的生理功能、病理改变与自然环境之间，同样存在生克乘侮的相互关系，此即"天人合一"的整体观念。

（三）说明五脏的生理功能及相互关系

五行学说将人体的五脏归属于五行的同时，还以五行的特性来说明五脏的生理功能。如木有生长、升发、条达的特性，肝喜条达而恶抑郁，具有疏泄的功能，故肝归属于木；火性炎热，心阳有温煦作用，故心归属于火；土有承载、生化万物的作用，脾为气血生化之源，故脾归属于土；金有清肃、收敛的特性，肺有肃降的作用，故肺归属于金；水有滋润、闭藏的特性，肾有主水、藏精滋养全身的功能，故肾归属于水。

五行之间的生克制化理论，说明了各脏腑生理功能的内在联系，既相互滋生又相互制约。五脏之间相互滋生关系为：肝生心，心生脾，脾生肺，肺生肾，肾生肝；五脏之间相互制约的关系为：肝克脾，脾克肾，肾克心，心克肺，肺克肝。

（四）说明五脏的病理变化及相互影响

中医学运用五行学说的生克乘侮理论，说明人体在病理情况下，五脏疾病之间的相互影响、相互传变的关系。按相生的关系传变分为母病及子、子病及母。如肾为母脏，肝为子脏，肾病传及肝称母病及子,肝病传及肾为子病及母。按相克的关系传变分为相乘、相侮,如肝克脾,肝病传脾称为"木乘土",脾病传肝称为"土侮木"。

(五) 指导疾病的诊断

五行学说把五脏与五味、五色及相关脉象等以五行归属联系起来,作为诊断疾病的理论基础。人体是一个有机的整体,脏腑有疾病可以反映到体表,出现色泽、声音、脉象等方面的变化。因此,在临床诊断疾病时,就可以综合四诊的资料,根据五行所属及其生克乘侮的规律来推断病情。故《灵枢·本藏篇》说:"视其外应,以知其内脏,则知所病矣"。如面色青、喜食酸味、脉弦,就可诊断为肝病;脾虚患者,面见青色,就可诊断为肝木乘土。

(六) 指导疾病的治疗及护理

中医学运用五行学说的生克乘侮关系来推断和概括疾病的发生发展规律,并用以确定治疗及护理的原则和方法。

五行学说认为疾病的发生发展必然与脏腑的生克制化异常有关,一脏受病可以波及其他四脏,他脏有病亦可传给本脏。因此在治疗时,除对所病本脏进行治疗外,应考虑脏腑的传变关系,根据五行的生克乘侮规律来调整其太过与不及,以控制或防止疾病的传变,使其恢复正常的功能活动。如《金匮要略》云:"夫治未病者,见肝之病,知肝传脾,当先实脾",就是运用五行生克关系指导疾病治疗,预防传变的具体体现。

根据五行生克规律确定的治疗及护理原则分别是补母和泻子、抑强和扶弱,常用的方法有益火补土法、培土生金法、抑木扶土法、佐金平木法等。五行学说在临床上的应用非常广泛,不但适用于药物的治疗与护理,也同样指导着针灸疗法、精神疗法等。

临床上依据五行生克规律进行治疗,确有一定的实用价值。但并非所有的疾病都可用五行生克这一规律来治疗,不能机械地生搬硬套。换言之,在临床上既要正确地掌握五行生克的规律,又要根据具体病情进行辨证论治。

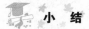 **小　结**

1. 阴阳五行的概念及特性。
2. 阴阳五行学说的基本内容。
3. 阴阳五行学说对自然界和人体属性的归类。

目 标 检 测

A_1 型题

1. 下列哪种情况不能构成阳阳关系的是
   A. 寒与热　　　　　　B. 动与静
   C. 上升和外出　　　　D. 表与里

2. 事物的阴阳属性是
   A. 绝对的　　　　　　B. 相对的
   C. 统一的　　　　　　D. 平衡的

3. 阴阳学说认为,事物的发展变化主要是由于阴阳之间的
   A. 对立制约　　　　　B. 互根互用
   C. 消长平衡　　　　　D. 相互转化

4. 健康人体的阴阳关系可以概括为
   A. 阴阳相互制约　　　B. 阴阳互根
   C. 阴阳相互转化　　　D. 阴平阳秘

5. 用阴阳学说明人体的组织结构,不属于阴的是
   A. 五脏　　　　　　　B. 六腑
   C. 津液　　　　　　　D. 血

6. 阴阳学说认为,疾病发生发展的根本原因是
   A. 阴阳偏胜　　　　　B. 阴阳偏衰
   C. 阴阳互损　　　　　D. 阴阳失调

7. 属阴阳偏胜的病理是
   A. 阳虚则寒　　　　　B. 阴胜则寒
   C. 阴虚则热　　　　　D. 阳损及阴

8. 下列哪一项不属于阴阳偏衰病理的是
   A. 阴损及阳　　　　　B. 阳损及阴

C. 阴阳两虚　　　　　　D. 重阴必阳

9. 阴虚可以导致阳虚,阳虚也可以导致阴虚,这是因为阴阳之间的
   A. 对立制约　　　　　　B. 互根互用
   C. 消长平衡　　　　　　D. 相互转化

10. 五色中属水的是
    A. 青　　　　　　　　　B. 黄
    C. 白　　　　　　　　　D. 黑

11. "喜"这种情志活动归属于五行中的
    A. 木　　　　　　　　　B. 火
    C. 土　　　　　　　　　D. 金

12. 下列事物的五行归属,哪一项是不对的
    A. 木:肝、春、东　　　B. 土:脾、夏、南
    C. 金:肺、秋、西　　　D. 水:肾、冬、北

13. 根据五行的相生规律,肝之"母"是
    A. 心　　　　　　　　　B. 肺
    C. 脾　　　　　　　　　D. 肾

14. 根据五行的相生规律,脾之"子"是
    A. 心　　　　　　　　　B. 肺
    C. 肝　　　　　　　　　D. 肾

15. 根据五行相克规律,肺之"所胜"是
    A. 心　　　　　　　　　B. 脾
    C. 肝　　　　　　　　　D. 肾

16. 根据五行的相克规律,肾之"所不胜"是
    A. 心　　　　　　　　　B. 肺
    C. 脾　　　　　　　　　D. 肝

17. 肾藏精以滋养肝血,用五行学说解释就是
    A. 木生火　　　　　　　B. 火生土
    C. 土生金　　　　　　　D. 水生木

18. 肺气的肃降,能制约肝气的上升,肺与肝的这种关系属于五行学说中的
    A. 相生关系　　　　　　B. 相克关系
    C. 相乘关系　　　　　　D. 相侮关系

19. 肾阴上升以制约心阳,用五行学说解释就是
    A. 木克土　　　　　　　B. 土克水
    C. 水克火　　　　　　　D. 火克金

20. 肝气横逆犯脾,用五行学说解释就是
    A. 木克土　　　　　　　B. 木乘土
    C. 木不疏土　　　　　　D. 土侮木

21. 由于土不足,形成木克土的力量相对增强,使土更加不足,这种情况称为
    A. 木克土　　　　　　　B. 木乘土
    C. 土侮土　　　　　　　D. 土虚木乘

22. 根据五行相生规律确定的治法是
    A. 培土制木　　　　　　B. 佐金平木
    C. 滋水涵木　　　　　　D. 抑木扶土

23. 根据五行相克规律确定的治法是
    A. 滋水涵木　　　　　　B. 佐金平木
    C. 培土生金　　　　　　D. 益火补土

24. "泻南补北"的治法适用于
    A. 肝火偏盛,肺失清肃
    B. 肾阴不足,心火偏旺
    C. 肝旺脾虚
    D. 脾虚湿盛

25. 根据五行相克规律,对由于思虑过度致疾的病人采用精神疗法时,可用哪种情志活动达到治疗目的
    A. 喜　　　　　　　　　B. 怒
    C. 惊　　　　　　　　　D. 恐

（王敬乔）

第2章 藏象

脏腑名称

中医藏象学说中的脏腑名称虽然与现代医学所指的内脏器官的名称相同,但在生理、病理的概念中,却不完全相同。中医藏象学说中的一个脏腑的功能可能包含现代医学中几个内脏器官的生理功能,如中医脾的功能与现代医学的造血系统、消化系统、泌尿系统的许多脏器有关;现代医学所指的一个脏器的生理功能可能分散在中医学的几个脏腑生理功能之中,如肾生成尿液的功能分散在中医脏腑的肺、脾、肾三脏生理功能之中。说明中医的脏腑除有解剖学的概念外,更重要的是具有生理学、病理学概念。

第1节 藏象学说概论

藏象学说,是研究藏象的概念内涵,各脏腑的形态结构、生理功能、病理变化及其与精气血津液神之间的相互关系,以及脏腑之间,脏腑与形体官窍及自然社会环境之间的相互关系的学说。

一、藏象的基本概念

考点:藏象的概念

"藏象",今称"脏象",首见于《素问·六节脏象论》。藏,指隐藏于人体内的脏腑器官。象,其义有二,一指脏腑的解剖形态,"象者,像也。论脏腑之形象,以应天地之阴阳也"(《黄帝内经素问集注·卷二》)。如"心象尖圆,形如莲花"(《医宗必读·改正内景脏腑图》)。其二指脏腑的生理病理表现于外的征象。"藏"是"象"的内在本质,"象"是"藏"的外在反映,两者结合起来就叫做"藏象"。因此,藏象是人体内在脏腑的生理活动和病理变化反映于外的征象。

二、藏象学说的特点

藏象学说的基本特点,是以五脏为中心的整体观。藏象学说是从整体观出发,认为具有生命活力的人体是以心为主宰,五脏为中心,以精气血津液为物质基础,通过经络系统沟通联络形体官窍,形成人体的五大功能系统。这五大功能系统之间,在形态结构上密不可分,在生理功能上互相协调,在物质代谢上互相联系,在病理上互相影响。同时,又与外界环境相通应,受四时阴阳的影响。从而体现了人体的结构与功能、物质与代谢、局部与整体、人体与环境的统一。以五脏为中心,从系统整体的观点来把握人体,是藏象学说的基本特点。

藏象学说贯穿在中医学的解剖、生理、病理、诊断、治疗、方剂、药物、预防等各个方面,具有普遍的指导意义,是中医学理论体系中的核心内容。

三、脏腑的含义及分类

脏腑是人体内脏的总称。脏腑是一个形态与功能的综合概念,不仅具有解剖学意义,而且更重要的是一个人体的功能模型。脏腑包括五脏、六腑和奇恒之腑。

（一）五脏

心、肝、脾、肺、肾的合称。从形象上看,五脏属于实体性器官;从功能上看,五脏是主"藏精气",即化生和贮藏精气。

（二）六腑

胆、胃、小肠、大肠、膀胱、三焦的合称。从形象上看,六腑属于管腔性器官;从功能上看,六腑是主"传化物",即受纳和腐熟水谷,传化和排泄糟粕,主要是对饮食物起消化、吸收、输送、排泄的作用。

（三）奇恒之腑

脑、髓、骨、脉、胆、女子胞六者的合称。奇者,异也;恒者,常也。奇恒之腑,形态上多中空,与腑相近;功能上内藏精气,又类似脏,似脏非脏,似腑又非腑,故称之为"奇恒之腑"。

考点：五脏的名称,六腑的名称,奇恒之腑的名称

四、脏腑精气阴阳的概念和作用

脏腑精气阴阳理论,是研究人体脏腑精气阴阳的概念内涵、生理功能、病理变化及相互关系的系统理论,是中医学藏象理论的一个重要组成部分,也是脏腑生理功能和病理变化的解释性模型。人体各脏腑的生理功能,主要是以各脏精气阴阳的运动变化来认识的。

（一）脏腑之精

源于《素问·上古天真论》"五脏六腑之精"一词,是指脏腑所藏的有濡养、滋润和支撑脏腑、形体、官窍等作用的液态精华物质,包括先天之精和后天水谷之精。先后天之精合化为"一身之精",分藏于五脏,则为五脏之精。五脏之精有濡养、滋润功能,五脏及其所属的六腑、形体、官窍,主要依靠其所藏之精血津液的濡养、滋润和支撑而能发挥各种生理功能。

五脏之精的存在形式不同,如心精、肝精可以与心血、肝血相融合的形式贮存于心、肝之内。如《素问·经脉别论》有"浊气归心,淫精于脉"、"食气入胃,散精于肝"之论。肺所藏之精称为肺精。肺精主要由脾转输至肺的水谷之精的轻清部分组成,依靠肺气的宣发与肃降作用,上濡头面诸窍,外"输精于皮毛"(《素问·经脉别论》)。脾所藏之精称为脾精。脾精是脾功能活动的物质基础。因饮食水谷之精华皆由脾吸收和转输,故脾精实为水谷之精。脾精输布到其他四脏,化为该脏之精,故有"脾主为胃行其津液"(《素问·厥论》)、"中央土以灌四旁"(《素问·玉机真藏论》)、"脾气散精,上归于肺"(《素问·脉要精微论》)之说。肾精,是一身之精分布于肾的部分,肾精由禀受于父母的先天之精,加之部分输于肾的水谷之精的充养而生成。先天之精在后天水谷之精的资助下合化为生殖之精,藏于肾而成为胚胎构成和发育的原始物质。故肾为"先天之本",生命之源。肾精主要与人体的生长发育、生殖功能密切相关。

（二）脏腑之气

出自《素问·藏气法时论》,简称"脏气",是指分布于人体各脏腑之中的无形而运行不息以推动和调控脏腑生理功能的极细微物质。包括先后天之气所化的元气和谷气,肺吸入的自然界的清气,合而化为一身之气,分布于各脏腑,则为脏腑之气。脏腑之气,既可以说是由脏腑之精所化生的比精更细微的运动不息的物质,也可以说是由一身之气按其不同的成分构成分布到脏腑而形成不同结构和功能的气。因此,脏腑之气既有同源性,又有相对特异性。

脏腑之气,推动和调控着各脏的功能活动。如心气推动和调控着心脏的搏动、血脉的舒缩及精神的化生;肺气推动和调控着肺的宣发与肃降运动以行呼吸和输布水液;肝气推动和

调控着肝的疏泄功能,以调节血液和津液的输布运行、饮食物的消化吸收、情志心理活动及生殖机能;脾气推动和调控着水谷和水液的运化、血液的生成和运行;肾气推动和调控着人体的生长发育与生殖功能,并主宰水液代谢及摄纳呼吸之气。脏腑之气是推动和调控该脏腑功能,使之正常发挥的动力。

(三) 脏腑之阴阳

依据"气分阴阳"的哲学思维,可将脏腑之气分为脏腑之阴和脏腑之阳:脏腑之阴,具有凉润、宁静、抑制等作用;脏腑之阳,具有温煦、推动、兴奋等作用。脏腑之阴与脏腑之阳皆是脏腑之气中的一部分,两者协调平衡,则脏腑之气冲和畅达,各发挥应有的功能。如肺气分为肺阴与肺阳:肺阳主温煦、宣发,肺阴主凉润、沉降。肺阴与肺阳运行协调,则宣发与肃降相反而相成,呼吸均匀,水精四布。他脏以此类推。若五脏之阴气与阳气失去了协调平衡,则可导致五脏之气运动失常,变生寒热。一般认为,肾气所分的肾阴、肾阳是五脏阴气与阳气的根源,因而五脏之阴气与阳气亏损日久必累及肾阴与肾阳,故有"久病及肾"之说。

总之,各脏腑之精是一身之精分藏于各脏腑的部分,是支撑各脏腑功能活动的液态精华物质;各脏腑之气是一身之气分布于各脏腑的部分,是各脏腑之精化生的运行不息的极细微物质和能量,具有推动和调控各脏腑生理功能的作用;各脏腑之阴是一身之阴气分布于各脏腑的部分,也是各脏腑之气中具有凉润、宁静、抑制等特性的部分;各脏腑之阳是一身之阳气分布于各脏腑的部分,也是各脏腑之气中具有温煦、推动、兴奋等特性的部分。脏腑之精、气、阴、阳的逻辑关系是脏腑之精化为脏腑之气,脏腑之气分为脏腑之阴气与脏腑之阳气。

第 2 节　脏　　腑

 案例 2-1

患者,男性,56 岁,素体较胖,经常酗酒,十年前曾有头晕、头痛、耳鸣、烦躁易怒等症状。近两年来,上述症状均有加重,面色发青,耳鸣如潮。前一日因精神刺激,大怒后突然昏倒,经抢救苏醒后,口眼歪斜,语言不清,喉中痰鸣。舌淡红,苔黄腻。

问题: 1. 通过临床表现,认为该患者目前受累的脏腑为哪个脏?

　　　　2. 患者目前的情况是属于什么?

一、五　　脏

(一) 心

考点:五脏的生理功能,五脏的生理联属

心居于胸腔,膈膜之上,圆而尖长,形似倒垂的未开的莲蕊,有心包卫护于外。心与小肠、脉、面、舌等构成心系统。心的主要生理功能为:主血脉、主神志。心为五脏六腑之大主,生命之主宰,故曰"心为君主之官"。

1. 心的主要生理功能

(1) 主血脉:主,有主宰、主管之意;血,即血液;脉,即脉管,血行于脉中故称脉为血之府。心主血脉,包括主血和主脉两个方面。心、血、脉三者共同组成一个相对密闭循环系统,在此系统中心气推动血的运行,使血液流行,脉管搏动,全身的五脏六腑,形体官窍才能得到血液的濡养,以维持生命活动。因此,心主血脉,即指心具有推动血液在脉管中运行,周流不息,以营养和滋润全身的作用。

心主血脉的功能正常进行的最基本的前提条件是:心气充沛、血液充盈和脉道通利。心脏的正常搏动,主要依赖于心气,心气充沛,才能维持正常的心力、心率和心律。同时,血液的正常运行还依赖于血液充盈和脉道通利。如果血液衰少,血脉空虚,同样也会直接影响心脏的正常搏动和血液的正常运行。

心主血脉的功能正常与否可从面色、舌色、脉象、胸部感觉几个方面进行观察。正常时:面色红润光泽、舌色淡红、脉缓和而有力、胸部舒畅。如果心气不足、血液亏虚、脉道不利,导致血流不畅,或血脉空虚,而见面色与舌色淡白无华、脉细弱无力、心悸(心慌)等外在表现;甚至发生气血瘀滞,血脉受阻,可见面色与舌色灰暗或青紫,舌上瘀斑、瘀点,心前区憋闷刺痛,以及脉象涩或结代等。

(2) 主神志:又称心藏神。中医学中,神有广义和狭义之分。广义的神是指整个人体生命活动的外在表现;狭义之神是指人的精神、意识和思维活动。心主神志,指心具有主宰人体五脏六腑、形体官窍的一切生理活动和人体精神意识思维活动的功能。心主神志与心主血脉的生理功能彼此相互关联。首先,心主血脉的功能受心主神的主宰。其次,血液是神志活动的物质基础,心神必须得到心血的濡养才能正常。

因此,心主神志功能正常,则精神振奋,神志清晰,思维敏捷,对外界信息的反应灵敏和正常。如果心主神志的功能异常,则可能表现失眠、多梦、神志不宁,甚至谵狂,或反应迟钝,健忘、精神委靡或昏迷,不省人事等。

2. 心的生理联属

(1) 在志为喜:志,指情志;喜,指喜悦、欢喜。心在志为喜,是指心的生理功能和精神情志的"喜"有关。喜,是人们对外界信息引起的良性反应,有益于心的正常生理功能。

(2) 在体合脉,其华在面:脉,即血脉,是外行皮毛,内走五脏,密布全身的,与心相通的网络结构。主要具有:运行血气、约束血行的作用。心合脉,是指全身的血脉都属于心。华,有光华、光彩之意。其华在面,是指心的功能正常与否可从面部的色泽变化上反映出来。如,心气充沛、血脉满盈,则面部红润有光泽;若心血不足,则面色苍白而无光泽。

(3) 开窍于舌:开窍,即相通。心开窍于舌,是指心通过经络与舌相通。舌的主要生理功能是感知味觉和辅助发音。舌的生理功能与心直接相关,如《灵枢·脉度》:"心气通于舌,心和则舌能知五味矣"。心的疾病可直接影响到舌。如心火上炎,轻者可见舌尖红赤,重者生疮破溃;心血瘀滞,则舌质暗紫,有瘀斑、瘀点;心主神志功能失常,则舌强、语謇等。

(4) 在液为汗:汗是津液在阳气蒸腾气化作用下,从玄府(汗孔)排出体外的液体。由于汗为津液所化,而津血同源,且津液为血的重要组成部分,故有"血汗同源"、"汗者心之液也"之说。因此病理上出汗过多或发汗过多,则易损伤津液、耗散心气,而见心悸、气短、神疲、乏力等症,甚至出现肢冷亡阳。

【附】　心包络

1. 形态部位　心脏外的包膜,上有脉络合称心包络,简称心包。

2. 生理功能　保护心脏,代心受邪。《灵枢·邪客》:"诸邪之在于心者,皆在于心之包络。"

3. 临床表现　主要是心主神志功能异常。如热入心包——高热神昏,谵语妄言等。痰浊蒙蔽心包——神昏,意识障碍等。

(二) 肺

肺位于胸腔,左右各一。由于肺的位置最高,故有"华盖"之称。由于肺叶娇嫩,易受邪侵,不耐寒热,故又称"娇脏"。肺与大肠、皮、毛、鼻等构成肺系统。肺的主要生理功能为:主气、司呼吸,主宣发肃降,通调水道,朝百脉、主治节。肺具有辅佐心脏调节气血运行的作用,故《内经》中称肺为"相傅之官"。

1. 肺的主要生理功能

（1）肺主气、司呼吸：肺主气，包括主呼吸之气和主一身之气。气是构成人体和维持人体生命活动的最基本物质，由肺所主，故有"诸气者，皆属于肺"之说。

1）肺主呼吸之气（司呼吸）：肺司呼吸，是指肺具有呼吸功能。肺主呼吸之气，即肺通过呼吸运动，不断吸入自然界的清气，呼出体内的浊气，实现体内外的气体交换，从而保证了人体新陈代谢的正常运行。肺司呼吸之气的功能正常，则气道通畅，呼吸均匀。反之，则可见胸闷、咳嗽、喘促、呼吸不利等症状。

此外，人的呼吸运动不仅靠肺来完成，还有赖于肾的协助。肺为气之主，肾为气之根。肺主呼气，肾主纳气，一呼一纳，一出一入，才能完成呼吸运动。

2）肺主一身之气：肺具有主持、调节全身各脏腑经络之气的作用，即肺通过呼吸而参与气的生成和调节气机。

参与气的生成：肺司呼吸，肺吸入之清气，是人体气的主要来源之一，直接影响到气的生成，特别是宗气的生成。

调节全身气机：所谓气机，即气的升降出入的运动。肺的呼吸运动本身，即是气的升降出入的运动的体现。肺有节律的呼吸，带动全身气的升降出入运动，对全身气机起着重要的调节作用。

综上所述，肺主气主要取决于肺司呼吸的功能。肺呼吸正常则气的生成和气机协调，全身生命活动正常。反之，则会影响气的生成和气机协调，表现为少气不足以息，声低气怯，肢倦乏力等。

（2）肺主宣肃：宣为宣发，即宣通布散，是肺气向上向外的运动，即升散。肃为肃降，即清肃下降，是肺气向下向内的运动，即沉降。肺位在上，虽然肺气既有宣发，又有肃降，但以肃降为主。

1）肺主宣发：肺气向上升宣和向外布散的功能。其生理作用主要体现三方面：其一呼出浊气；其二输布精微和津液；其三宣发卫气。卫气来源于脾胃所化生的水谷精微，肺可宣发卫气以达全身，发挥其护卫肌表、温养脏腑、肌肉、皮毛，调节腠理开合的作用。因此，若肺失宣发，则可见呼吸不利，胸闷，咳嗽，以及鼻塞、喷嚏、无汗等症状。

2）肺主肃降：指肺气清肃和向下通降的功能。其生理作用主要体现三方面：其一吸入清气；其二输布精微和津液；其三清肃异物。肺气肃降能及时清除肺和呼吸道的异物，从而保持其洁净以维持呼吸通畅。若肺失肃降，则会出现呼吸短促、上气、喘鸣、咳痰等肺气上逆之候。

3）通调水道：通，疏通；调，调节。水道：水液运行的通道。肺主通调水道，是指肺的宣发和肃降运动对体内津液的输布、运行和排泄有疏通调节作用。肺气通过宣降，使水液运行布达全身。代谢后的废液，一部分依靠宣发，通过呼吸以水汽的形式，通过皮肤腠理以蒸发和排汗的形式排出体外；一部分依靠肃降，向下输送，经肾和膀胱的气化作用，生成尿液排出体外。故曰"肺主行水""肺为水之上源"。如果肺通调水道功能减退，就会出现水液停聚而生痰饮，甚则水泛为肿等病变。

4）肺朝百脉、主治节：朝，即朝向、会聚；百脉，泛指众多血脉。肺朝百脉，指全身的血液通过百脉会聚于肺，通过肺的呼吸，进行体内外清浊之气的交换，然后再将富含清气的血液通过百脉输送至全身的作用。肺朝百脉的生理作用是助心行血。肺主一身之气，调节全身之气机，而血液的正常运行，亦有赖于肺的敷布和调节，故有"血非气不运"之说。

肺主治节，源于《素问·灵兰秘典论》的"肺者，相傅之官，治节出焉"。肺主治节作用，主要表现在四个方面：一是肺司呼吸；二是随着肺的一呼一吸有节律的运动，治理和调节着全身的气机；三是朝百脉，辅助心脏，推动和调节血液的运行；四是通调水道，即通过宣发和肃降，治理和调节全身津液的输布、运行和排泄。因此,肺主治节,实际上是对肺的主要生理功能的高度概括。

2. 肺的生理联属

(1) 在志为忧(悲):忧愁和悲伤,均属于非良性刺激的情绪反映,它对于人体的主要影响,是使气不断地消耗。由于肺主气,所以悲忧易于伤肺。反之,在肺虚时,机体对外来非良性刺激的耐受性就会下降,而易于产生悲忧的情绪变化。

(2) 在液为涕:涕是由鼻黏膜分泌的黏液,有润泽鼻窍的功能。在正常情况下,鼻涕润泽鼻窍而不外流。若肺寒,则鼻流清涕;肺热,则涕黄浊;肺燥,则鼻干。

(3) 在体合皮,其华在毛:皮毛,主要包括皮肤、汗腺、毫毛等组织,是一身之表。依赖于卫气和津液的温养和润泽,成为抵御外邪侵袭的屏障。因为肺具有宣发卫气、输精于皮毛等生理功能,所以当肺的生理功能正常时,则皮肤致密,毫毛光泽,抵御外邪侵袭能力亦较强;反之,肺气虚,宣发卫气和输精于皮毛的生理功能减弱,则卫表不固,抵御外邪的能力就低下,可出现多汗和易于感冒,或皮毛憔悴枯槁等现象。

(4) 开窍于鼻:鼻是呼吸的门户,是清浊之气出入的通道,与肺直接相通,故"鼻为肺之窍"。鼻的通气和嗅觉功能,都是依赖肺气的作用。所以肺气和、呼吸利,则嗅觉灵敏。若外邪侵肺,肺失宣肃,肺气不利,则鼻塞、流涕、喷嚏、鼻翼扇动等。

(三) 脾

脾位于中焦,在膈之下,脾主运化水谷精微,为人身气血生化之源,故被称为"后天之本"。脾与胃、肉、四肢、唇、口等构成脾系统。脾的主要生理功能是:脾主运化,主升清,统摄血液,是消化系统的主要脏腑之一。

1. 脾的主要生理功能

(1) 脾主运化:运,即转运、转输;化,即消化吸收。脾主运化,是指脾具有将饮食物转化为精微,并将其转输到全身的功能。其运化功能主要包括运化水谷和运化水液两方面。

运化水谷:指脾具有对水谷(泛指各种饮食物)的消化吸收和对水谷精微的转输作用。食物的消化和吸收虽然是在胃肠中进行的,但离不开脾气的运化和脾阳的温煦作用。食物中的精微物质由脾吸收而转输至心肺,化生气血,布达全身。由脾吸收的精微物质是生成"气、血"的主要物质基础。所以中医学认为"脾为后天之本"和"气血生化之源"。

脾运化水谷的功能正常,称为"脾气健运"。反之,脾运化水谷的功能失常,则为"脾失健运",临床常见腹胀、便溏、食欲不振及倦怠消瘦等症。

运化水液:又称为运化水湿,指对水液的消化、吸收、转输作用。水饮入胃后,经脾的吸收,上输送于肺,肺通调水道,下输膀胱,在肾的气化作用下形成尿液排出体外。脾位于中焦,在水液的代谢中起着重要的调节作用。故脾运化水液功能失常,则会导致体内水液停滞,产生水湿、痰饮等病理产物,甚至出现水肿。

脾运化水谷和运化水液的过程是同时进行的,二者相互联系、相互影响。

(2) 脾主升清:升,是指脾的运动以上升为主;清,是水谷精微。所谓升清,是指脾气将消化和吸收的水谷精微向上输送给心、肺、头目,通过心肺的作用,化生气血,营养全身;同时,脾气的升举作用可维持人体内脏位置的相对恒定,而不至于下垂。脾主升清,是脾运化功能的表现形式。脾和胃是相表里的两个脏器,脾升清,胃降浊,二者相辅相成,共同完成水谷消化过程,即精微的吸收与输布,糟粕的排泄。

若脾不能升清,则精微物质不能被吸收和上输,气血化生无源,临床上可出现神疲乏力、头目眩晕、便溏;脾气(中气)下陷,则可出现久泄脱肛、胃下垂、子宫下垂等内脏下垂等症状。

(3) 脾主统血:统,是统摄、控制之意。脾主统血,是指脾具有统摄血液,使血液在脉中正常运行而不致溢出脉外的功能。因为脾为气血生化之源,脾气健运,则气血充足,气的固摄血液的功能正常,血液在脉中正常运行而不溢出脉外而发生出血。反之,若脾气虚衰,脾的统血功能下降,临床上可见尿血、便血、鼻腔出血、妇女崩漏等出血病症,称为"脾不统血"。

2. 脾的生理联属

(1)在志为思:思,即思考、思虑,是人体精神意识思维活动的一种状态。正常的思考问题,对机体的生理活动并无不良影响,但若思虑过度,所思不遂则伤脾。最常见的是导致脾失健运,而见不思饮食、脘腹胀闷、头目眩晕等。

(2)在液为涎:唾液中较清稀的称为涎。涎具有保护和润泽口腔的作用,在进食时分泌较多,有助于食品的吞咽和消化。在正常情况下,涎液上行于口,但不溢于口外。若脾胃不和,则往往导致涎液分泌急剧增加,而发生口涎自出等现象。

(3)在体合肌肉、主四肢:脾主运化水谷精微和津液,以化生气血,营养肌肉、四肢,使肌肉发达丰满,四肢强健有力。若脾失健运,营养不足,则肌肉消瘦,四肢无力,甚至痿废不用。

(4)开窍为口,其华在唇:脾开窍于口,是指人的食欲、口味与脾运化功能有关。若脾气健运,则食欲旺盛、口味正常。反之,若脾失健运,则见食欲不振、口淡乏味或口甜、口苦、口腻等。

口唇的色泽是全身气血盛衰的反映,与脾运化功能正常与否密切相关。脾气健运,气血旺盛,则口唇红润,有光泽。若脾虚不运,气血不足,则唇淡白不泽,或者萎黄。

(四)肝

肝位于腹腔,横膈之下,右胁之内。肝与胆、筋、爪甲、目等构成肝系统。肝的主要生理功能是主疏泄和主藏血。因肝主藏血为体阴,主疏泄而用阳,喜条达恶抑郁,故有"将军之官"之称。

1. 肝的主要生理功能

(1)主疏泄:疏,指疏通;泄,为畅泄、发泄。肝主疏泄,是指肝气具有疏通、畅达全身气机,使全身气机调畅,进而保证人体生理功能正常进行,主要表现在以下几个方面。

1)调畅气机:由于肝气的生理特点是主升、主动,这对于全身气机的疏通、畅达,起着重要的调节作用。肝主疏泄功能正常,则气机调畅,经脉通利,气血和调,脏腑组织活动正常。若肝主疏泄功能失常,主要表现为疏泄太过和疏泄不及两种情况。疏泄太过,气机上逆,表现为头目胀痛、面红目赤、易怒等;疏泄不及,气机郁滞,可见胸胁、两乳或少腹胀满不适等症。

2)调畅情志:肝气的疏泄功能,能调畅气机,从而影响人的情志。若肝主疏泄功能正常,表现为心情舒畅,既不亢奋,也不抑郁。反之,疏泄太过,则表现为:暴躁易怒;疏泄不及,则可见情志抑郁、闷闷不乐、爱生气等。

3)促进运化:是指肝的疏泄具有促进脾胃的消化和吸收的作用。肝的疏泄功能,一方面通过调畅气机,影响脾胃的升降;另一方面是促进胆汁分泌和排泄,从而影响人体的消化。

此外,肝的疏泄功能还具有促进血液的运行和津液的输布代谢的作用。同时,女子的排卵与月经来潮,男子的排精等,亦与肝气的疏泄功能有密切的关系。

(2)主藏血:是指肝脏具有贮藏血液、防止出血和调节血量的功能。肝内必须贮藏一定的血液,以涵养肝气,防止其疏泄太过;同时,肝藏血还可防止出血。肝贮藏血液,可根据生理需要调节人体各部分血量的分配。当人情绪激动或活动剧烈时,肝把贮藏的血液向外输送;当安静休息及情绪平静时,外周组织的血液需求量减少,部分血液便被肝贮藏起来。故《素问·五脏生成篇》说:"故人卧血归于肝脏。"王冰注曰:"肝藏血,心行之,人动则血运于诸经,人静则血归于肝脏。"

另外,肝贮藏和调节血量的功能与女子月经也有密切的关系。若肝血不足或肝不藏血,则可导致月经量少,甚则闭经;或月经量过多,甚则崩漏等症。

2. 肝的生理联属

(1) 在志为怒:怒是人在情绪激动时的一种情志变化,由肝之精气所化,故说肝在志为怒。表现:大怒、暴怒,可导致肝气升发太过,表现为烦躁易怒,激动亢奋,称为大怒伤肝;郁怒不解,则易致肝气郁结,表现为心情抑郁,闷闷不乐,称为"郁怒伤肝"。

(2) 在液为泪:泪从目出,泪具有润泽、保护眼睛的作用,肝开窍于目,故称肝在液为泪。若肝阴血不足,可见两目干涩;肝经湿热,可见目眵增多、迎风流泪等。

(3) 在体合筋,其华在爪:筋,指筋膜,包括现在所说的肌腱、韧带和筋膜,对骨节肌肉等运动组织起约束、保护和协助运动的作用。肝在体合筋是指筋的功能依赖于肝血的濡养。肝血充足,筋得其养,则强健有力,运动灵活。如果肝精血亏虚,筋脉失养,则动作迟缓,屈伸不利。肝风内动,多见动摇、震颤、抽搐等与筋有关的病症。

爪即爪甲,包括指甲和趾甲,乃筋之延续,所以有"爪为筋之余"之说。肝精血充足,则爪甲坚韧,红润光泽;若肝精血不足,则爪甲软薄,色枯,甚则变形、脆裂。

(4) 开窍为目:是指目的视觉功能,依赖肝精血的濡养和肝气的疏泄。肝血充足,肝气调和,则视物清晰。若肝血不足,则会导致两目干涩、视物不清、目眩等症;肝经风热则目赤痒痛等。

(五) 肾

肾位于腰部,脊柱两侧,左右各一。故《素问·脉要精微论》说:"腰者,肾之府。"肾与膀胱、骨、髓、发、耳等构成肾系统。肾的主要生理功能是:藏精,主水,主纳气。由于肾藏先天之精,为人体生命之本源,故称肾为"先天之本"。

1. 肾的主要生理功能

(1) 藏精,主生长发育生殖:肾藏精,是指肾具有贮存、封藏精气的生理功能。故《素问·六节藏象论》说:"肾者,主蛰,封藏之本,精之处也。"精藏于肾,在肾的闭藏和激发协调作用下,发挥其生理功效应而又不无故流失。

精,又称精气,是构成人体和维持人体生命活动的基本物质,是脏腑器官功能活动的物质基础。精气包括先天之精和后天之精。先天之精,是指来源于父母的生殖之精,是构成胚胎发育的原始物质,是生命的本原;后天之精,来源于脾胃运化的水谷之精,具有营养各脏腑组织,维持人体的生命活动,剩余部分藏之于肾。先、后天之精相互资助,相互为用:后天之精有赖于先天之精的活力资助,才能不断化生;先天之精必须依赖后天之精的培育和充养,才可发挥其作用。

肾中所藏之精,称为肾精。精能化气,肾精所化之气,称为肾气。肾精与肾气密不可分,常统称为肾中精气。肾中精气对人的生长发育和生殖,起着决定性的作用。人体的生、长、壮、老、已的生命过程,以及在生命过程中的生殖能力,都取决于肾中精气的盛衰。若肾中精气不足时,则表现为小儿生长发育不良,五迟(站迟、语迟、行迟、发迟、齿迟),五软(头软、项软、手足软、肌肉软、口软);在成人则为早衰。人体生殖功能的发育、成熟与维持,以及生殖能力等,都与肾中精气盛衰密切相关。肾中精气充足,则人体生殖功能旺盛,肾中精气亏虚,则生殖功能衰退。

肾中精气是人体生命活动之本,其生理功能可概括为肾阴、肾阳两个方面。其中对机体各脏腑组织具有滋养、濡润等作用的,称为肾阴;具有温煦、推动等作用的,称为肾阳。肾阴、肾阳为人体阴阳之根本,故又叫元阴(真阴)、元阳(真阳)。若肾阴不足,则虚热内生,可见五心烦热、潮热盗汗、男子遗精等症。若肾阳虚衰,温煦、推动等功能减退,则脏腑功能减退,阴寒内盛,则可见形寒肢冷、男子阳痿、女子宫寒等症。

（2）主水：肾主水,是指肾中精气的蒸腾气化,对于津液生成、输布与排泄,维持体内津液的代谢平衡起着主宰和调节作用。津液的生成、输布、排泄,虽然涉及脾胃、肺、大肠、小肠、膀胱和三焦等多个脏腑的气化功能,但实质上是以肾中精气的蒸腾气化为之主宰;尤其是尿液的生成和排泄,直接受肾的气化主宰。因此,若肾的气化失常,临床常见水肿、小便不利等。故《素问·逆调论》说："肾者水脏,主津液。"

（3）主纳气：肾主纳气,是指肾气有摄纳肺所吸入的自然界清气,保持吸气的深度,防止呼吸表浅的作用。肾的纳气功能,实际上是肾气的封藏作用在呼吸运动中的具体体现。肾精充足,肾气充沛,摄纳有权,则呼吸均匀和调。若肾精亏虚,肾气衰减,摄纳无力,肺吸入之清气不能下纳于肾,则会出现呼吸表浅,或呼多吸少、动则气喘等病理表现,称为"肾不纳气"。

2. 肾的生理联属

（1）在志为恐：肾在志为恐,是指恐惧、害怕的情志活动与肾的关系密切。《素问·举痛论》说："恐则气下"。恐惧常影响肾的气机,致使封藏不固,肾气下沉,表现为二便失禁,或遗精滑泄等。

（2）在液为唾：唾,为口中液体较稠厚部分。肾精是唾液化生的物质基础,故若咽而不吐,则能回滋肾精;若多唾久唾,则会耗伤肾精。故古代养生家主张"吞唾"以养肾精。

（3）主骨,生髓,通脑,其华在发：肾藏精,精生髓,髓养骨,骨骼得其养,才能正常生长、发育、修复。若肾中精气充盛,则骨骼坚固有力;若肾精不足,便会出现小儿囟门迟闭,骨软无力,以及老年人骨质疏松易脆,易骨折等。又"齿为骨之余",故牙齿松动、脱落及小儿齿迟等,亦多与肾精不足有关。

髓分骨髓、脊髓及脑髓,皆由肾中精气所化生。脊髓上通于脑,脑为髓聚而成,故脑为髓海。肾精充足,髓海得养,则思维敏捷,精力充沛;反之,肾精不足,髓海空虚,脑失所养,则见脑转耳鸣、记忆减退等。

头发的生长依赖于精血的滋养,头发的色泽、疏密、润枯,常能反映肾中精气的盛衰。故称"其华在发"。

（4）开窍于耳及二阴：肾开窍于耳,是指耳的听觉功能灵敏与否,与肾中精气的盛衰密切相关。肾精气充盈,髓海得养,才能听觉灵敏,分辨力高;反之,若肾精虚衰,则髓海失养,出现听力减退,或见耳鸣,甚则耳聋。

肾开窍为二阴,是指前阴的排尿与后阴的排便功能与肾气的气化和固摄作用有关。肾的气化及固摄作用失常,则可见尿频、遗尿、尿失禁、尿少或尿闭等小便异常的病证。若肾气不足,则推动无力而致气虚便秘,或固摄无权而致大便失禁,久泄滑脱。

二、六　腑

 案例 2-2

患者,女性,6 岁,素体虚弱。近日来,不思饮食,嗳腐吞酸,大便量多而臭,脘腹饱胀,舌质淡红,苔白腻。

问题：护士应判断该患者的病位在哪?

考点：六腑的生理功能

六腑,即胆、胃、小肠、大肠、膀胱、三焦的总称。六腑的共同生理特点是受盛和传化水谷,即所谓"泻而不藏","实而不能满";其气具有通降下行的特性,即"六腑以通为用,以降为顺"。

（一）胆

胆位于右胁下,附于肝之短叶间。胆与肝之经脉相互络属,构成表里关系。胆是中空的囊状器官,内盛胆汁。胆汁是精纯、清净的精微物质,称为"精汁",故胆有"中精之府""清净之府"之称。

胆的主要生理功能是贮藏排泄胆汁。胆汁的生成、贮藏排泄,离不开肝气的疏泄作用。贮藏于胆腑的胆汁,排泄而注入肠中,可以帮助水谷饮食物的消化和吸收。若肝胆的功能失常,胆汁的分泌排泄受阻,就会影响脾胃的受纳腐熟和运化功能,而出现厌食、腹胀、腹泻等症状。若湿热蕴结肝胆,以致肝失疏泄,胆汁外溢,浸渍肌肤,则发为黄疸,出现目黄、身黄、小便黄等症状。

因胆藏胆汁,胆汁参与食物的消化,故胆为六腑之一;又胆中贮藏胆汁,不与水谷相通,故胆又为奇恒之腑。

（二）胃

胃位于上腹部,上通过贲门与食道相连,下通过幽门与小肠相通。胃腔称为胃脘,分为上脘、中脘、下脘三部。胃的主要生理功能是主受纳和腐熟水谷,主通降,以降为和。

1. 主受纳、腐熟水谷　是指胃气具有接受和容纳饮食水谷,并将饮食物初步消化,形成食糜的作用。饮食入口,经过食管进入胃中,由胃接受和容纳起来。故胃有"太仓"、"水谷之海"之称。容纳于胃中的饮食物,经过胃气的磨化和腐熟作用后,初步消化形成食糜,下传于小肠以便进一步消化吸收。

2. 主通降,以降为和　是指胃气宜保持通畅下降的运动趋势。胃气的通降作用,主要体现于饮食物的消化和糟粕的排泄过程中。饮食物入胃,经胃腐熟后形成食糜,胃排空后,将食糜下传小肠作进一步消化,精微物质被吸收后,食物残渣下移大肠,燥化后形成粪便,排出体外。这一系列的过程,都是胃主通降作用的体现。胃主通降即是降浊,降浊是受纳的前提条件。所以,胃失通降,则出现纳呆脘闷,胃脘胀满或疼痛、大便秘结等胃失和降之症。若胃气不降反而上逆,则出现恶心、呕吐、呃逆、嗳气等胃气上逆之候。

脾以升为健,胃以降为和,脾升清,胃降浊,相辅相成,共同完成饮食的消化吸收及排泄。

（三）小肠

小肠位于腹中,其上与胃在幽门相接,下与大肠在阑门相连,是一个较长的、呈迂曲回环迭积之状的管状器官。小肠的主要生理功能是主受盛化物和泌别清浊。

1. 受盛化物　受盛,是指接受,以器盛物;化物,是指变化,化生。小肠受盛化物的功能主要体现在以下两个方面:一是接受由胃腑下传的食糜而盛纳之;二是消化食糜,将之化为精微和糟粕两部分。

2. 泌别清浊　泌,指分泌;别,指分别;清,水谷精微;浊,指食物残渣。泌别清浊,是指小肠具有将食糜作进一步的消化,将其分别为清浊两部分,并吸收精微部分,排出糟粕部分的功能;同时,还吸收大量的水液,经肾脏的气化渗入膀胱,形成尿液排出体外,故说"小肠主液"。

小肠泌别清浊的功能正常,则水液和糟粕各走其道而二便正常。若小肠泌别清浊的功能失常,清浊不分,就会导致水走大肠,而出现大便溏泄、小便短少等症。临床上治疗泄泻采用"利小便所以实大便"的方法,就是理论在临床治疗中的应用。

（四）大肠

大肠居于腹中,其上口在阑门处与小肠相接,其下端连肛门。大肠亦是一个管腔性器官,呈回环迭积之状,大肠的上段称为"回肠",包括现代解剖学中的回肠和结肠上段;下段称为"广肠",包括乙状结肠和直肠。主要生理功能为传化糟粕。

传化糟粕:传化,即传导,变化之意。大肠接受由小肠下传的食物残渣,吸收其中多余的水液,形成粪便,排出体外。故大肠有"传导之官"之称。如大肠传导糟粕功能失常,则出现排便异常,常见的有大便秘结或泄泻。若湿热蕴结大肠,大肠传导功能失常,还会出现腹痛、里急后重、下痢脓血等。

(五) 膀胱

膀胱位于下腹部,是一个中空的囊状器官,为人体水液代谢的器官之一。膀胱的生理功能是贮存和排泄尿液。

人体的津液通过肺、脾、肾等脏的作用,布散全身,发挥其滋养濡润机体的作用。其代谢后的废液下归于肾,经肾的气化作用,形成尿液,由膀胱贮存。当膀胱中尿液达到一定程度时,在肾的气化作用下,膀胱开合有度,尿液可及时地排出体外。故膀胱的贮尿和排尿功能,与肾的封藏和气化功能密切相关。

(六) 三焦

三焦是上焦、中焦、下焦的合称。三焦有"六腑之三焦"和"部位之三焦"之说。"六腑之三焦"说认为,三焦作为六腑之一,位于腹腔中,与其他五腑相同,是一个有具体形态结构和生理功能的脏器,多数学者认为是指腹腔中的肠系膜及大小网膜等组织,有名有形。"部位之三焦"说认为,三焦并非是一个独立的脏腑器官,而是用以划分人体部位及内脏的特殊概念。膈以上的胸腔为上焦,膈以下脐以上的上腹部为中焦,脐以下的下腹部为下焦。

1. 三焦总的功能

(1) 通行元气:元气,又名原气,由先天精气所化,又赖后天之精充养,为人体最根本最重要的气,是生命活动的原动力。元气根于肾,通过三焦别入十二经脉而达于五脏六腑,故称三焦为元气之别使。因为三焦通行元气于全身,是人体之气升降出入的通道,又是全身气化的场所,故称三焦有主持诸气,总司全身气机和气化的功能。

(2) 运行水液:三焦为人体水液运行的通道,如《素问·灵兰秘典论》说:"三焦者,决渎之官,水道出焉。"人体水液代谢虽由胃、脾、肺、肾、肠、膀胱等脏腑共同协作而完成,但人体水液的正常升降出入必须以三焦为通道才能实现。三焦运行水液,也是对脾、肺、肾等脏腑对水液代谢作用的综合概括。如果三焦水道不利,则脾、肺、肾等脏腑调节水液的功能将难以实现,从而引起水液代谢的失常,水液输布与排泄障碍,产生痰饮、水肿等病变。

2. 三焦各自的生理特性

(1) 上焦如雾:上焦主要指膈以上的胸部,主要包括心、肺二脏。所谓"上焦如雾",是形容上焦心肺敷布气血,犹如雾露弥漫之状,灌溉并温养全身脏腑组织的作用。

(2) 中焦如沤:中焦主要指膈以下,脐以上的上腹部,主要包括脾、胃及肝、胆等内脏。沤,是浸泡的意思。所谓"中焦如沤",是形容中焦脾胃腐熟、运化水谷,进而化生气血的作用。

(3) 下焦如渎:下焦主要指脐以下的下腹部,主要包括肾、膀胱及大小肠。所谓"下焦如渎",是说下焦的主要生理功能为传导糟粕、排泄二便。

三、奇恒之腑

考点:奇恒之腑的生理功能

奇者,异也;恒者,常也。奇恒之腑,形多中空,与腑相近,内藏精气,又类于脏,似脏非脏,似腑非腑,故称之为"奇恒之腑"。奇恒之腑,是脑、髓、骨、脉、胆、女子胞六者的合称。髓、骨、脉、胆的生理功能在前面已有论述,本节仅介绍脑和女子胞。

(一) 脑

脑,又名髓海,又称为元神之府,居颅腔之中,是精髓汇集之处,故《灵枢·海论》说:"脑为髓之海"。

1. 主要生理功能

（1）主宰生命活动：脑为元神之府,是生命的枢机,主宰人体的生命活动。元神存则生命在,元神败则生命逝。

（2）主精神意识：人的精神活动,包括思维意识和情志活动等,都是客观外界事物反映于脑的结果。脑主精神意识的功能正常,则精神饱满,意识清楚,思维灵敏,记忆力强,语言清晰,情志正常。否则,便出现精神思维及情志方面的异常。

（3）主感觉运动：眼、耳、口、鼻、舌等五脏外窍,皆位于头面,与脑相通。人的视、听、言、动等,皆与脑有密切关系。

2. 脑与脏腑精气的关系

（1）脑与肾精的关系：脑由精髓汇集而成,与脊髓相通,而髓由精化,精由肾藏,故脑与肾的关系密切。肾精充盈,则脑髓充满,故脑能正常发挥其各种功能。

（2）脑与五脏的关系：精神活动虽由脑与心主司,但尚有"五神脏"之说,即精神活动分由五脏主司。如《素问·宣明五气》说："心藏神,肺藏魄,肝藏魂,脾藏意,肾藏志。"神虽分藏于五脏,但总由脑所主的元神和心所主的识神来调节和控制。

（二）女子胞

女子胞,又称胞宫、子宫、子脏等,位于小腹部,在膀胱之后,直肠之前,下口（即胞门,又称子门）与阴道相连,呈倒置的梨形。女子胞,是女性的内生殖器官,为奇恒之腑之一,主要生理功能为主持月经和孕育胎儿。

女子胞与肾和冲脉、任脉的关系最为密切,因为肾主生殖,而冲脉为"血海"、任主胞胎。当女子发育到一定年龄,肾中精气充盛,冲任二脉气血充足,十二经脉的气血经冲任二脉的调节,注入胞宫,月经开始按时来潮,具备生殖和孕育胎儿、保护胎元的能力。如果肾气衰弱,冲任二脉气血虚少,就会出现月经不调、闭经、不孕等病症。

此外,女子胞与心、肝、脾亦有密切关系。因为月经的产生,胎儿的孕育,都有赖于气血的充盈和血液的正常调节。而心主血、肝藏血、脾统血,故当心、肝、脾三脏功能失调时,均可影响女子胞的正常功能而出现月经或胎孕的病症。

【附】 精室

男子之胞名为精室,是男性生殖器官,包括睾丸、附睾、精囊腺和前列腺等。精室具有贮藏精液、生育繁衍的功能。与肾的精气和冲任二脉密切相关,也与肝主疏泄有关。

第 3 节 脏腑之间的关系

人体是以五脏为中心,通过经络,与六腑相配合,外连五官九窍、四肢百骸,以气血精津液为物质基础,构成一个相互协调的统一的有机整体。脏腑虽然有各自的生理功能,但它们不是孤立的,而是在生理上相互联系,在病理上相互影响。脏腑之间相互关系的主要内容包括:脏与脏的关系、腑与腑的关系和脏与腑的关系。 **考点:脏腑的关系**

一、脏与脏的关系

脏与脏之间的关系,即五脏之间的关系。脏与脏之间相互资生、相互制约的关系,前人在理论上多是以五行生克理论来阐述。但五脏之间的关系早已超越了五行生克乘侮的范围,所以必须从各脏的生理功能来阐释其相互之间的关系。

（一）心与肺

心肺同居上焦,心主血,肺主气;心主行血,肺主呼吸。这就决定了心与肺之间的关系,实际上就是气和血的关系。因此,在病理上,肺的宣肃功能失调,可影响心主行血的功能,而致血液运行失常,出现胸闷胸痛、心率改变、唇青舌紫等;反之,心的功能失调,导致血行异常时,也会影响肺的宣发和肃降,从而出现咳嗽、气促、喘息等。

（二）心与脾

心主血而行血,脾主生血又统血,所以心与脾的关系,主要是主血与生血、行血与统血的关系。心与脾的关系主要表现在血的生成和运行,以及心血养神与脾主运化方面的关系。因此,心与脾在病理上的相互影响,主要表现在血液的生成和运行功能失调,以及运化无权和心神不安等,出现心悸、失眠、多梦、腹胀、食少、体倦、面色无华等心脾两虚之候等。

（三）心与肝

心主血,肝藏血;心主神志,肝主疏泄,调畅情志,故心与肝的关系主要表现在血液正常运行和保持精神、意识和思维活动正常方面。肝不藏血或心行血的功能异常,均可致血的运行失常,导致出血,出现心肝血虚,而见面色萎黄、眼目昏花、视物不清、爪甲不润或有凹凸、心悸、头晕等。

（四）心与肾

心居胸中,属阳,在五行属火;肾在腹中,属阴,在五行属水。心肾之间相互依存、相互制约的关系,称之为心肾相交,又称水火相济。心肾这种关系遭到破坏,形成了病理状态,称之为心肾不交。同时,心主血,肾藏精,精血之间相互资生,相互转化,血可以化而为精,精亦可化而为血。精血之间的相互资生为心肾相交奠定了物质基础。

（五）肺与脾

肺主气,脾为气血生化之源;肺主行水,脾能运化水湿,肺脾配合,才能保证人体气的生成充足,津液代谢正常。故脾气虚会导致肺气不足,即"土不生金"。脾失健运致水液内停成为痰饮,从而影响肺的宣发和肃降,出现咳、喘、痰,故"脾为生痰之源,肺为贮痰之器"。

（六）肺与肝

肺与肝的关系,主要体现在气机升降方面。肺气主降而肝气主升,二者协调,对于全身气机的调畅起着重要作用。肝升太过或肺降不及,多致气火上逆,出现咳嗽,甚咯血等;肺失清肃、燥热内盛,亦可影响肝的疏泄,在咳嗽的同时,出现胸胁胀痛、头晕头痛、面红目赤等。

（七）肺与肾

肺金肾水关系为金水相生,又名肺肾相生。肺为水上之源,肾为水脏;肺主呼气,肾主纳气。所以肺与肾的关系,主要表现在水液代谢和呼吸运动两个方面。肺肾之间在病理上的相互影响,肺失宣肃,通调水道失职,累及于肾,至尿少,甚则水肿。肾阳不足,关门不利,则水泛为肿,甚则咳逆倚息不得平卧。肾气不足,摄纳无权,或肺气久虚,久病及肾,均可致肾不纳气,出现呼吸表浅等。

（八）肝与脾

肝主疏泄,脾主运化;肝藏血,脾生血统血。因此,肝与脾的关系主要表现为疏泄与运化、藏血与统血之间的相互关系。肝与脾在病理上的相互影响,肝失疏泄,无以助脾之升散,出现精神抑郁、胸胁胀满、腹胀腹痛、泄泻便溏等。脾气虚运化无力,气血生化不足,或脾不统血,必然会致肝血不足。

（九）肝与肾

肝藏血,肾藏精,肝肾之间,阴液互相滋养,精与血之间相互滋生和相互转化,故称肝肾之间的关系称之为肝肾同源、精血同源。另外,肝主疏泄,肾主闭藏,藏与泄相互制约、相反相成,则女子月经来潮,和男子泄精功能正常。

（十）脾与肾

脾为先天之本,肾为后天之本,脾与肾之间的关系为先后天相互资生、相互促进的关系;又脾主运化水湿,肾主水,故在水液代谢方面关系密切。脾之健运,化生精微,须借助于肾阳的推动,故有"脾阳根于肾阳";肾中精气亦有赖于水谷精微的培育和补养,才能不断充盈和成熟。若肾阳不足,不能温煦脾阳,致脾阳虚亏,出现腹部冷痛,下利清谷,或五更泄、水肿等症。

二、腑与腑的关系

"传化物"是六腑的共同的生理特点,六腑之间的关系主要表现为在饮食物的消化、吸收和排泄过程中相互配合、相互协作。首先,胃、胆、小肠密切协作,共同完成饮食物的消化、吸收;然后,将糟粕传入大肠,经过大肠燥化后,形成粪便排出体外。其次,膀胱的贮尿、排尿,与三焦的气化及其通利水道密切相关。因此,六腑之间必须相互协调,才能维持其正常的"实而不满",升降出入的生理状态。由于六腑传化水谷,需要不断地受纳排空,虚实更替,故有"六腑以通为用"的说法。

六腑在病理上相互影响,如胃有实热,津液被灼,必致大肠津枯,出现便秘等症;而大肠传导失常,肠燥便秘也可引起胃失和降,胃气上逆,出现嗳气、恶心、呕吐等症。又如胆火炽盛,常可犯胃,可现呕吐苦水等胃失和降之证,而脾胃湿热,熏蒸于胆,胆汁外溢,则现口苦、黄疸等。

三、脏与腑的关系

脏与腑的关系,实际上就是脏腑阴阳表里配合关系。由于脏属阴为里,腑属阳为表;一脏一腑,一表一里,一阴一阳,相互配合,组成心与小肠、肺与大肠、脾与胃、肝与胆、肾与膀胱、心包与三焦的脏腑表里关系,体现了阴阳、表里相输相应的关系。

（一）心与小肠

手少阴心经属心络小肠,手太阳小肠经属小肠络心,故心与小肠通过经脉的相互络属构成脏腑表里关系。生理上,心火下移于小肠,则小肠受盛化物,分别清浊的功能得以正常地进行。小肠在分别清浊过程中,将清者吸收,通过脾气升清而上输心肺,化赤为血,使心血不断地得到补充。病理上,心与小肠相互影响,心炎下移小肠,可见尿少、尿热赤、尿痛等症。小肠循经上炎于心,可见心烦、舌赤、口舌生疮。心为脏,故属阴,小肠为腑,故属阳。两者在五行都属火。

（二）肺与大肠

手太阴肺经属肺络大肠,手阳明大肠经属大肠络肺,故肺与大肠通过经脉的相互络属,构成脏腑表里关系。肺主气,行水,大肠主传导,故肺与大肠的关系主要表现在传导和呼吸方面。若大肠实热,传导不畅,腑气阻滞,可影响肺的宣肃,而产生胸满、喘咳等症;若肺气壅塞,肺气不降,津不下达,可见腑气不通、肠燥便秘等症。

（三）脾与胃

脾与胃位于中焦,以膜相连,经脉互相络属,构成脏腑表里配合关系。脾与胃之间的关系,主要表现在纳与运、升与降、燥与湿几个方面。其一,胃主受纳,脾主运化,即脾胃共同完成对饮食物的消化吸收和对精微的输布,以滋养全身,故称"脾胃为后天之本";其二,胃主降浊,脾主升清,脾胃居中,为气机上下升降之枢纽;其三,胃属燥土,喜润恶燥,脾属湿土,脾喜燥恶湿,湿燥相济,阴阳相合,完成对饮食物的消化。若脾为湿困,清气不升,则导致胃失和降,出现食少、呕吐、恶心、脘腹胀满等。食滞胃脘,胃失和降,亦可影响脾的升清与运化,可出现腹胀泄泻等。

(四) 肝与胆

胆附于肝叶之间,经脉又互相络属,构成脏腑表里配合关系。肝与胆之间的关系,主要表现在消化功能和精神情志活动方面。肝主疏泄,分泌胆汁;胆附于肝,贮藏、排泄胆汁。共同合作使胆汁疏泄到肠道,以帮助脾胃消化食物。又肝主疏泄,调节精神情志;胆主决断,与人之勇怯有关。肝胆两者相互配合,人的精神情志正常,遇事能作出决断。若肝胆气滞,或胆郁痰扰,均可导致情志抑郁、惊慌胆怯等症。

(五) 肾与膀胱

肾与膀胱在结构上有"系"(输尿管)相通,在经脉上互相络属,构成脏腑表里相合的关系。肾与膀胱之间的关系,主要表现在小便的生成、贮存和排泄上。肾气充足,固摄有权,则尿液能够正常地生成,并下注于膀胱贮存之而不漏泄,膀胱开合有度,则尿液能够正常地贮存和排泄。肾与膀胱密切合作,共同维持体内水液代谢。肾与膀胱在病理上也相互影响,主要表现在水液代谢和膀胱的贮尿和排尿功能失调方面。如肾阳虚衰,气化无权,影响膀胱气化,则出现小便不利、癃闭、尿频尿多、小便失禁等。

小　结

1. 藏象是人体内在脏腑的生理活动和病理变化反映于外的征象。脏腑包括五脏、六腑和奇恒之腑。五脏是心、肝、脾、肺、肾的合称。六腑是胆、胃、小肠、大肠、膀胱、三焦的合称。奇恒之腑是脑、髓、骨、脉、胆、女子胞六者的合称。

2. 心与小肠、脉、面、舌等构成心系统。心的主要生理功能为:主血脉、主神志。心在志为喜,其华在面,开窍于舌,在液为汗。肺与大肠、皮、毛、鼻等构成肺系统。肺的主要生理功能为:主气、司呼吸,主宣发肃降,通调水道,朝百脉,主治节。肺在志为悲,在体合皮,其华在毛,开窍于鼻,在液为涕。脾与胃、肉、四肢、唇、口等构成脾系统。脾的主要生理功能是:脾主运化,主升清,统摄血液,脾在志为思,在体合肉,其华在唇,开窍于口,在液为涎。肝与胆、筋、爪甲、目等构成肝系统。肝的主要生理功能是主疏泄和主藏血。肝在志为怒,在体合筋,其华在爪,开窍于目,在液为泪。肾与膀胱、骨、髓、发、耳等构成肾系统。肾的主要生理功能是:藏精,主水,主纳气。肾在志为惊,在体合骨,其华在发,开窍于耳及二阴,在液为唾。胆的主要生理功能是贮藏排泄胆汁。胃的主要生理功能是主受纳和腐熟水谷、主通降,以降为和。小肠的主要生理功能是主受盛化物和泌别清浊。大肠主要生理功能为传化糟粕。膀胱的生理功能是贮存和排泄尿液。三焦的总功能为通行元气和运行水液。三焦各自的生理特性上焦如雾,中焦如沤,下焦如渎。

3. 脏腑之间的关系包括:心与肺之间的关系,实际上就是气和血的关系。心与脾的关系主要表现在血的生成和运行,以及心血养神与脾主运化方面的关系。心与肝的关系主要表现在血液正常运行和保持精神、意识和思维活动正常方面。心肾相交,又称水火相济。脏与脏、腑与腑和脏与腑之间具有密切的关系。

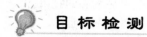

目 标 检 测

A₁ 型题

1. 脏象学说的主要特点是
  A. 以脑为中心的整体观
  B. 以经络为中心的整体观
  C. 以六腑为中心的整体观
  D. 以五脏为中心的整体观
  E. 以精气神为中心的整体观
2. 脏象学说主要是研究

A. 脏腑的生理特性　　B. 脏腑的病理特性
C. 脏腑的组织结构　　D. 脏腑的功能关系
E. 脏腑生理、病理及其相互关系

3. 下列哪一项为五脏共同的生理特点
   A. 传化物　　　　　　B. 藏精气
   C. 主受纳　　　　　　D. 主消化
   E. 主排泄

4. 肝主疏泄的功能,最主要是关系着
   A. 情志活动　　　　　B. 调气机畅
   C. 运行血液　　　　　D. 消化功能
   E. 疏通水道

5. "先天之本"是指
   A. 心　　　　　　　　B. 肝
   C. 肾　　　　　　　　D. 肺
   E. 脾

6. 主持诸气,总司人体气化的内脏是
   A. 脑　　　　　　　　B. 肺
   C. 三焦　　　　　　　D. 脾
   E. 肾

7. 下列哪一项不是肺的主要生理功能
   A. 主气、司呼吸　　　B. 主宣发

C. 主通调水道　　　　D. 主运化水液
E. 主肃降

8. 下列哪一项不是脾的主要生理功能
   A. 主统血　　　　　　B. 主藏血
   C. 主升清　　　　　　D. 主运化水谷
   E. 主运化水液

9. 脾和肾的关系主要体现在
   A. 先天和后天的相互资生、促进
   B. 先天和后天的相互转化、制约
   C. 水液的代谢和气血的生成
   D. 气血的生成和津液的输布
   E. 水液的代谢和呼吸运动

10. 奇恒之腑不包括
    A. 筋　　　　　　　　B. 脉
    C. 骨　　　　　　　　D. 髓
    E. 女子胞

11. "水谷之海"是指
    A. 脾　　　　　　　　B. 胃
    C. 大肠　　　　　　　D. 小肠
    E. 六腑

(廖桂香)

第 3 章　精、气、血、津液

中医学认为,精、气、血、津液是构成人体、维持人体生命活动的基本物质,是人体各脏腑组织从事生理活动的物质基础。同时,精、气、血、津液又依赖于脏腑、经络、形体、官窍的正常生理活动才得以生化、代谢。可见,两者之间具有密切的关系。

第 1 节　精

精是构成人体的基本物质,也是维持人体生命活动的物质基础,具有繁衍生殖、促进生长发育、生髓化血、濡养脏腑等生理功能。精有广义和狭义之分。广义的精,泛指构成人体和维持人体生命活动的一切精微物质。狭义的精,是指肾中所藏的生殖之精。它以禀受于父母的先天之精为基础,在后天之精的不断培育下,逐渐充盛成熟,成为人体生育繁殖的基本物质。人体之精,按照其生成来源、分布部位和功能特点的不同,又有先天之精、后天之精、脏腑之精和生殖之精等不同的名称。先天之精禀受于父母,是构成人体胚胎的原始物质,是生命产生的本原。后天之精来源于饮食水谷,由脾胃所化生,是维持人体生命活动的重要物质。脏腑之精是先后天之精相互融合后藏于脏腑的精气,是维持脏腑经络组织器官功能活动的物质基础。

故就人体而言,精是生命的原始物质,是构成人体的基本物质,是人体生长、发育、生育繁殖及脏腑经络等组织器官生理活动的物质基础,也是养生防病、延年益寿的根本。

第 2 节　气

一、气的基本概念

考点:气的概念、气生成有关脏腑、气的功能、气机的含义及气的运动形式

气是活力很强的、不断运动的精微物质,是构成人体的基本物质之一,对脏腑器官的功能活动起着推动和调控作用。人体的各种生命活动均可用气的运动变化来解释。

二、气的生成

人体的气是由先天之精气、水谷之精气和吸入之清气在脏腑的共同作用下生成的。其中,肾为生气之根,脾胃为生气之源,肺为生气之主,三者对气的生成具有重要意义。若肾、脾胃、肺等脏腑功能失常或协调失职,便会影响气的生成及其功能的发挥。

三、气的功能

(一)推动作用

气能促进各脏腑的生理功能和人体的生长发育,推动血的生成、运行和津液的代谢。若气的推动作用减弱,则出现阴血亏虚、血行不畅或津液输布、排泄障碍等病症。

(二)温煦作用

气能温煦机体,促进人体各种生理活动,并保证血和津液等液态物质的正常代谢。若气的温煦作用失常,可见四肢不温、脏腑功能衰退、血和津液的运行迟缓等症。

（三）防御作用

气可抵御外邪,驱邪外出。气的防御功能减弱时,机体抗御邪气、驱除邪气的能力也随之下降,则机体易受病邪侵袭、病程缠绵、病后难愈。

（四）固摄作用

气有固护、统摄体内血、津液、精等物质的作用。一是统摄血液,使血液在脉中正常循行,防止其逸出脉外而成离经之血;二是固摄汗液、尿液、唾液、胃液、肠液等,防止其无故流失;三是固摄精液,防止其妄加排泄。若气的固摄作用减弱,可导致体内液态物质大量丢失,出现出血、自汗、多尿、遗精、早泄等多种病理变化。

（五）气化作用

气化即气的运动而产生的各种变化。饮食物转化成水谷精微,水谷精微化生气血,津液转化成汗液和尿液,食物糟粕转化成粪便等,都是气化作用的具体体现。若气化作用失常,整个物质代谢过程将受到影响,出现各种代谢异常的病证。

四、气 的 运 动

气的运动称气机,有升、降、出、入四种基本运动形式。升,即自下而上的运行;降,即自上而下的运行;出,即自内向外的运行;入,即自外向内的运行。所谓"气机调畅",既要求气的运动通畅,又要求气机升降出入的平衡协调,反之则称为"气机失调"。如气的运行不畅,称为"气机不畅",阻滞不通,称为"气滞";气的外出太过而不能内守,称为"气脱";气不能外达而郁结闭塞于内,称而"气闭"。气的上升太过或下降不及,称为"气逆";气的上升不及或下降太过,称为"气陷"。

五、气 的 分 类

根据气的来源、分布部位和功能特点,可将其分为元气、宗气、营气、卫气等。

（一）元气

元气根于肾,是人体生命活动的原动力,也是人体最基本、最重要的气。元气由肾中精气所化生,赖后天水谷精气的充养而成,通过三焦布散全身,推动和调节人体的生长发育、生殖以及各脏腑、经络、形体、官窍的生理活动。

（二）宗气

宗气由水谷之精所化生的水谷之气和从自然界中吸入的清气相结合而生成,聚于胸中,通过上出息道、贯注心脉而布散全身。一方面能行呼吸,促进肺的呼吸运动,并与语言、声音的强弱有关;另一方面能行气血而贯心脉。

（三）营气

营气来源于水谷精微中的精华部分,又称"营血""营阴"。营气一方面能注于脉中,化为血液;另一方面能循血脉流注于全身,滋养五脏六腑、四肢百骸。

（四）卫气

卫气也来源于脾胃运化的水谷精微,行于脉外而具有保卫作用,又称"卫阳"。卫气"慓疾滑利",流动迅速,有防御外邪、温养全身和调控腠理的生理功能。

第3节　血

一、血的基本概念

血是循行于脉中而富有营养的红色液态物质，是构成人体和维持人体生命活动的基本物质之一。血循脉而流于全身，发挥着营养和滋润作用。

二、血的生成

血液以水谷精微和肾精为化生之源，依靠脏腑的气化而生成。一方面脾胃受纳运化饮食水谷，吸取其精微而入脉，变化而成赤色的血液；另一方面由于"精血同源"，肾精化为肝血以充实血液。故脾胃运化失常或肾精亏虚，皆可影响血液的化生，形成血虚等病理变化。

三、血的循行

血行于脉中，循环不已，流布全身，其正常运行是多个脏腑功能共同作用的结果。其中，心、肺、肝、脾四脏对维持血液的正常循行起着重要的作用。心气的推动是血液正常循行的动力；肺朝百脉且主一身之气，生成宗气贯心脉而行气血；肝通过调畅气机而调控着血液的运行；脾主统血，固摄血液不致溢出脉外；肝主藏血，贮藏血液以调节血量，也具有一定的维持血液循经而行的作用。此外，脉道的通利也是保证血运正常的重要因素。

四、血的生理功能

（一）濡养作用

血循行于脉中，对全身各脏腑、组织、器官起着濡养和滋润作用，以维持各脏腑组织器官的生理功能，保证人体生命活动的正常进行。若血量充盈，则面色红润、肌肉壮实、皮肤和毛发润泽、感觉灵敏、运动自如。若血量亏少，则可出现面色萎黄、肌肉瘦削、肌肤干涩、毛发不荣、肢体麻木等症。

（二）化神

血是机体精神活动的主要物质基础。人体血液充盛，则精神充沛、神志清晰、感觉灵敏、思维敏捷。若血液亏耗，则可出现精神疲惫、健忘、失眠、多梦、烦躁、惊悸，甚至神志恍惚、谵妄、昏迷等精神情志病变。

第4节　津　　液

一、津液的基本概念

津液，是机体一切正常水液的总称，包括各脏腑形体官窍的内在液体及其正常的分泌物。津液也是津和液的总称。津质地较清稀，流动性较大，布散于体表皮肤、肌肉和孔窍，渗入血脉，起滋润作用；液质地较浓稠，流动性较小，灌注于骨节、脏腑、脑、髓等，起濡养作用。

二、津液的代谢

"饮入于胃，游溢精气，上输于脾，脾气散精，上归于肺，通调水道，下输膀胱，水精四布，五经并行"，这是《素问·经脉别论》对津液代谢过程的简要概括。津液来源于饮食水谷，并通过胃"游溢精气"、小肠"泌别清浊"和大肠"主液"的功能,将清者经脾肺的运化、布散功能而转输至全身。津液生成之后,依靠脾之输布,肺之宣降,肾之蒸腾气化、升清降浊和肝之疏泄功能,以三焦为通道输布全身,化为汗液、尿液排出体外(部分水液从呼吸和粪便中被排出)。可见,津液的生成、输布和排泄依赖于脏腑生理功能的协调平衡,任何环节或脏器的失常,均可引起津液代谢障碍的病理变化。

三、津液的功能

(一)滋润濡养

津液是富含营养的液态物质,有着较强的滋润和濡养作用,其布散于体表以滋润皮毛肌肉,渗入体内以濡养脏腑,输注于孔窍以滋润目、鼻、口、耳等官窍,渗注骨、脊、脑以充养骨髓、脊髓、脑髓,流入关节以滋润骨节以利其屈伸。若津液不足,则脏腑、组织、器官失养,生理功能失常,从而引发多种病变。

(二)化生血液

津液在营气的作用下渗注于脉中,化生为血液,循环全身,发挥滋润、濡养作用。津液和血液都由水谷精微所化生,又可互相渗透转化,故有"津血同源"之说。

第 5 节 气、血、津液之间的关系

气血津液相互依存、相互制约、相互为用,共同构成人体、维持着人体正常的生命活动。

考点:气、血、津液之间的相互关系

一、气与血的关系

气属阳,血属阴,两者间的关系可概括为"气为血之帅"、"血为气之母"。

(一)气对血的关系

主要有三方面:一是气能生血,是血液生成的动力。气化作用使饮食物转化为水谷精气,水谷精气转化为营气和津液,营气和津液化生为血。故气旺则血充,气虚则血虚。二是气能行血,是血液运行的动力。故气行则血行,气虚、气滞则血瘀。三是气能摄血,防止血不循经而溢出脉外。若气虚不能摄血,则可导致各种出血病变。

(二)血对气的关系

主要有两方面:一是血能载气,气必须依附于血才能运行到全身。故血盛则气旺,血衰则气少,甚则气脱。二是血能生气,为气的生成和功能活动提供营养。

二、气与津液的关系

(一)气对津液的关系

主要表现在三方面:一是气能生津,津液的生成有赖于脾气的运化、肺气的通调水道和肾的气化功能。气化正常,则津液充足,反之,则津液亏少。二是气能行津,肺、脾、肾、肝等脏腑之气的升降出入运动推动了津液在体内的输布和排泄。若气虚、气滞则可导致气不行水、津液停滞。三是气能摄津,气的固摄作用控制着津液的排泄,也维持着津液代谢的平衡。若气的固摄作用减弱,则可出现多汗、多尿等病理现象。

(二)津液对气的关系

津液是气的载体,气附于津液而存在。若多汗、多尿、大吐、大泻导致津液大量丢失,则容

易出现气随津脱等病理表现。

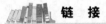 **链　接**

为什么大量出汗以后我们会感觉浑身没劲儿呢?

　　按照中医气、血、津液辨证,这种状况属于气虚。要解释出汗和气虚的关系,就要用到本节中气和津液的关系,因为有津能载气一说,所以大量出汗后我们会出现气随津脱的现象,故感觉浑身没劲儿。

三、血与津液的关系

　　血和津液均由水谷精微所化生,二者相互资生、转化,故有"津血同源"之说。

(一) 津液对血的关系

　　津液是血的组成部分。中焦水谷化生的津液,在心肺作用下,进入脉中,变化为血。当血液不足时,津液可以不断地渗入孙络,以化生和补充血液。

(二) 血对津液的关系

　　血行于脉中,可渗于脉外化为津液,以濡润脏腑组织和官窍,故又有"血汗同源"之说。若血液亏耗,脉中血少,则脉外津液入脉,可导致津液亏少的病变。

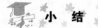 **小　结**

　　1. 气是活力很强的、不断运动的精微物质,是构成人体的基本物质之一,对脏腑器官的功能活动起着推动和调控作用;气的生成与肺、脾、肾关系密切;气的功能有推动、温煦、防御、固摄、气化等;气机是指气的运动,其形式主要有"升、降、出、入"。

　　2. 血是循行于脉中而富有营养的红色液态物质,是构成人体和维持人体生命活动的基本物质之一;血的生成一方面脾胃受纳运化饮食水谷,吸取其精微而入脉,变化而成赤色的血液;另一方面由于"精血同源",肾精化为肝血以充实血液;血的功能有濡养、化神。

　　3. 津液是机体一切正常水液的总称,包括各脏腑形体官窍的内在液体及其正常的分泌物;"饮入于胃,游溢精气,上输于脾,脾气散精,上归于肺,通调水道,下输膀胱,水精四布,五经并行",这是《素问·经脉别论》对津液代谢过程的简要概括;津液的功能有滋润濡养、化生血液。

　　4. 气血津液之间的相互关系:气血关系为"气为血之帅,血为气之母";气津关系为气能生津、行津、摄津,津能载气;津血关系为"津血同源"。

目标检测

A₁ 型题

1. "亡血家不可发汗"的告诫,是哪一项理论的实际应用
　　A. 精血同源　　　　　B. 气血同源
　　C. 肝肾同源　　　　　D. 津气同源
　　E. 血汗同源

2. 对血液运行和呼吸运动均有推动作用的是
　　A. 心气　　　　　　　B. 宗气
　　C. 脾气　　　　　　　D. 卫气
　　E. 营气

3. 布散于体表,渗于脉内起滋润作用的是
　　A. 气　　　　　　　　B. 水

　　C. 精　　　　　　　　D. 津
　　E. 液

4. 维持人体体温靠气的哪项功能
　　A. 推动　　　　　　　B. 温煦
　　C. 气化　　　　　　　D. 防御
　　E. 固提

5. 具有抗御、驱除邪气功能的是
　　A. 脾　　　　　　　　B. 心
　　C. 气　　　　　　　　D. 脉
　　E. 三焦

6. 人体之气的运动又称
　　A. 气机　　　　　　　B. 气化

C. 升降出入　　　　D. 气机调畅

E. 阴阳转化

7. 对津液输布代谢的影响最重要的腑是

　A. 胃　　　　　　B. 小肠

　C. 膀胱　　　　　D. 大肠

　E. 三焦

8. 人体内最根本、最重要的气是

　A. 元气　　　　　B. 宗气

　C. 营气　　　　　D. 卫气

　E. 脏腑之气

9. 血虚致气虚病变的理论根据是

　A. 气能生血　　　B. 气能行血

　C. 气为血帅　　　D. 血能养气

　E. 血能载气

10. "夺汗者无血、夺血者无汗"是用来说明哪两者之间的密切关系的

　A. 气与津液　　　B. 气与血

　C. 血液与精　　　D. 血液与津

　E. 神与血

11. "为胃行其津液者",是指

　A. 肝　　　　　　B. 肺

　C. 肾　　　　　　D. 脾

　E. 三焦

12. 防止二便失遗,属于气的哪项功能

　A. 推动　　　　　B. 防御

　C. 温煦　　　　　D. 气化

　E. 固摄

13. 一身之气的生成与哪些脏腑的关系最为密切

　A. 心肝脾　　　　B. 心肺肾

　C. 脾肺肾　　　　D. 肝脾肾

　E. 心脾肾

14. "吐下之余,定无完气"说明以下哪一项病理变化

　A. 气血两虚　　　B. 气随血脱

　C. 气不化水　　　D. 气不摄血

　E. 气随津脱

15. 与津液的生成最为密切的脏腑是

　A. 脾肺　　　　　B. 脾胃

　C. 脾肾　　　　　D. 肠胃

　E. 肺肾

16. 固摄精液,防止其妄加排泄,属于气的何种功能

　A. 推动　　　　　B. 气化

　C. 温煦　　　　　D. 防御

　E. 固摄

17. 人体中活力很强的运行不息的精微物质是指

　A. 精　　　　　　B. 气

　C. 血　　　　　　D. 津

　E. 液

18. 水液运行的道路是指

　A. 三焦　　　　　B. 小肠

　C. 膀胱　　　　　D. 胃

　E. 大肠

19. 与津液代谢关系最为密切的脏腑是

　A. 心、肝、肾　　　B. 心、脾、肾

　C. 脾、肝、肾　　　D. 脾、肺、肾

　E. 脾、胃、肾

20. 对血液的运行起固摄控制作用的脏腑是

　A. 心、肺　　　　B. 肺、肝

　C. 肝、脾　　　　D. 脾、肾

　E. 肾、心

21. 有"慓疾滑利"之性的气是称为"水谷之悍气"的是

　A. 谷气　　　　　B. 清气

　C. 宗气　　　　　D. 营气

　E. 卫气

22. 血液的运行离不开气,说明了气与血之间的关系是

　A. 气能生血　　　B. 气能行血

　C. 气能摄血　　　D. 血能载气

　E. 血能养气

23. 人体生长发育迟缓是由于气的哪项功能减退

　A. 温煦　　　　　B. 气化

　C. 推动　　　　　D. 防御

　E. 固摄

24. 人体内物质新陈代谢的调控与主宰是指

　A. 气　　　　　　B. 血

　C. 肾　　　　　　D. 神

　E. 心

（周红军）

第4章 经 络

第1节 经络的概念和经络系统

一、经络的概念

考点:经络的概念及经络系统的组成

经络是运行气血,联络脏腑、形体、官窍,沟通上下内外,感应传导信息的通路。经络有经脉和络脉之分,经脉是纵行的主干,多深而不见,行于分肉之间;络脉是经脉的分支,多浮而常见,行于体表较浅部位。经络通过有规律的循行和交会,把人体的脏腑、形体、官窍等联结成一个有机整体,保证了人体生命活动的正常进行。

二、经络系统的组成

经络系统由经脉和络脉组成。其中,经脉可分为正经和奇经两大类:正经有十二条,称为"十二经脉",直接络属脏腑,是气血运行的主要通道;奇经有八条,称为"奇经八脉",有统率、联络和调节十二经脉的功用。十二经别是从十二经脉别出的经脉,能加强表里两经之间的联系,并通达正经未循行的器官与部位,弥补正经之不足。十二经筋是十二经脉的连属部分,是经脉之气结、聚、散、络于筋肉、关节的体系,旨在连缀四肢百骸、主司关节运动。十二皮部是十二经脉的功能活动反映于体表的部位,居人体最外层,是机体卫外的屏障。

络脉包括别络、浮络和孙络。别络是较大的络脉,十二经脉与督、任二脉各分出一支别络,加上脾之大络,共为十五条,称为"十五别络"。浮络是循行于浅表部位而常浮现的络脉,孙络是最细小的络脉,两者遍布全身,难以计数(表4-1)。

表4-1 经络系统简表

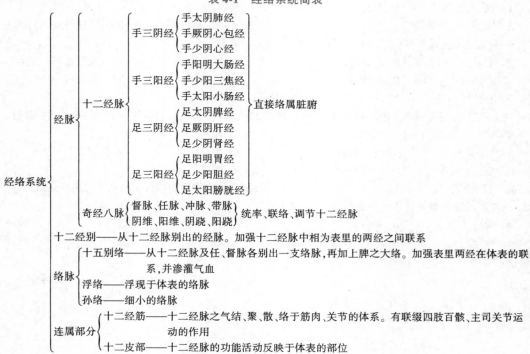

38

三、经络的生理功能

(一)联络脏腑器官,沟通表里上下

一方面经络系统纵横交错,通达上下,使脏腑之间、脏腑同外周肢节之间、脏腑与五官九窍之间、经脉与经脉之间有机地联系起来,使人体构成了一个有机的整体。另一方面,人体五脏六腑、四肢九窍、皮肉筋骨等组织器官各有不同的生理功能,但又共同进行着有机的整体活动,使机体的内外上下保持着协调统一。这种相互联系和有机配合,主要是依靠经络系统的联络沟通作用而实现的。

考点:经络的生理功能

(二)运输渗灌作用

经络作为气血运行的主要通道,负责向机体内外布散和灌输气血,使脏腑、形体、官窍在气血的濡养下,发挥正常的生理功能。正如《灵枢·本藏》所说:"经脉者,所以行气血而营阴阳,濡筋骨,利关节也。"

(三)感应传导作用

经络具有感应及传导针灸或其他刺激等信息的作用。如对经穴刺激引起的"得气",就是经络感应传导作用的体现。

(四)调节作用

经络系统通过沟通联系、运输渗灌气血和感应传导等作用,对各脏腑、形体、官窍的功能活动进行调节,使人体各生理功能相互协调,维持机体的正常状态。正如《灵枢·经脉》说"经脉者,所以决死生,处百病,调虚实。"当人体阴阳失衡时,也可运用针灸、推拿等相应医护方法刺激经络,通过经络传导来调节脏腑盛衰和阴阳失衡。

第 2 节 十 二 经 脉

一、十二经脉的命名

十二经脉是经络系统中的核心部分,包括手三阴经、手三阳经、足三阴经、足三阳经。每一条经的名称,都是依据该经脉所属的脏腑、循行于手或足的内外不同以及阴阳属性三个方面来确定的。循行于上肢者为"手经",循行于下肢者为"足经"。与脏相络属者为"阴经",与腑相络属者为"阳经"。如手太阴肺经,循行于上肢内侧,属肺脏,为阴经。又如手阳明大肠经,循行于上肢外侧,属大肠,为阳经(表4-2)。

表4-2　十二经脉名称分类表

	阴经(属脏)	阳经(属腑)	循行部位(阴经行于内侧,阳经行于外侧)	
手	太阴肺经	阳明大肠经		前缘
	厥阴心包经	少阳三焦经	上肢	中线
	少阴心经	太阳小肠经		后缘
足	太阴脾经	阳明胃经		前缘
	厥阴肝经	少阳胆经	下肢	中线
	少阴肾经	太阳膀胱经		后缘

二、十二经脉在体表的分布规律

（一）四肢部

阴经分布于四肢内侧，排列次序为：太阴经在前，厥阴经居中，少阴经在后（足三阴经在小腿下半部及足背部，其排列是厥阴经在前，太阴经在中，少阴经在后，至内踝上八寸处足厥阴经同足太阴经交叉后，循行于太阴经与少阴经之间，成为太阴经在前，厥阴经在中，少阴经在后）。阳经分布于四肢外侧，排列次序为：阳明经在前，少阳经居中，太阳经在后（表1-3）。

（二）头面部

阳明经行于面部、额部；太阳经行于面颊、头顶及头后部；少阳经行于头侧部。

（三）躯干部

手三阳经行于肩胛部。足三阳经为阳明经行于前（胸、腹面），太阳经行于后（背面），少阳经行于侧面。手三阴经均从腋下走出。足三阴经均行于腹部。循行于腹部的经脉，自内向外的顺序为足少阴、足阳明、足太阴、足厥阴。

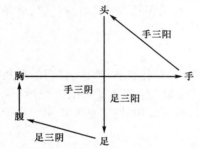

考点：十二经脉的名称、走向与交接规律、分布规律、表里关系及流注次序

图4-1　十二经脉走向交接规律示意图

三、十二经脉的走向与交接规律

十二经脉走向规律是：手三阴经从胸走手，交于手三阳经；手三阳经从手走头，交于足三阳经；足三阳经从头走足，交于足三阴经；足三阴经从足走腹、胸，交于手三阴经。

十二经脉的交接规律是：相表里的阴经与阳经在四肢部交接；同名的手足阳经在头面部交接；手足阴经在胸部交接（图4-1）。

四、十二经脉的表里关系

十二经脉通过经别和别络的互相沟通，构成六对"表里"关系。即手太阳小肠经与手少阴心经互为表里，手少阳三焦经与手厥阴心包经互为表里，手阳明大肠经与手太阴肺经互为表里，足太阳膀胱经与足少阴肾经互为表里，足少阳胆经与足厥阴肝经互为表里，足阳明胃经与足太阴脾经互为表里。相表里的两条经脉都相交于在四肢末端，循行于四肢内外两侧的对应位置。

五、十二经脉的流注次序

十二经脉中气血的运行是依次循环贯注的，即自手太阴肺经开始，逐一传至足厥阴肝经，再传至手太阴肺经，首尾相贯，环流不止，如环无端（表4-3）。

表4-3　十二经脉流注次序表

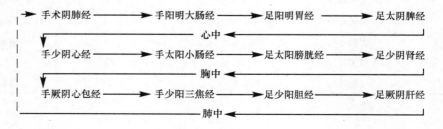

链　接

《天龙八部》中"六脉神剑"指哪六脉?

《天龙八部》中的六脉神剑是分别用少商、商阳、中冲、关冲、少冲、少泽六穴来代表手三阴经和手三阳经。根据十二经脉的走向、交接规律,我们可以看出手三阳经是从手走头面的,而手三阴经是从胸走手的,小说中要想让六脉齐发,则要求阴经正行,阳经逆行方可。而依据十二经脉如环无端的流注规律,这一点是正常人很难完成的,所以作者借众角色之口说六脉神剑很难练成。

第 3 节　奇 经 八 脉

一、奇经八脉的分布循行特点

奇经八脉是任脉、督脉、冲脉、带脉、阴跷脉、阳跷脉、阴维脉和阳维脉的总称。它们纵横交叉于十二经脉之间,对十二经脉气血有蓄积和渗灌的调节作用。其中,任、督、冲三脉均起于胞中,同出会阴,称为"一源三歧"。

任脉起于胞中,下出会阴,经阴阜,沿腹部和胸部正中线上行,至咽喉,上行至下颌部,环绕口唇,沿面颊,分行至目眶下。因其总任一身阴经,故称为"阴脉之海"。

督脉起于胞中,下出会阴,沿脊柱后面上行,至项后风府穴处进入颅内,络脑,并由项沿头部正中线,经头顶、额部、鼻部、上唇,到上唇系带处。因其能总督一身阳经,故称为"阳脉之海"。

冲脉起于胞中,下出会阴,从气街部起与足少阴经相并,挟脐上行。散布于胸中,再向上行,经喉,环绕口唇,到目眶下。因其调节十二经气血,故称为"血海"。

带脉起于季胁,斜向下行到带脉穴,绕身一周,环行于腰腹部,约束纵行诸经。

二、奇经八脉的生理功能

奇经八脉纵横交错也循行分布于十二经脉之间,主要作用体现在两方面:其一,沟通了十二经脉之间的联系,将部位相近,功能相似的经脉联系起来,起到统摄经脉气血,协调阴阳的作用;其二,对十二经脉气血有着蓄积和渗灌的调节作用,奇经八脉犹如湖泊水库,而十二经脉之气则犹如江河之水。

奇经八脉中的任脉和督脉,各有其所属的腧穴,故与十二经相提并论合称"十四经"。

小　结

1. 经络是运行气血,联络脏腑形体官窍,沟通上下内外,感应传导信息的通路;经络系统由经脉和络脉组成,经脉可分为正经和奇经两大类,络脉包括别络、浮络和孙络。

2. 十二经脉是经络系统中的核心部分,包括手三阴经、手三阳经、足三阴经、足三阳经;当人体双手上举时十二经脉走向"阴经向上,阳经向下";十二经脉中气血的运行是依次循环贯注的。

3. 经络的生理功能包括:联络脏腑器官,沟通表里上下;运输渗灌作用;感应传导作用;调节作用。

目 标 检 测

A_1 型题

1. 具有调节阴经气血,且为"阴脉之海"的经脉是指

A. 冲脉　　　　　B. 督脉
C. 带脉　　　　　D. 任脉
E. 阳跷脉

2. 在人体内具有"溢奇邪"、"通荣卫"作用的是指
   A. 浮络　　　　　　B. 皮部
   C. 经别　　　　　　D. 别络
   E. 孙络

3. 创立"引经报使"理论的医家是
   A. 李杲　　　　　　B. 朱震亨
   C. 刘完素　　　　　D. 寇宗奭
   E. 张元素

4. 《灵枢·逆顺肥瘦》说:"足之三阳"应
   A. 从手走头　　　　B. 从足走腹
   C. 从头走足　　　　D. 从脏走手
   E. 从内走外

5. 十二正经中,联系脏腑最多的是何经脉
   A. 足厥阴肝经　　　B. 足少阴肾经
   C. 足太阴脾经　　　D. 足阳明胃经
   E. 足太阳膀胱经

6. 按十二经脉流注次序,小肠经应下接
   A. 膀胱经　　　　　B. 胆经
   C. 心经　　　　　　D. 肾经
   E. 三焦经

7. 十二正经中,有两条别络的经脉是
   A. 足太阴经　　　　B. 足阳明经
   C. 足厥阴经　　　　D. 手阳明经
   E. 手厥阴经

8. 以下不具有表里经关系的是
   A. 阳跷脉与阴跷脉
   B. 手太阴肺经与手阳明大肠经
   C. 足阳明胃经与足太阴脾经
   D. 足厥阴肝经与足少阳胆经
   E. 手少阳三焦经与手厥阴心包经

9. 按循经诊断,在胸前"虚里"处疼痛,痛连左手臂及小指,多反映
   A. 心脏疾病　　　　B. 肺脏疾病
   C. 肝胆疾病　　　　D. 脾胃疾病
   E. 肾脏疾病

10. 循行于身体前正中线的经脉是
    A. 督脉　　　　　　B. 任脉

    C. 冲脉　　　　　　D. 阴维脉
    E. 阴跷脉

11. 经络系统中,气血运行的主要通道是指
    A. 奇经八脉　　　　B. 十二经别
    C. 十二正经　　　　D. 浮络
    E. 别络

12. 经络系统中,与脏腑有直接络属关系的是
    A. 奇经八脉　　　　B. 十二经别
    C. 别络　　　　　　D. 十二正经
    E. 十二经筋

13. 十二经脉中,循行于躯干胸腹面的阳经是
    A. 手太阳经　　　　B. 足少阳经
    C. 足太阳经　　　　D. 手阳明经
    E. 足阳明经

14. 循行于人体后正中线的经脉是
    A. 督脉　　　　　　B. 任脉
    C. 冲脉　　　　　　D. 带脉
    E. 阴跷脉

15. 具有"司眼睑开合"功能的经脉是
    A. 跷脉　　　　　　B. 维脉
    C. 冲脉　　　　　　D. 任脉
    E. 督脉

16. 循行有"束带而前垂"特点的经脉是
    A. 冲脉　　　　　　B. 督脉
    C. 带脉　　　　　　D. 任脉
    E. 阳跷脉

17. 十二经脉之气"结、聚、散、络"于筋肉、关节的体系是
    A. 正经　　　　　　B. 经别
    C. 络脉　　　　　　D. 经筋
    E. 皮部

18. 奇经八脉中,与足少阴经并行,挟脐上行的经脉是
    A. 任脉　　　　　　B. 督脉
    C. 冲脉　　　　　　D. 阴维脉
    E. 阴跷脉

(周红军)

第5章 病因病机

第1节 病 因

导致人体发生疾病的原因,称之为病因,又称作"致病因素"。中医学中的病因主要包括六淫、疫疠、七情、饮食、劳倦、外伤,以及痰饮、瘀血、结石等。根据致病因素的性质、致病特点,将病因分为四类:外感病因、内伤病因、病理产物性病因和其他病因。

一、外感病因

外感病因,是指由外而入,或从皮毛,或从口鼻,侵入机体,引起外感疾病的致病因素。外感病因包括六淫和疠气两类。

(一) 六淫

1. 六淫的基本概念 所谓六淫,是风、寒、暑、湿、燥、火六种外感病邪的统称。

六淫与六气既有联系,又有区别。所谓六气,是指风、寒、暑、湿、燥、火六种正常的自然界气候。这种正常的气候变化,是万物生长的条件,对于人体是无害的。六气超过了一定的限度,机体不能与之相适应的时候,就会导致疾病的发生。自然气候变化,是六淫还是六气,主要与机体是否发病有关。正常的六气不使人致病,只有气候异常变化或人体抵抗力降低时,六气方可成为致病因素,侵犯人体使人发病。此时的"六气"称为"六淫"。由此可见,六淫的概念具有相对性。 **考点:**六淫的概念

2. 六淫的致病的共同特点

(1) 外感性:六淫为病,多有由表入里的传变过程。六淫之邪多从肌表或口鼻而入,侵犯人体而发病。主要以恶寒发热、舌苔薄白、脉浮为主要临床特征,称为表证。故把六淫所致疾病成为外感病。

(2) 季节性:六淫致病常有明显的季节性,由于四时主气的太过或不及,故容易形成季节性多发病。如春季多风病,夏季多暑病,长夏多湿病,秋季多燥病,冬季多寒病等。

(3) 地域性:六淫致病也常与居住地区以及环境有着密切的关系,如久处潮湿环境多有湿邪为病,高温环境作业又常有暑邪、燥热或火邪为害,干燥环境又多燥邪为病等。

(4) 相兼性:六淫邪气既可单独致病又可相兼为害。单一邪气可以使人致病者,如寒邪直中脏腑而致泄泻,也有两种以上同时侵犯人体而发病者,如风寒感冒、湿热泄泻、风寒湿痹等。

(5) 转化性:六淫致病以后,在疾病发展过程中,在一定条件下,其病理性质可向不同于病因性质的方向转化,如寒邪可郁而化热,暑湿日久又可以化燥伤阴等。这种转化与体质有关,病邪侵入人体,多从其脏气而转化。阴虚体质,最易化燥,阳虚体质,最易化湿。一般来说,邪气初感,不易转化,邪郁日久,多能转化。

3. 六淫的性质及其致病特点

(1) 风邪:风为春季的主气,但四时皆有风。故风邪引起的疾病虽以春季为多,但不限于春季,其他季节也可发生。风具有轻扬开泄,向上向外,善动不居的特性。 **考点:**六淫的性质及各自的致病特点

风邪的性质和致病特点如下:①风性轻扬开泄,易袭阳位:风具有升发、向上、向外的特

43

性。所以风邪致病,易于伤人上部,易犯肌表、腰部等阳位。轻扬开泄,是指风邪侵犯人体容易导致腠理疏松而开张,故风邪侵袭肌表,会出现汗出、恶风、头痛、发热、脉浮等症状。②风性善行而数变:"善行"是指风邪具有游走不定的性质。如风疹、荨麻疹之发无定处,此起彼伏。"数变",是指具有变化无常和发病急骤的致病特性。以风邪为先导的疾病无论是外感还是内伤,一般都具有发病急、变化多、传变快等特征。③风性主动:"风性主动"是指风邪致病具有动摇不定的特征。常表现为眩晕、震颤、四肢抽搐、角弓反张、直视上吊等症状。④风为百病之长:风邪为六淫之首,六淫中的寒、湿、燥、热等邪气,往往都依附于风而侵入人体。如与寒合为风寒之邪,与热合为风热之邪,与湿合为风湿之邪。故《素问·风论》说:"风者,百病之长也"。

(2)寒邪:寒为冬季的主气,故在气温较低的冬季,人体不注意防寒保暖,则常易感受寒邪。其他季节,如淋雨涉水,汗出当风以及贪凉露宿,或过饮寒凉之物,也可感受寒邪。

寒邪的性质和致病特点如下:①寒为阴邪、易伤阳气:寒为阴气的表现,其性属阴,"阴盛则寒""阴盛则阳病"。所以寒邪最易损伤人体阳气。阳气受损,失于温煦,机体可以出现明显的寒象。如寒邪侵犯体表皮肤,出现恶寒、发热、无汗等,称之为"伤寒"。若寒邪直中脏腑损伤阳气,谓之为"中寒"。如伤及脾胃,可以出现吐泻清稀、脘腹冷痛的症状;寒伤脾肾,可出现为畏寒肢冷、腰背冷痛、小便清长、大便溏泻等;寒邪直中少阴,则可见恶寒蜷卧、手足厥冷、下利清谷、精神委靡、脉微细等。②寒性凝滞主痛:凝滞,即凝结阻滞之意。疼痛是寒邪致病的重要特征。得温则减,逢寒加重。气血津液的运行,依赖阳气的温煦作用。寒邪侵入人体,经脉中的气血失于阳气温煦,凝结阻滞,不通则痛。寒邪侵犯的部位不同,表现的症状也各异。若寒邪侵袭肌表,出现头身肢节剧痛;若寒邪直中脏腑,会引起胸、脘、腹冷痛或绞痛。③寒性收引:即收缩牵引之意。寒邪侵袭人体,可使腠理闭塞,经络筋脉收缩而挛急;若寒客经络关节,则经筋收缩拘急,以致拘挛作痛、屈伸不利;若寒邪侵袭肌表,则毛窍收缩,卫阳闭郁,故发热恶寒而无汗。寒与肾相应。寒邪侵袭,会出现尿少、水肿的症状。

(3)暑邪:暑邪有明显的季节性,主要发生在夏至以后,立秋以前。暑邪独见于夏令。

暑邪的性质和致病特点如下:①暑为阳邪,其性炎热:暑为夏季火热之气所化,属于阳邪。暑邪伤人多表现出一系列阳热症状,如高热、心烦、面赤、烦躁、脉象洪大等,称为伤暑(或暑热)。②暑性升散,易伤津耗气:升散,即上升发散之意。暑邪为害,致腠理开泄而大汗出,易于伤津耗气,故有口渴喜饮,唇干舌燥,尿赤短少等。在大量汗出同时,往往气随津泄,而导致气虚,故伤于暑者,常可见到气短乏力,甚则突然昏倒,不省人事之中暑。中暑兼见四肢厥逆,称为暑厥。暑热之邪,不仅耗气伤津,还可扰动心神,而引起心烦而不宁。③暑多挟湿:暑季不仅气候炎热,且常多雨而潮湿,人身处这样的环境下,多挟湿邪为患。临床表现除发热、烦渴等暑热症状外,常兼见四肢困倦、胸闷呕恶、大便溏泄不爽等湿阻症状。临床上以壮热、阴亏、气虚、湿阻为特征。

(4)湿邪:湿为长夏的主气,致病具有重浊、黏滞、趋下特性。

湿邪的性质和致病特点如下:①湿为阴邪,阻碍气机,易伤阳气:湿性属水,水属于阴,故湿为阴邪;阴胜则阳病,故湿邪入侵可损伤人体的阳气;湿邪侵及人体,最易阻滞气机,从而使气机升降失常;湿困脾胃,使脾胃纳运失职,升降失常,所以常出现胸闷、纳谷不香、不思饮食、脘痞腹胀、便溏不爽、小便短涩等症状,临床常选用化气利湿通利小便的方法,湿邪可从小便而去,湿去则阳气自通。②湿性重浊:"重",即沉重、重着之意。所以湿邪临床症状有沉重的特性,如头重身困、四肢沉重等。若湿邪在肌表,可见头昏沉重,状如裹束;如湿在经络关节,可见肌肤不仁、关节疼痛等。"浊",即秽浊垢腻之意。故湿邪为患,易于出现排泄物和分泌物秽浊不清的现象。如眼眵多、大便溏泻、下痢脓血黏液小便浑浊、妇女黄白带下过多、湿疹、脓水秽浊等。③湿性黏滞:"黏",即黏腻;"滞",即停滞。所谓黏滞是指湿邪致病具有黏腻停滞的特性。这种特性主要表现在两个方面:一是症状的黏滞性,如大便黏腻不爽,分泌物黏浊和舌苔黏腻等;二是病程的缠绵性,反复发作或缠绵难愈。④湿性趋下:其病多见下部的症状,如水肿多以下肢较为明显、带下、小便浑浊、泄泻、下痢等。

> **链接**
>
> 长夏即农历六月,时值夏秋之交,阳热尚盛,雨水且多,热蒸水腾,潮湿充斥,为一年中湿气最盛的季节。

(5)燥邪:燥为秋季主气,秋季气候干燥,空气中水分缺乏,自然界呈现一派干枯收敛的景象。燥又可分为温燥和凉燥。

燥邪的性质和致病特点如下:①燥性干涩,易伤津液:燥邪其性干涩,最易耗伤人体的津液,形成阴液亏损,诸如皮肤干涩皲裂、鼻干咽燥、口唇燥裂、小便短少、大便干燥等;②燥易伤肺:肺喜润而恶燥,称为娇脏,五行中与秋令相通,与肺相应,故燥邪最易伤肺。出现干咳少痰、痰黏难咳、痰中带血以及喘息胸痛等症状。

(6)火(热)邪:火(热)盛于夏季,但不如暑邪那样具有明显的季节性,一年四季均可见火热为病,火具有炎热特性。

火(热)邪的性质和致病特点如下。①火(热)为阳邪,其性炎上:火热之性燔灼、升腾,故为阳邪。火性趋上,火热之邪易侵害人体上部,如心火上炎,则见舌尖红疼痛,口舌溃疡、生疮;肝火上炎,则见头部胀痛、目赤肿痛;胃火炽盛,可见齿龈肿痛、牙龈出血等。②火(热)邪易扰心神:火(热)与心相通,故火(热)之邪入于营血,尤易影响心神,表现为心烦失眠、神昏谵语、狂躁妄动等症状,故《素问·至真要大论》指出:"诸躁狂越,皆属于火"。③火(热)邪易伤津耗气:火热之邪,蒸腾于内,最易导致人体阴津消耗,其临床表现除热象显著外,往往伴有口渴喜饮、咽干舌燥、小便短赤、大便秘结等津伤液耗之征。在耗伤阴津的同时也能损伤人体正气,出现气虚的情况,如火热炽盛,在壮热、汗出、口渴喜饮的同时,又可见肢体乏力、少气懒言等气虚之证。④火(热)易生风动血:"生风",是指火热之邪侵袭人体,燔灼肝经,耗劫津血,使筋脉失于濡养,而致肝风内动,又称"热极生风"。临床上表现为高热、神昏谵语、四肢抽搐、颈项强直、角弓反张、目睛上视等。动血,指火热之邪入于血脉,使血行加速,灼伤脉络,迫血妄行,易于引起各种出血,如吐血、衄血、便血、尿血,以及皮肤发斑,妇女月经过多、崩漏等。⑤易致肿疡:火热之邪进入血分,聚于局部,腐蚀血肉,引发为痈肿疮疡。"火毒""热毒"是引起疮疡的比较常见的原因,局部红、肿、热、痛为其临床表现。

(二)疠气

1. 疠气的基本概念　疠气是一类具有强烈致病性和传染性的外感病邪,又称为戾气、疫气、时气、疫毒、异气等。疠气可以通过空气传染,经口鼻侵入致病;也可随饮食、蚊虫叮咬、虫兽咬伤、皮肤接触等途径传染而发病。疠气与六淫不同,《温疫论》指出:"夫瘟疫之为病,非风非寒非暑非湿,乃天地间别有一种异气所感"。由此可见,疠气是有别于六淫而具有强烈传染性的外感病邪。

考点:疠气的基本概念、性质、致病特点

> **链接**
>
> 疠气侵人,导致多种疫疠病,又称疫病、瘟病,或瘟疫病。如痄腮(腮腺炎)、猩红热(烂喉丹痧)、疫毒痢、白喉、天花、肠伤寒、霍乱、鼠疫以及疫黄(急性传染性肝炎)、流行性出血热、艾滋病(AIDS)等,都属感染疠气引起的疾病,实际上包括了现代临床许多传染病和烈性传染病。

2. 疠气的性质及其致病特点

（1）发病急骤,病情危重:疠气具有发病急骤、来势凶猛、病情险恶、变化多端、传变快的特点。疠气不仅热毒炽盛,而且常挟有湿毒等秽浊之气,故其致病作用更为剧烈,死亡率也高。

（2）传染性强,易于流行:疫疠之气具有强烈的传染性和流行性,可通过口鼻等多种途径在人群中传播。疫疠之气致病可散在地发病,也可以大面积流行,如疫痢、白喉、天花、霍乱、鼠疫等。

（3）一气一病,症状相似:疠气发作具有特异性定位的特点,对机体作用部位具有一定选择性,从而在不同部位上产生相应的病证,而且其临床表现也基本相似。疠气种类不同,所表现的症状也不同。每一种疠气所致之疫病,均有各自临床特点和传变规律,即所谓"一气致一病"。

3. 影响疠气产生的因素　主要有气候因素、环境因素、预防措施和社会因素。

（1）气候因素:自然气候严重或持久的反常变化,如久旱、洪涝、酷热、湿雾瘴气、地震等,均可孳生疠气而导致疾病的发生。

（2）环境因素:环境卫生不良,如水源、空气污染等,均可孳生疠气。食物污染、饮食不当也可引起疫病的发生,如疫毒痢、疫黄等病,即是疠气通过饮食入里而发病的。

（3）预防措施不当:由于疠气具有强烈的传染性,人触之者皆可发病。若预防隔离工作不力,也往往会使疫病发生或流行。

（4）社会因素:社会因素对疠气的发生与疫病的流行也有较大的影响。如战乱和灾荒、社会动荡不安、人们工作环境恶劣、生活极度贫困、卫生防疫条件落后等,则疫病易于发生和流行。社会安定,卫生防疫工作得力,疫疠即能得到有效的控制。

二、内伤病因

内伤病因,简称内伤,泛指人的情志活动、生活作息、起居饮食不循常度,导致气血津液、脏腑功能失调的致病因素。内伤病因是与外感病因相对而言的,包括七情内伤、饮食失宜、劳逸失度等。

（一）七情内伤

1. 基本概念　七情是指喜、怒、忧、思、悲、恐、惊等七种正常的情志活动,是人的精神意识对外界事物的反应。七情是人对客观事物的不同反映,一般情况下不会使人致病。只有突然强烈或长期持久的情志刺激,超过人体本身承受程度,出现气机紊乱、脏腑阴阳气血失调,才会导致疾病的发生。七情致病有别于六淫主要从口鼻或皮毛侵入人体,而是直接影响有关脏腑而发病,故又称"内伤七情"。

（考点:七情的概念）

2. 七情的致病特点　七情直接伤及内脏,使脏腑气血失调,导致各种疾病的发生。概括起来,七情致病具有下列三个特点。

（1）直接伤及内脏:七情过激可影响脏腑之活动而产生病理变化。不同的情志刺激可伤及不同的脏腑。如肝在志为怒,过怒则伤肝;心在志为喜,过喜则伤心;脾在志为思,过思则伤脾;肺在志为忧,过忧则伤肺;肾在志为恐,过恐则伤肾。心主血而藏神;肝藏血而主疏泄;脾主运化,气血生化之源。故七情致病,以心、肝、脾三脏为多见。

（2）影响脏腑气机:七情致病常常影响脏腑气机,导致气血运行紊乱。

1）怒则气上:怒为肝之志。气上,气机上逆之意。一时性的激怒,一般不会致病,但大怒伤肝,使肝气疏泄太过而气血上逆为病。可见头晕头痛、面赤耳鸣,甚者呕血或昏厥。

2）喜则气缓:喜为心之志。包括缓和紧张情绪和心气涣散两个方面。在正常情况下,喜能缓和紧张情绪,使心情舒畅,气血和缓。但是喜乐超过正常限度,就可导致心的病变。暴喜伤心,使心气涣散,出现乏力、倦怠、注意力不集中,乃至心悸、失神,甚至狂乱等。

3)悲则气消:悲忧为肺之志。悲哀太过,往往通过耗伤肺气而涉及心、肝、脾等多脏的病变。如耗伤肺气,使气弱消减,意志消沉。可见气短胸闷、精神委靡不振和懒惰等。

4)思则气结:思为脾之志,思虑太过,则可导致脾气郁结,出现中焦气滞,纳呆、水谷不化、脘腹胀满、便溏,甚至形体消瘦等。思虑太过也可伤心血,使心血虚弱,神失所养,而致失眠、健忘、心悸、怔忡、多梦等。

5)恐则气下:恐为肾之志,长期恐惧或突然意外惊恐,皆能导致肾气受损,肾气不固,气陷于下,可见二便失禁、遗精阳痿等症。恐惧伤肾,肾水不能上济心火,心肾不交,可见胸满腹胀、心神不安、夜不能寐等症。

6)惊则气乱:大惊则心气紊乱,气血失调,出现心悸、失眠、心烦、气短,甚则精神错乱等症状。

(3)影响病情变化:临床上有许多疾病,在患者有剧烈情志波动时,往往会使病情加重,或急剧变化。

(二)饮食失宜

饮食是人体健康的基本条件。饮食所化生的水谷精微通过脾胃的运化生成气血,保证人体的生长发育、脏腑的正常运行,是维持人体正常生理功能的基本条件。但是,饮食失宜常成为致病因素。饮食失宜包括饮食不节、饮食不洁、饮食偏嗜三个方面。

1. 饮食不节　"节"为节制,含有定量、定时之意。饮食贵在有节。进食定量、定时谓之饮食有节。饮食过饥、过饱、无规律皆为饮食不节。过饥,则摄食不足,气血衰少。过饱,超过脾胃的消化、吸收功能,出现脘腹胀满、嗳腐泛酸、厌食、吐泻等症。

2. 饮食不洁　是指食用了不清洁、不卫生或陈腐变质或有毒的食物。饮食不洁可引起多种胃肠道疾病,如腹痛、吐泻、痢疾等。

3. 饮食偏嗜　是指特别喜好某种性味的食物或专吃某种食物而导致疾病的发生,分为寒热偏嗜与五味偏嗜两个方面。

(三)劳逸失度

劳逸失度,包括过度劳累和过度安逸两个方面。正常的劳动和体育锻炼,有助于气血流通,增强体质。必要的休息,可以消除疲劳,恢复体力和脑力,不会使人致病。只有比较长时间的过度劳累、过度安逸,才能成为致病因素而使人发病。

1. 过劳　指过度劳累,包括劳力过度、劳神过度和房劳过度三个方面。劳力过度可以损伤脾脏功能,致使脏气虚少,可出现少气无力、四肢困倦、懒于语言、精神疲惫、形体消瘦等。劳神过度可耗伤心血,出现心悸、健忘、失眠、多梦;损伤脾气可出现纳呆、腹胀、便溏等症。房劳过度会耗伤肾精,出现腰膝酸软、眩晕耳鸣、精神委靡,或遗精、滑泄、阳痿,或月经不调,或不孕不育等。

2. 过逸　是指过度安逸。不劳动,又不运动,使人体气血运行不畅,筋骨柔脆,脾胃呆滞,体弱神倦,或发胖臃肿,动则心悸、气喘、汗出等,还可继发其他疾病。

三、病理产物性病因

痰饮、瘀血、结石等是在疾病发生和发展过程中形成的病理性产物,它们滞留体内,干扰机体的正常功能,又可成为新的致病因素。因其常继发于其他病理过程而产生,故又称"继发性病因"。

（一）痰饮

1. 痰饮的基本概念　痰饮是机体水液代谢障碍所形成的病理产物。一般以较稠浊的称为痰，清稀的称为饮。

2. 痰饮的形成　痰饮多由外感六淫，或饮食及七情所伤等，使肺、脾、肾、肝及三焦等脏腑气化功能失常，水液代谢障碍，以致水津停滞而成。因肺、脾、肾、肝及三焦与水液代谢关系密切，肺主宣降，输布津液，通调水道；脾主运化水湿；肾阳主水液蒸化；三焦为水液运行之道路，故肺、脾、肾及三焦功能失常，均可聚湿而生痰饮。

3. 痰饮的致病特点　痰饮形成后，随气升降流行，内而脏腑，外而筋骨皮肉，泛滥横溢，无处不到，从而形成各种复杂的病理变化。其致病特点主要如下。①阻碍经脉气血运行：痰饮为有形之邪，可随气流行，或停滞于经脉，或留滞于脏腑，阻滞气机，障碍血行，引发多种病证。若结聚于局部，则形成瘰疬、痰核，或形成阴疽、流注等。②影响水液代谢：痰饮停留于体内，会进一步影响肺、脾、肾等脏腑的功能，从而影响人体水液的输布和排泄，加重水液代谢障碍。③易于蒙蔽神明：痰随气上逆，易于蒙蔽清窍，扰乱心神，可导致胸闷心悸、神昏谵妄，或引起癫、狂、痫等疾病。④症状复杂，变幻多端：痰饮病邪，随气流行，内而脏腑，外而四肢百骸、肌肤腠理。由于致病面广，发病部位不一，因而其临床表现也十分复杂，故有"百病多由痰作祟"之说。

（二）瘀血

1. 瘀血的基本概念　所谓瘀血，是指因血行失度，使机体某一局部的血液凝聚而形成的一种病理产物，包括体内淤积的离经之血，以及因血液运行不畅，停滞在体内的血液。这种病理产物一经形成，就有可能导致一系列的疾病的发生。所以瘀血是一种继发性的致病因素。

2. 瘀血的形成　瘀血形成的原因主要有以下几方面：①血出致瘀；②因虚致瘀；③气滞致瘀；④血寒致瘀；⑤血热致瘀。

3. 瘀血的致病特点　临床上瘀血的共同致病特点可概括为以下几点：①疼痛：瘀血所导致的疼痛一般多刺痛，拒按，疼痛位置固定不移，疼痛持续时间长，且多有昼轻夜重的特征；②肿块：肿块固定不移，在体表色青紫或青黄，体内脏腑组织发生瘀血的时候能够按到较硬或有压痛；③出血：流出血色紫暗或夹有瘀块。大便出血呈柏油样；④舌质紫暗：舌体上可见瘀点或瘀斑，或见舌下脉络青紫，是瘀血最常见的指征；⑤发绀：面部、口唇、指甲青紫。瘀血时间久的人可见面色黧黑、肌肤甲错、皮肤紫癜；⑥脉象：脉沉弦，细涩。

四、其他病因

（一）外伤

外伤主要是指机械暴力等外力所致伤损，也包括烧烫、冷冻、虫兽蛇叮咬等意外因素所致形体组织的创伤。外伤的类型较多，如跌打损伤、持重努伤、挤轧伤、撞击伤、刀刃伤、烧烫伤、冻伤、虫兽蛇咬伤等，广义的外伤还包括雷击、溺水、自缢等。

外伤致病，多有明确的外伤史。一般来说，轻者可为皮肉损伤，血行不畅，出现疼痛、出血、瘀斑、血肿等；重则损伤筋骨、内脏，表现为关节脱臼、骨折、大出血、虚脱、中毒，甚至危及生命。

（二）寄生虫

人体常见的寄生虫有蛔虫、蛲虫、绦虫、钩虫、血吸虫等。这类寄生虫寄居于人体内，不仅消耗人体的营养物质，还可以造成各种损害，导致疾病发生。现将几种常见寄生虫的致病特点简述如下。

1. **蛔虫**　又称"蚘虫"、"长虫"。其致病较为普遍,尤其是儿童更为常见。多由饮食不洁,摄入被蛔虫卵污染的食品而感染。其为病可见脐周腹痛,时作时止,常伴有面色萎黄、夜间磨牙等。若蛔虫钻入胆道,可见脘腹剧痛、吐蛔、四肢厥冷,中医称为"蛔厥"。

2. **蛲虫**　寄生于肠道,主要通过手指、食物污染而感染。症状可见肛门奇痒,夜间尤甚,以致睡眠不安。病久亦常伤人脾胃,耗人气血,出现胃纳减少、身体消瘦等症状。

3. **绦虫**　又称"白虫"、"寸白虫"。多由食用生的或未熟的猪、牛肉所致绦虫寄生于肠道。其致病多见腹部隐痛、腹胀或腹泻、食欲亢进、面色萎黄,有时在大便中可见白色带状成虫节片。

4. **钩虫**　又称"伏虫",常由手足皮肤黏膜接触被钩虫蚴污染的粪土后感染,初起可见手足皮肤瘙痒、喉痒、胸闷、咳嗽等症;继而可出现腹胀、便溏以及异嗜生米、泥土、木炭等;成虫寄生于小肠,可严重影响脾胃功能和耗伤气血。

5. **血吸虫**　多因皮肤接触了有血吸虫幼虫的疫水而感染。感染后,初起可见恶寒发热、咳嗽、胸痛等;日久可见腹大如鼓、面色萎黄、肢体消瘦、精神萎顿。

(三) 医源性致病因素

1. **药邪**　所谓"药邪",是指因药物加工、使用不当而引起疾病发生的一类致病因素。药物本身是用于治疗疾病的,如果药物炮制加工不当,或者医生不熟悉药物的性味、用量、配伍禁忌而使用不当,或者病人不遵守医生指导而乱服用药物等,均可引起疾病的发生。药邪形成的原因有:用药过量、炮制不当、配伍不当、用法不当以及滥用补药。

2. **医过**　所谓"医过",是指可造成患者病情加重或变生他疾的医生不妥当的或过失性的行为。医过主要表现在以下几个方面:言行不当、处方草率、诊治失误、操作不当。

第 2 节　病　机

病机,指疾病发生、发展及其变化的机制,它揭示了疾病发生、发展与变化、转归的本质特点及其基本规律,包括病因、病性、证候、脏腑气血虚实的变化及其机制。各个疾病都有其各自的病机,但从总体来说,离不开正邪相争、阴阳失调、气血津液失常等基本规律。

一、正邪相争

(一) 正邪相争与发病

疾病的发生是一个复杂的病理过程,但从整体来看,不外乎邪气作用于机体的损害和正气抗损害之间的矛盾斗争过程。正气是决定发病的主导因素,邪气是发病的重要条件。

考点: 正气与邪气在发病中的作用

1. **正气不足是发病的内在根据**　正气是指人体的功能活动和抗病、康复能力。中医学认为正气充足,卫外固密,病邪难于侵犯人体,疾病则无从发生,或虽有邪气侵犯,正气亦能抗邪外出而免于发病。故《素问·刺法论(遗篇)》说:"正气存内,邪不可干"。只有正气相对虚弱,不足以抵抗病邪时,邪气才能乘虚入侵,使人体阴阳失调,脏腑经络功能紊乱,导致疾病的发生,即《素问·评热病论》所说:"邪之所凑,其气必虚"。

2. **邪气是发病的重要条件**　邪气,泛指各种致病因素,简称为"邪"。疾病的发生与邪气的侵害有着直接的关系,邪气侵害人体可造成形质的损害,干扰机体的功能活动,导致机体抗病修复能力下降。因此,邪气是发病的重要因素。

中医学强调正气在发病中的主导地位的同时,并不排除邪气的重要作用,在一定的条件下,甚至起主导作用。如高温、高压电流、化学毒剂、枪弹杀伤、毒蛇咬伤等,即使正气强盛,也难免不被伤害。所以中医学提出了"避其毒气"的主动预防措施,防止病邪对人体的侵害。

3. 正邪相争的胜负决定发病与否

(1)正胜邪退:正能胜邪则不发病。邪气侵袭人体时,正气奋起抗邪。若正气强盛,抗邪有力,则病邪难于侵入,或邪气侵入人体后即被正气及时消除,不产生病理反应而不发病。这是疾病中最常见的一种转化形式。正胜邪退的发展,疾病向着好的方向发展。若正气恢复缓慢,也可以出现邪去正虚的病理状态。正气消耗重或正气虚弱的话也可以出现驱邪后的人体虚弱,多见于重病后的恢复期,疾病的发展也是趋向痊愈。

(2)邪盛正衰:邪盛正衰则发病。邪气侵袭人体时,若正气不足,卫外不固,抗病无力,或邪气过于亢盛,机体抵御病邪的能力不足,不能抑制病邪的致病作用。

4. 正邪盛衰的变化　疾病发展变化过程中,正邪双方力量的对比不是固定不变的,而是出现彼此消长盛衰的变化。

(1)正气偏虚:主要指正气不足,是以正气虚损为矛盾主要方面的一种病理反应。临床常见一系列虚弱、衰退和不足的病证,称为虚证。虚证常见于疾病后期、体质虚弱或慢性病患者。

(2)邪气偏盛:主要指邪气亢盛,是以邪气盛为矛盾主要方面的一种病理反应。临床常见体质壮实,精神亢奋,或壮热狂躁,或烦躁不宁,或声高气粗,二便不通,脉实有力等症状。

二、阴 阳 失 调

阴阳失调,是机体阴阳之间协调平衡失常。阴阳在一定的范围内维持着动态平衡,使相对的平衡处于无尽的变化中,表现为人体生命活动的协调统一,即所谓"阴平阳秘",机体处于健康状态。阴阳失调则是一切疾病发生的最基本的原理之一,阴阳平衡失调可以导致脏腑、经络、气血、营卫等相互关系失调,以及表里出入、上下升降等气机运动失常。由于六淫、七情、饮食、劳倦等各种致病因素作用于人体,导致机体内部的阴阳失调,才能形成疾病,所以阴阳失调是对一切疾病病变机制的高度概括,是疾病发生、发展变化的内在根据。主要包括阴阳偏盛、阴阳偏衰、阴阳互损、阴阳格拒以及阴阳亡失等几个方面。

考点:阴阳失调的基本规律

1. 阴阳偏盛　阴或阳的偏盛,主要是指人体阴阳二气中某一方面呈病理性亢盛状态。

(1)阳盛则热:阳盛是指机体在疾病发展过程中,所出现的阳气偏亢,脏腑经络机能亢进,邪热过盛的病理变化。阳盛则热是由于感受温热阳邪,或感受阴邪而从阳化热,或七情内伤,五志过极而化火,或因气滞、血瘀、痰浊、食积等郁而化热化火所致。

阳盛则热的病机特点,多表现为实热证,出现发热、目赤、小便黄赤、烦躁、舌红苔黄、脉数等,所以说"阳盛则热";阳气亢盛的初期对于阴液损耗还不是很大,但病情发展过长阳偏盛会耗伤阴液,所以除上述临床表现外,同时还会出现口渴、小便短少、大便干燥等阳盛伤阴,阴液不足的症状,故称"阳盛则阴病"。

(2)阴盛则寒:阴盛,是指机体在疾病过程中所出现的一种阴气偏盛,造成功能障碍或减退,阴寒过盛以及病理性代谢产物积聚的病理变化。阴盛则寒多由感受寒湿阴邪,或过食生冷,寒湿中阻,阳不制阴而致阴寒内盛之故。

阴盛则寒的病机特点,多表现为阴盛而阳未虚的实寒证,表现为形寒、肢冷、喜暖、口淡不渴、苔白、脉迟等。所以说:"阴盛则寒"。由于阴的一方偏盛,常常耗伤阳气,会导致阳的一方偏衰,从而出现恶寒、腹痛、溲清便溏等。这种阳气偏衰的表现是由于阴盛所引起的,所以又称"阴盛则阳病"。

2. 阴阳偏衰　阴阳偏衰,是因机体阴液或阳气亏虚不足,表现出或病邪已退而正气虚弱,或病邪虽有而亦不盛的病理状态,所引起的病理变化。阳气亏虚,阴相对偏亢,形成"阳虚则寒"的虚寒证。反之,阴精亏损阳相对偏亢,从而形成"阴虚则热"的虚热证。

(1) 阳虚则寒:指机体阳气虚损、功能衰退、机体反应性低下、代谢活动减退、热量不足的病理状态。多由先天禀赋不足,或后天失养;劳倦内伤或阴寒邪盛伤阳,或误用、过用寒凉之品伤阳,或久病损伤阳气等所致。

阳偏衰时,阳气的虚衰,推动、激发、兴奋作用减退,可见到面色㿠白、畏寒肢冷、舌淡、脉迟等寒象,还有喜静蜷卧、小便清长、下利清谷等虚象。其病理表现多为一系列虚寒性征象。阳虚则寒与阴盛则寒,在病机和临床表现方面有不同,都是寒证,但程度不一样,前者是虚而有寒,后者是以寒为主,虚象不明显。

(2) 阴虚则热:指机体精、血、津液等阴液虚亏及其功能减退,因而阴不制阳,导致阳相对亢盛,机能虚性亢奋的虚热病理变化。阳邪伤阴,因五志过极化火伤阴,久病耗伤阴液都能导致阴虚所致。一般地说,其病机特点多表现为阴液不足、减退以及阳气相对偏盛的虚热证。

阴偏衰时,由于阴液不足,失其滋润濡养之功,不能制约阳气,从而形成阴虚而热等多种表现,可见五心烦热、骨蒸潮热、口干舌燥、咽干唇干、皮肤干燥、便干尿少、舌红少苔、脉细数无力等。阴虚则热与阳盛则热不同,前者是虚而有热,后者是以热为主,虚象并不明显。

·3. 阴阳互损 是指机体阴液或阳气虚损到相当程度,病变发展影响及相对方面,导致相对一方之不足,从而形成阴阳两虚的病理机制。在阴虚的基础上,继而导致阳虚,称为阴损及阳;在阳虚的基础上,继而导致阴虚,称为阳损及阴。

4. 阴阳格拒 是阴或阳盛至极而壅遏于内,致使体内阴阳之气不相顺接和维系,进而相互排斥、格拒的病理变化。包括阴盛格阳和阳盛格阴两方面,表现为真寒假热或真热假寒等复杂的病理现象。

5. 阴阳亡失 是指机体的阴液或阳气突然大量的亡失,导致生命垂危的一种病理变化。包括亡阴和亡阳。

(1) 亡阳:是指机体的阳气发生突然脱失,而致全身功能突然严重衰竭的一种病理变化。其临床表现多见大汗淋漓、手足逆冷、精神疲惫、神情淡漠,甚则昏迷、脉微欲绝等一派阳气欲脱之象。

(2) 亡阴:是指由于机体阴液发生突然性的大量消耗或丢失,而致全身功能严重衰竭的一种病理变化。其临床表现多见汗出不止、汗热而黏、四肢温和、渴喜冷饮、精神烦躁,昏迷谵妄、脉细数疾无力,或洪大按之无力。

阴亡,则阳无所依附而浮越;阳亡,则阴无以化生而耗竭。故亡阴可以迅速导致亡阳,亡阳也可继而出现亡阴,最终导致"阴阳离决、精气乃绝",生命活动终止而死亡。

三、气、血、津液失常

气、血、津液失常,是指气、血、津液的亏损不足、各自的代谢或运行失常和生理功能异常,以及气、血、津液互根互用功能失调等病理变化而言。

考点:气、血、津液失常的基本规律

(一) 气的失常

气的失常主要包括两个方面。

1. 气虚 是指一身之气不足,全身或某些脏腑功能衰退的病理变化。其形成的主要原因多是先天不足,或后天失养,或肺脾肾功能失调,也可因劳伤过度、久病耗伤、年老体弱所致。气虚主要表现为元气不足,其临床表现以少气懒言、疲倦乏力、脉细软无力等症为重要特点。

气的病变,包括气的生成不足或耗散太过以及生理功能减退等,具体表现为气虚、气陷、气滞、气逆、气闭、气脱等几个方面。

各脏腑气虚的特点,多与其生理功能有关。肺主气,司呼吸,外合皮毛,通调水道肺气虚的特点是"主气"的功能衰退;心气虚的特点是"主血脉"和"藏神"的功能衰退;脾居中焦,主运化,司升清,统血行脾胃气虚的特点是"腐熟水谷"和"运化精微"的功能衰退以及中气下陷;肾气虚的特点是"藏精"、"生髓"和"气化"、"封藏"以及"纳气"等功能的衰退等。因肺主一身之气,脾为后天之本、气血生化之源,脾肺气虚直接影响元气的生成,故临床上多是脾气虚、肺气虚以及脾肺气虚。

2. 气机失调　指气的升降出入失常引起的气滞、气逆、气陷、气闭、气脱等病理变化。

(1)气滞:指气机郁滞,运行不畅的一种病理变化。可因饮食邪气,或七情郁结,或体弱气虚不运,影响到气的流通,形成局部或全身的气机不畅或阻滞不通,从而导致某些脏腑经络的功能障碍。气滞于某一局部,可以出现闷胀、疼痛,甚则引起血瘀、水停,形成瘀血、痰饮、水肿等病理产物。临床以肺气壅滞、肝郁气滞、脾胃气滞为多见。

(2)气逆:主要气机升降失常,气升之太过,或降之不及,以及脏腑之气逆上的一种病理状态。气逆多由情志所伤,或因饮食不适,或因痰浊壅阻等所致。气逆最常见于肺、胃和肝等脏腑。肺以清肃下降为顺,若肺气逆,则肺失肃降,发为咳逆上气;胃宜降则和,若胃气逆,则胃失和降,发为恶心、呕吐、嗳气、呃逆;肝主升发,若肝气逆,则升发太过,发为头痛胀,面红目赤而易怒,或为咯血、吐血,或壅遏清窍而致昏厥。肝气横逆可以引起脾胃的症状如脘痛、呕逆、嗳气、痛泻,泻后则安。

(3)气陷:是指气的上升不足或下降太过,以气虚升举无力而下陷为主要特征的一种病理变化。气陷多因气虚进一步发展而来。脾主升清,脾气虚,易导致清阳不升、中气下陷,可见头晕、目眩、耳鸣等症状;脾气虚而升举无力,就会引起某些内脏的下垂,如胃下垂、肾下垂、子宫脱垂、脱肛等,还可伴见腰腹胀满重坠、便意频频,以及短气乏力、语声低微、脉弱无力等症。

(4)气闭:是指气机闭阻,外出严重障碍,以至清窍闭塞,出现昏厥的一种病理状态。多由情志刺激气郁之极,或痰浊、外邪、秽浊之气阻闭气机所致。气闭发生急骤,以突然昏厥、不省人事为特点,多可自行缓解,亦有因闭不复而亡者。其临床表现,除昏厥外,随原因不同而伴相应症状。

(5)气脱:即气不内守,大量向外亡失。属于气虚的病机变化之一,由于体内气血津液严重损耗,以致脏腑生理功能极度衰退,真气外泄而陷于脱绝危亡之境,它是气虚至极,出现了亡气、失气,人体之气濒临竭绝的病理变化,是元气脱散的危重证候。气脱有虚脱、暴脱之分:精气逐渐消耗,引起脏腑功能极度衰竭者,为虚脱;精气骤然消耗殆尽,引起阴竭阳亡者,为暴脱。气脱可见面色苍白、汗出不止、目闭口开、全身瘫软、手撒、二便失禁、脉微欲绝或虚大无根等症状。

(二) 血的失常

血的生理功能异常,主要表现在两方面:一是血液的生成不足或耗损太过,致使血的濡养功能减弱而引起血虚;二是血液的运行失常,而出现的血瘀、出血等病理变化。

1. 血虚　是指血液不足,血的濡养功能减退的一种病理变化。其形成的原因:外伤出血等使体内血液大量丧失,而新血又不能及时生成和补充;脾胃虚弱,血液生化不足;久病不愈、慢性消耗等因素而致营血暗耗等。

血具有营养作用,是维持人体生命活动的重要物质之一。因此,血液亏虚不能营养脏腑组织,必然导致全身或局部失于营养,人体脏腑生理功能逐渐减退等病理变化。其临床表现以眩晕,面色不华,唇、舌、爪甲淡白无华为重要特征。

2. 血运失常　血液的运行失常出现的病理变化,主要有血瘀和出血。

（1）血瘀：指血液的循行迟缓，运行不畅，甚则血液停滞不行的病理状态。

血瘀的原因主要有血结不行为瘀，或气滞而致血行受阻，或气虚而血运迟缓，或痰浊阻于脉络，或寒邪入血、血寒而凝，或邪热入血、煎熬血液等，影响血液的正常循环运行所致。

血流不畅，运行受阻，郁积于经脉或器官之内呈凝滞状态，均易见疼痛，痛有定处，甚则可形成肿块，位置比较固定，触之较硬。同时，可伴见面目黧黑、肌肤甲错、唇舌紫暗以及瘀斑等症。

（2）出血：是指血液逸出脉外的一种病理状态。逸出血脉的血液，称为"离经之血"。若离经之血不能及时消散或排除，停留于体内，则称为瘀血。瘀血停于体内，又可引起多种病理变化。导致出血的病机，主要有血热、气虚、外伤及瘀血内阻等。

（三）津液的失常

津液的失常，表现在津液的生成、输布、排泄障碍。人体的津液代谢必须保持平衡，即进入体内的水液和排出体外的水液在数量上应保持相对的平衡。津液的代谢，是一个复杂的生理过程，由多个脏腑的生理功能的相互协调，才能维持正常的代谢平衡。如果肺、脾、肾等有关脏腑生理功能异常，气的升降出入运动失去平衡，气化功能失常，均能导致津液生成、输布或排泄的失常。津液代谢失常主要表现为津液不足和津液的输布、排泄障碍两个方面。

1. 津液不足　津液在数量上的耗伤亏少，导致内则脏腑，外而孔窍皮毛失其濡润滋养，产生一系列干燥失润的病理状态。多由燥热之邪灼伤津液，或大汗、失血、吐泻、多尿，或过用误用辛燥之剂耗伤津液所致。

津液不足，有伤津和伤液之分。津和液在性状、分布和生理功能等方面有所不同。津较清稀，流动性较大，内则充盈血脉，润泽脏腑，外则达于皮毛和孔窍，易于耗散，也易于补充。如炎夏而多汗，或因高热而口渴引饮；气候干燥季节，常见口、鼻、皮肤干燥；大吐、大泻、多尿时所出现的目陷，均属于以伤津为主的临床表现。液较稠厚，流动性较小，是以濡养脏腑，充养骨髓、脑髓、脊髓，滑利关节为主，一般不易损耗，一旦亏损则亦不易迅速补充。如热病后期或久病伤阴，所见到的舌光红无苔或少苔，唇舌干燥而不引饮，形瘦肉脱，皮肤毛发枯槁，甚则肉瞤、手足震颤蠕动等，均属于阴液枯涸以及动风的临床表现。

2. 津液的输布和排泄障碍　津液的输布和排泄，是津液代谢中的两个重要环节。津液的输布和排泄的功能障碍，虽然各有不同，但其结果都能导致津液在体内不正常的停滞，成为内生水湿、痰饮等病理产物。

津液的输布障碍形成原因有肺失宣发和肃降功能，脾的运化和转输功能减退，肝失疏泄，三焦水道不利等。津液在体内环流迟缓，或在体内某一局部发生潴留，因而津液不化，水湿内生，酿成痰饮。

由于水湿痰饮皆为有形之邪，一旦形成，不仅加重肺、脾、肾等脏腑的功能失调，而且会进一步影响气血的运行，从而形成综合性的病理改变。如水饮阻肺，肺气壅滞，宣降失职，可见胸满咳嗽、喘促不能平卧；水饮停滞中焦，阻遏脾胃气机，可致清阳不升，浊阴不降，而见头晕困倦，脘腹胀满，甚则恶心、呕吐、腹胀便溏、苔腻、脉弦滑等症；水饮停于四肢、阻滞气血，经脉不通，可见水肿、四肢沉着重坠等症。

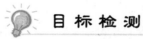

目 标 检 测

A₁ 型题

A$_1$型题

1. 具有发病迅速，传变也较快的病邪是

　A. 寒邪　　　　　B. 风邪

　C. 火邪　　　　　D. 暑邪

　E. 湿邪

2. 寒邪引起肢体屈伸不利的病机是

　A. 寒易伤阳，肢体不温

　B. 寒主凝滞，气血阻滞

C. 寒主收引,筋脉收缩挛急

D. 寒伤脾阳,肌肉失养

E. 寒伤心阳,经脉挛缩

3. 病程缠绵,反复发作的病邪是
   - A. 暑邪
   - B. 湿邪
   - C. 寒邪
   - D. 燥邪
   - E. 火邪

4. 火邪致病易
   - A. 伤肺耗津
   - B. 生风动血
   - C. 阻遏气机
   - D. 收引疼痛
   - E. 肢体不温

5. 其性黏滞,趋下的病邪是
   - A. 湿邪
   - B. 火邪
   - C. 寒邪
   - D. 风邪
   - D. 暑邪

6. 有明显季节性的病邪为
   - A. 风邪
   - B. 火邪
   - C. 湿邪
   - D. 暑邪
   - D. 寒邪

7. 燥邪致病特点有
   - A. 生风动血
   - B. 病程缠绵
   - C. 伤肺耗津
   - D. 易致肿疡
   - E. 气血阻滞

8. 其性炎上,燔灼的病邪是
   - A. 风邪
   - B. 寒邪
   - C. 火邪
   - D. 燥邪
   - E. 暑邪

9. 多挟湿邪为患的病邪是
   - A. 寒邪
   - B. 风邪
   - C. 火邪
   - D. 暑邪
   - E. 燥邪

10. 出现各种秽浊症状,为何邪致病特点
    - A. 火邪
    - B. 暑邪
    - C. 湿邪
    - D. 寒邪
    - E. 风邪

11. 易致各种出血的病邪为
    - A. 风邪
    - B. 火邪
    - C. 暑邪
    - D. 燥邪
    - E. 湿邪

12. 疫疠多通过什么途径感染
    - A. 侵犯肌表
    - B. 空气传染,从口鼻入
    - C. 经络
    - D. 脏腑
    - E. 经络

13. 恐伤
    - A. 心
    - B. 肝

C. 脾
D. 肾
E. 肺

14. 导致"气乱"的情志因素是
    - A. 喜
    - B. 怒
    - C. 惊
    - D. 恐
    - E. 思

15. 耗伤心神,损伤脾气的情志因素为
    - A. 喜
    - B. 怒
    - C. 忧
    - D. 思
    - E. 悲

16. 痰饮的形成,多与何脏腑有关
    - A. 心、肺、脾、肾
    - B. 肺、脾、肾、三焦
    - C. 心、肝、脾、肾
    - D. 心、肺、肝、脾
    - E. 心、肝、肺、肝、脾

17. 肌肤甲错,为何证的临床表现
    - A. 痰
    - B. 饮
    - C. 瘀血
    - D. 疫疠
    - E. 七情

18. 什么是发病的内在根据
    - A. 正气不足
    - B. 邪气
    - C. 阴阳失调
    - D. 脏腑紊乱
    - E. 七情

19. 疾病发生的最基本病机是
    - A. 经络的功能失调
    - B. 阴阳失调
    - C. 脏腑的功能失调
    - D. 内生五邪病变
    - E. 气机逆乱

20. 气滞的临床表现,下列哪一项不确切
    - A. 水湿停滞而见腹胀
    - B. 水饮内停而见心悸怔忡
    - C. 胃脘痞满不舒
    - D. 两胁胀满疼痛
    - E. 以上都不是

21. 下列除哪项之外都是形成阳偏胜的主要原因
    - A. 因气滞、血瘀、食积等郁而化热
    - B. 感受阴邪,从阳化热
    - C. 情志内伤,五志过极而化火
    - D. 阴液不足,阴气浮动
    - E. 中气下陷

22. 病证的虚实变化,主要取决于
    - A. 气血的盛衰
    - B. 邪正斗争之间的盛衰变化
    - C. 气机失调
    - D. 脏腑阴阳失调

E. 邪气强弱

23. 正不敌邪或正气持续衰弱以致不气不能内守者,可称为
    A. 气脱　　　　　　　　B. 气陷
    C. 气郁　　　　　　　　D. 气闭
    E. 气逆

24. 血瘀的病理表现,下列哪一项不确切
    A. 肿块　　　　　　　　B. 肌肤甲错
    C. 胸胁胀痛　　　　　　D. 面目黎黑
    E. 痛有定处

25. 不属于气机失调的病理是
    A. 气逆　　　　　　　　B. 气虚
    C. 气滞　　　　　　　　D. 气闭
    E. 气陷

26. 气逆的病理表现下列哪一项不确切
    A. 嗳气、呃逆　　　　　B. 眩晕、耳鸣如蝉
    C. 咳逆、气喘　　　　　D. 头胀痛、甚则昏厥
    E. 哮喘

27. 阴偏衰的病机是指
    A. 精血津液不足,功能虚性亢奋

B. 阳气亢盛,阴气相对不足
C. 精血津液亏乏,导致阳不敛阴
D. 阳热病邪侵袭
E. 阳气损伤阴气

28. 阳偏衰的病机是指
    A. 阴寒邪侵,伤及阳气,阴盛阳虚
    B. 阳气虚损,阳的功能减退或衰弱,热量不足
    C. 阳气虚损,导致精血津液不足
    D. 阴寒病邪积聚,阳气受抑而不升
    E. 阴气损伤阳气

29. 阳损及阴的病机,主要是指
    A. 阳气虚损,气化不利,水湿阴寒病邪积聚
    B. 阳气虚损,累及阴液生化不足
    C. 外感湿热阳邪,伤及阴液
    D. 阳气不足,不能制阴,导致虚寒内生
    E. 阳气损伤,阴寒太盛

30. 气机不畅,出现上升不及时,可形成
    A. 气消　　　　　　　　B. 气逆
    C. 气陷　　　　　　　　D. 气滞
    E. 气闭

（陈世龙）

第6章 诊 法

诊法,是指通过收集临床资料,诊察疾病的基本方法。包括望诊、闻诊、问诊、切诊四个方面,简称"四诊"。

诊法理论是在长期的医疗实践中逐步形成和发展起来的。中医学认为人体是一个有机的整体,局部的病变可以影响全身,内脏的病变也可从形体、官窍等反映到体表。医者通过望、闻、问、切的方法收集疾病显现出的症状和体征,可以了解到疾病的病因、性质、部位及其内在联系,进而为辨证论治提供依据。

第1节 望 诊

望诊,是医者运用视觉观察患者全身或局部表现,以了解机体生理功能和病理变化的诊察方法。人是一个有机整体,五官九窍、四肢百骸通过经络与五脏六腑密切联系,并有赖于气血津液充养。因此,脏腑功能状况与气血盈亏均可反映于外,为望诊所见,故《灵枢·本脏》说:"视其外应,以知其内脏,则知所病矣。"

望诊直观、方便、快捷,被列为四诊之首,并有"望而知之谓之神"之说。人的精神状态、面部色泽、形体强弱、舌象变化等重要信息,必须通过望诊来获取,其他诊法是无法替代的。但望诊也有其局限性,故不应以望诊代替其他诊法,要对疾病有全面的认识,还必须四诊合参。

望诊的主要内容包括:全身望诊(望神、色、形、态)、局部望诊(望头面、五官、躯体、四肢、二阴、皮肤)、望舌(望舌体、舌苔)、望排出物(望痰涎、呕吐物、二便)等。

链 接

望诊注意事项

一是望诊应尽量在充足、自然、柔和的自然光线和日光灯下进行,要避开有色光线的干扰。二是诊室温度适宜,不要影响望诊所获资料的真实性。三是充分暴露受检部位,以便完整、清楚、细致地进行观察。四是为了更好地识别病理体征,必须熟悉各部位组织的正常表现及其与内在脏腑经络的联系,运用整体观念进行分析,动态观察,从病情发展角度判断病理体征所提示的临床意义。

一、全身望诊

(一)望神

考点:神的含义和表现

神有广义和狭义之分。广义的神,是指人体生命活动的外在表现,它可以从精神、意识、思维、目光、呼吸、声音、语言、形体、动态,以及舌象和脉象等多方面反映出来。狭义的神,专指人的精神、意识、思维活动。神的产生与人体精气和脏腑功能的关系十分密切。脏腑精气是神的物质基础,神是精气的外在表现。脏腑精气充足,人体才能表现为有神。若脏腑精气不足,则表现为无神。因此,观察神的旺衰,可以了解脏腑精气的盛衰,判断病情的轻重,推测疾病的预后。望神的重点是神情、眼神、气色等,其中眼神最为重要。

神的状态可划分为得神、少神、失神、假神四种。

1. 得神(有神) 临床表现为两目灵活,明亮有神,面色荣润,含蓄不露,神志清晰,表情自然,肌肉不削,反应灵敏。提示精气充足,为健康的表现,或虽有病而正气未伤,病轻易治,预后良好。

2. 少神 又称"神气不足",临床表现为两目晦滞,目光乏神,面色少华,暗淡不荣,精神不振,思维迟钝,少气懒言,肌肉松软,动作迟缓而反应尚正确。是精气轻度损伤,脏腑功能较弱的表现,多见于轻病或恢复期患者,也可见于体质虚弱者。

3. 失神 又称"无神"。是精亏神衰或邪盛神乱的表现,可见于久病虚证或重病实证。

因精亏神衰而失神者,表现为两目晦暗,目光无神,面色无华,晦暗暴露,精神委靡,意识模糊,骨枯肉脱,形体羸瘦,反应迟钝,手撒尿遗。多见于慢性久病虚证,机体功能严重衰退,预后不良。

因邪盛神乱而失神者,表现为神昏谵语,循衣摸床,撮空理线;或卒倒神昏,两手握固,牙关紧闭。提示邪气亢盛,热扰神明;或肝风挟痰蒙蔽清窍,闭阻经络。皆属精气失调,功能严重障碍,多见于急性重病实证,预后不良。

4. 假神 久病、重病患者,精气本已极度衰竭,而突然出现某些暂时"好转"的虚假表现。如原本目光晦暗,突然目似有光,但浮光外露;原本面色晦暗,突然两颧泛红如妆,但游移不定;原本神昏或精神极度委靡,突然神识似清,想见亲人,言语不休,但烦躁不安;原本毫无食欲,久不能食,突然食欲增加。假神多因脏腑精气极度衰竭,正气将脱,阴不敛阳,阴阳即将离决,虚阳外越所致,古人比作"回光返照"或"残灯复明",常是危重患者临终前的征兆。

假神与病情好转的区别:一般假神多见于垂危患者,症状"好转"出现比较突然,与整体病情的恶化不相符;病重病情好转是逐渐的,并与整体状况好转相一致,如饮食渐增、面色渐润、身体功能渐复等。

四种神的状态鉴别比较见表6-1。

表 6-1 望神鉴别比较表

项目	得神	少神	失神	假神
精神	精神充沛	神气不足	精神倦怠	突然转清
面色	面色荣润	面色少华	面色晦暗	面红如妆
目光	目光炯炯	双目乏神	眼神呆滞	浮光暴露
呼吸	呼吸顺畅	少气懒言	喘促或息微	虚浮振奋
反应	反应灵敏(正气充足)	动作缓慢(正气已伤)	反应迟钝(正气大伤)	言语不休(正气将绝)
提示	脏腑健旺(预后良好)	脏腑稍弱(预后不良)	脏腑虚衰(预后较差)	脏腑衰竭(临终恶兆)

(二) 望色

望色,又称"色诊",是通过观察患者皮肤(主要是面部皮肤)色泽变化来诊察病情的方法。色即皮肤的颜色,包括青、赤、黄、白、黑五种颜色变化;泽即皮肤的光泽,指荣润或是枯槁的光泽变化。

1. 望色诊病的原理和意义 面部血络丰富,皮肤薄嫩,体内气血盛衰变化容易通过面部色泽变化显露出来;面部暴露充分,便于观察,故面部为望色的主要部位。

望色诊病有助于判断气血盛衰。面部皮肤的色泽是脏腑气血的外荣,可以反映气血的盛衰和运行情况。就色与泽而言,颜色属阴、属血,主要反映血液的盈亏和运行状况,血旺则色红,血虚则色淡,血瘀则色青紫;光泽属阳、属气,主要反映精气的盛衰,气盛则荣润有泽,气虚则晦暗无华。临床上,察泽与望色必须结合起来,才能作出正确的判断。

望色诊病有助于辨别病邪性质。机体感受不同病邪,会引起体内不同的病理变化,反映在面部就会出现不同的颜色改变。一般认为,青黑为痛,黄赤为热,白为寒。

望色诊病有助于确定病变部位。面部颜色之浮沉可以区分病变部位之表里,色浮主病位在表,色沉主病位在里。《内经》载有五色配五脏,根据面部五色的变化,可以区分脏腑病位所在,青为肝病,赤为心病,白为肺病,黄为脾病,黑为肾病。

望色诊病有助于预测疾病转归。凡面色明亮润泽、含蓄不露者为顺,主病情轻浅,预后良好。凡面色晦暗枯槁者,主病情深重,预后较差。

链 接

《素问·刺热》认为颜面不同区域分属不同脏腑,额部候心,鼻部候脾,左颊候肝,右颊候肺,颏部候肾。因此,从面部不同部位色泽的变化,也可推断相应脏腑的病变。临床应用时,应以观察患者面部整体色泽变化为主,以分部色诊为辅。

2. 常色与客色　面色可分为常色和病色两大类。常色指人在生理状态时的面部色泽。常色的特点是明润、含蓄。中国人正常面色是红黄隐隐,明亮润泽,红黄之色隐藏于皮肤之内,不特别显露于外。这是人体精充神旺、气血津液充足、脏腑功能正常、精气内含而不外泄的表现。

病色指人在疾病状态下的面部色泽。病色的特点是晦暗、暴露。晦暗,即面部肤色枯槁晦暗而无光泽,是脏腑精气已衰、胃气不能上荣的表现。暴露,即某种面色异常明显地显露于外,是病色外现或真脏色外露的表现。如实热证见满面通红,即为病色外现;肾病患者出现面黑暴露,枯槁无华,即为真脏色外露。病色可反映不同性质、不同脏腑的病变。

3. 五色主病

（1）赤色主热证,亦可见于戴阳证。

面色红,多由邪热亢盛,或虚火上炎,或虚阳浮上,面部脉络扩张所致。

满面通红者,属实热证。多因外感邪热与脏腑阳热亢盛,血行加速,面部脉络扩张,气血上涌所致。

两颧潮红者,属阴虚证。多因阴虚阳亢,虚火上炎所致。

久病重病面色苍白,却时而泛红如妆,游移不定者,属戴阳证。多因阳气虚衰,阴寒内盛,阴盛格阳,虚阳浮上所致,属病重。

（2）白色主虚证、寒证、失血证。

面色发白,多由气虚血少,或阳虚寒盛,气血不能上荣于面部所致。

面色淡白无华,唇舌色淡者,多属血虚。多因血不上荣所致。

面色㿠白者,多属阳虚。多为阳气不足,水湿泛滥。

（3）黄色主脾虚、湿证。

面色发黄,多由脾虚机体失养,或湿邪内蕴。因脾失运化所致。

面色萎黄者,多属脾胃气虚,气血不足。因脾失健运,气血化生无源,机体失养所致。

面黄虚浮者,属脾虚兼有湿邪。因脾运不健,机体失养,水湿内停,泛溢肌肤所致。

面目一身俱黄者,为黄疸。其中面目黄而鲜明如橘皮色者,属阳黄,多因肝胆湿热熏蒸所致;面目黄而晦暗如烟熏色者,属阴黄,多由寒湿内停,困阻脾阳所致。

（4）青色主寒证、疼痛、气滞、血瘀、惊风。

面见青色,多由寒凝气滞,或瘀血内阻,或疼痛剧烈,或筋脉拘急,使面部脉络血行不畅所致。

面色淡青或青黑者,属寒盛、痛剧。多因阴寒内盛,经脉拳急收引,不通而痛,以致面部脉络拘急,气血凝滞。

考点: 五色
主病

久病面色与口唇青紫者,多属心气、心阳虚衰,血行瘀阻,或肺气闭塞,呼吸不利。

突见面色青灰,口唇青紫,肢凉脉微者,多为心阳暴脱、心血瘀阻之象,可见于真心痛。

面色青黄者,可见于肝郁脾虚,肝脉瘀阻。

小儿眉间、鼻柱、唇周发青者,多属惊风。多因热闭心神,筋脉拘急,血行瘀阻所致。

(5)黑色主肾虚、寒证、水饮、血瘀。

面色发黑者,多属肾阳虚衰,寒水内盛,血失温养,脉络拘急,血行不通所致。

面黑而暗淡者,多属肾阳虚。因阳虚火衰,水寒不化,浊阴上泛所致。

面黑干焦者,多属肾阴虚。因肾精久耗,阴虚火旺,虚火灼阴,机体失养所致。

眼眶周围发黑者,多属肾虚水饮或寒湿带下。

面色黧黑,肌肤甲错者,多由血瘀日久所致。

(三)望形体

望形体,是观察患者形体的强弱胖瘦、体质形态和异常表现等,来诊察疾病的方法。望形体主要观察形体的强弱、胖瘦及体质形态。

1. 形体强弱　观察形体强弱,对判断疾病的预后和转归有重要价值。

(1)体强:指身体强壮。表现为骨骼粗大,胸廓宽厚,肌肉充实,皮肤润泽,筋强力壮,精力充沛,食欲旺盛等。说明体质强壮,内脏坚实,气血旺盛,抗病力强,不易生病,有病易治,预后较好。

(2)体弱:指身体衰弱。表现为骨骼细小,胸廓狭窄,肌肉瘦削,皮肤枯槁,筋弱无力,精力不振,食少懒言等。说明体质虚衰,内脏脆弱,气血不足,抗病力弱,容易患病,有病难治,预后较差。

2. 形体胖瘦　正常人胖瘦适中,各部组织匀称。过于肥胖或过于消瘦都可能是病理状态。观察形体胖瘦时,应注意其内在精气的强弱,并把形与气综合起来加以判断。如形体虽胖,少气乏力者,为精气不足,抗病力弱;形体虽瘦,神旺有力者,为精气充沛,抗病力强。由此可见,形与气两者相比较,气的强弱尤具重要意义。

(1)肥胖:其形体特点是头圆形,颈短粗,肩宽平,胸厚短圆,大腹便便。体胖能食,肌肉坚实,神旺有力者,多属形气有余,是精气充足、身体健康的表现。体胖食少,肉松皮缓,神疲乏力者,多属形盛气虚,是阳气不足、多痰多湿的表现,易患痰饮、中风等病。

(2)消瘦:其形体特点是头长形,颈细长,肩狭窄,胸狭平坦,大腹瘦瘪。体瘦食多,属中焦有火。体瘦食少,属中气虚弱。体瘦颧红,伴潮热盗汗,口咽干燥者,多属阴虚火旺的表现,易患肺痨等病。久病重病,卧床不起,骨瘦如柴,为脏腑精气衰竭,气液干枯,属病危。

3. 体质形态　目前常用的是将人按体质分为阴脏人、阳脏人和阴阳平和之人三种。

(1)阴脏人:形体偏于矮胖,头圆颈粗,肩宽胸厚,身体姿势多后仰,平时喜热恶凉。其体质特点是阳较弱而阴偏盛,患病易从阴化寒,多寒湿痰浊内停。

(2)阳脏人:形体偏于瘦长,头长颈细,肩窄胸平,身体姿势多前屈,平时喜凉恶热。其体质特点是阴较亏而阳偏旺,对暑热阳邪易感,患病易从阳化热,导致伤阴伤津。

(3)阴阳平和之人:又称平脏人,是大多数人的体质类型,平时无寒热喜恶之偏。其体质特点是阴阳平衡,气血调匀。

4. 望姿态　是观察患者的动静姿态、体位变化和异常动作等以诊察病情的方法。病人的动静姿态和体位,都是病理变化的外在反应。"阳主动,阴主静",一般而言,喜动者多属阳证,喜静者多属阴证。

从卧位来看,身轻能自转侧,多为阳证、热证、实证;反之,身重不能转侧,多为阴证、寒证、虚证;蜷卧成团者,多为阳虚畏寒,或有剧痛;反之,仰面伸足而卧,则为阳盛而恶热。

从坐形来看，坐而喜伏，多为肺虚少气，坐而喜仰，多属肺实气逆；坐不得卧，卧则气逆，是心阳不足、水气凌心所致。咳逆倚息不得卧，每发于秋冬者，为内有伏饮。卧不能坐，坐则昏眩，是气血俱虚，或是肝风内动。

不同的疾病可产生不同的病态，观察患者的异常动作有助于相应疾病的诊断。

患者唇、睑、指、趾不时颤动，为动风先兆，或气血不足，筋脉失养；四肢抽搐，角弓反张，为肝风内动。猝然昏倒，半身不遂，口眼歪斜，为中风；恶寒战栗，谓之寒战，见于邪正剧争，欲作战汗之时。手足软弱无力，行动不灵而无痛，为痿病；关节拘挛，屈伸不利，多为痹证。

望姿态时，若患者的某些病理姿态在自然体位时觉察不出，则可根据检查的需要，嘱患者做某些必要的动作和体位改变，使病理姿态充分显露，以明确诊断。

二、局部望诊

局部望诊是在全身望诊的基础上，重点观察患者某些局部形态、色泽等变化，以测知相应脏腑病变的诊察方法。

局部望诊要求熟悉各部位的生理特征及其与脏腑经络的内在联系，把病理征象与正常表现进行比较。并联系其他脏腑经络的关系，结合其他诊法，从整体角度进行综合分析，以明确局部病理征象所提示的临床意义。

局部望诊包括望头面、五官、皮肤、躯体。

（一）望头面

1. 望头 头为精明之府，诸阳之会，中藏脑髓。望头，主要观察头的形状及动态，如小儿头形过大或过小，伴智力发育不全，多属肾精亏损。囟门凹陷，称"囟陷"，多因吐泻伤津、气血不足和先天精气亏虚、脑髓失充所致，属虚证。囟门高突，称"囟填"，多因温病火邪上攻或脑髓病变，或颅内水液停聚所致，属实证。小儿哭闹时囟门暂时突起不属病态。囟门迟闭，称"解颅"，多是先天肾气不足，或后天脾胃虚弱，发育不良所致。多见于小儿佝偻病。常兼有五软（头软、项软、手足软、肌肉软、口软）、五迟（立迟、行迟、发迟、齿迟、语迟）等症状表现。

考点：小儿囟门异常改变及其临床意义

2. 望面部 面部为脏腑精气所荣，又为心之外华。面肿，即面部浮肿，多为水肿病，属全身水肿的一部分。一侧或两侧腮部以耳垂为中心肿起，边缘不清，局部灼热疼痛，常为痄腮，为外感温毒所致，多见于儿童，属传染病。口眼歪斜兼半身不遂者，则为中风病。

3. 望发 发为血之余，肾之华。发黑浓密润泽者，是肾气盛、精血足的表现。故望头发的色泽、发质，可以了解肾气的盛衰和精血的盈亏。如发黄干枯，稀疏易落，多属精血不足之证；突然片状脱发，显露圆形或椭圆形光亮头皮，称为斑秃，多为血虚受风，或长期精神紧张、焦虑惊恐等情志失调，损伤精血所致；青壮年头发稀疏易脱，伴腰膝酸软、头晕耳鸣者，为肾虚；伴头皮瘙痒，多屑多脂者，多为血热化燥或兼痰湿所致；小儿发结如穗，枯黄无泽，面黄肌瘦，多为疳积病。

（二）望五官

面部目、耳、鼻、口、舌、五官，与五脏相关联。故望五官的异常变化，可以了解相应脏腑的病变。望舌有专门论述，故本节主要介绍目、耳、鼻、口与唇、齿与龈和咽喉等内容。

1. 望目 目为肝之窍，心之使，五脏六腑之精气皆上注于目。目的异常改变，不仅关系于肝，而且能反映其他脏腑的病变。目神已在望神中介绍，故此处仅介绍望色泽、形态及动态的异常变化。

考点：目的异常表现及意义

（1）色泽：目赤肿痛，多属实热证。如白睛色红为肺火，或外感风热；两眦赤痛为心火；睑缘赤烂为脾有湿热；全目赤肿为肝经风热上攻。白睛发黄，多为黄疸病，多由湿热或寒湿内蕴,肝胆疏泄失常,胆汁外溢所致。目眦淡白,多属气血亏虚。目胞色黑,多属肾虚,为肾精亏耗,或肾虚水泛、寒湿下注之象。

（2）形态：目胞浮肿,为水肿病初起之象。正常人低枕睡眠后胞睑微肿,活动后消失者,不属病态。眼眶凹陷,是阴液损耗或脏腑精气衰竭。眼球突出,兼气喘胸满者,属肺胀,为痰浊阻肺、肺失宣降所致。若眼球突出兼颈前微肿,急躁易怒者,属瘿病,因肝郁化火、痰气壅结所致。眼睑红肿,睑缘肿起结节如麦粒,红肿较轻者,称为针眼;胞睑漫肿,红肿较重者,称为眼丹。皆为风热邪毒或脾胃蕴热上攻于目所致。

（3）动态：正常人瞳孔圆形,双侧等大,直径为3～4mm,对光反应灵敏,眼球运动随意、灵活,其异常改变主要如下。

1）瞳孔缩小：直径小于2mm,多属中毒所致。如川乌、草乌、毒蕈、有机磷类农药及吗啡等药物中毒,亦见于中风中脏腑,病情危重。

2）瞳孔散大：直径大于5mm,对光反射迟钝或消失,常见于颅脑损伤(如头部外伤)、中风中脏腑等,提示病情危重。若两侧瞳孔完全散大,对光反射消失,则是临床死亡的标志之一。

3）目睛凝视：指患者两眼固定,不能转动。固定前视者,称瞪目直视,为脏腑精气将绝,病危。固定上视者,称戴眼反折;固定侧视者,称横目斜视。常伴神昏、抽搐等症,属病重,多为肝风内动,牵引目系所致。但目睛斜视也可见于外伤目系或先天所致。

4）胞睑下垂：又称睑废。双睑下垂者,多为先天不足、脾肾亏虚;单睑下垂者,多因脾气虚弱,亦可见于中风病危候、颅脑病变或外伤。

2. 望耳　耳为肾之窍,手足少阳经之脉布于耳,又为宗脉之所聚。望耳,应注意耳的色泽及耳内的情况。耳轮干枯焦黑,多为肾精亏虚、精不上荣的征象;耳薄而干枯,为先天肾阴不足;耳轮红肿或耳内流脓,多为肝胆湿热所致。耳背有红络,耳根发凉,多是麻疹先兆。

3. 望鼻　鼻居面部中央,为肺之窍,是呼吸的通道。望鼻应注意观察鼻内分泌物和鼻的外形。鼻流清涕,多属外感风寒;鼻流浊涕,多属外感风热或肺胃蕴热;久流腥臭脓涕而不愈者,称为鼻渊,多为外邪侵袭,热上逆于鼻所致。鼻腔出血,称为鼻衄,多因肺胃蕴热,或阴虚肺燥伤及鼻络所致。鼻生赘物,气息难通,称为鼻痔,多为湿热邪毒蕴结鼻窍所致。鼻尖或周围充血或生红色丘疹,名酒糟鼻,多属肺胃有热;鼻柱溃烂塌陷,常见于麻风病或梅毒;鼻翼扇动,多见于肺热或肺肾精气衰竭而出现的喘息证。

考点： 鼻的异常表现及意义

4. 望口与唇　脾开窍于口,其华在唇,手足阳明经环绕口唇。故望口唇的异常变化,主要诊察脾与胃的病变。望口与唇主要观察色泽、形态与动态的变化。

（1）色泽：唇色红润,是胃气充足、气血调匀的表现;唇色淡白为血虚,唇色深红多热盛,唇色呈樱桃红,多见于煤气中毒,唇色青紫为血瘀,多见于心气、心阳虚或呼吸困难严重的患者。青黑多属寒盛、痛极,血脉凝滞,血络郁阻所致。

（2）形态：口唇干燥,为津液已伤;口唇糜烂,多为脾胃积热上蒸;口角流涎,小儿多属脾气虚弱,成人多为风中络脉或中风后遗症;口腔糜烂疼痛,称为口疮,多由心脾积热上蒸所致;小儿口腔、舌上满布白斑如雪片,称为鹅口疮,多因湿热秽浊之气上蒸于口所致。唇裂如兔唇者,多为先天发育畸形所致;久病人中沟变平,口唇翻卷不能覆齿,为脾气将绝之危象。

（3）动态：常见异常动态有六种,即《望诊遵经》所言"口形六态"。

一是口张,即口开不闭,为肺气将绝。

二是口噤,即牙关紧闭,多为筋脉拘急,可见于中风、痫病、惊风等。

三是口撮,即口唇紧聚,见于新生儿脐风或破伤风。

四是口僻,即口角歪斜,多为中风或风痰阻络。

五是口振,即战栗鼓颌,多为阳虚寒盛或邪正剧争,可见于外感寒邪、温病战汗或疟疾发作。

六是口动,即口角𫍽动,多为动风之象。

5. 望齿与龈　齿为骨之余,骨为肾所主,胃之经脉络于龈中,故齿、龈与肾、胃有密切的联系。望齿与龈应注意其色泽、润燥、动态等情况。

（1）望齿

色泽:牙齿洁白润泽而坚固,是肾气旺盛、津液充足的表现。牙齿干燥,为胃阴已伤;齿燥如石,为阳明热甚,津液大伤;燥如枯骨,为肾阴枯竭,精不上荣,见于温热病的晚期,属病重。牙齿枯黄脱落,见于久病者多为骨绝,属病重。

动态:牙齿松动,齿根外露,多见于肾虚或老人;牙关紧闭,多属肝风内动;咬牙啮齿,多为热极生风;睡中啮齿,多因胃热、虫积或消化不良所致,亦可见于正常人。

（2）望龈:牙龈淡红而润泽,是胃气充足、气血调匀的表现。牙龈淡白,多属血虚或气血两虚;红肿疼痛,多为胃火亢盛;牙龈萎缩,多属肾虚。牙龈出血,称为齿衄,兼牙龈红肿疼痛者,为胃火灼伤龈络;若不红不痛而微肿者,属脾气虚而血失统摄,或肾阴虚,虚火上炎所致。

6. 望咽喉　咽喉为肺胃之门户,是呼吸、进食的要冲。足少阴肾经循喉咙挟舌本,与咽喉关系密切。故望咽喉可以诊察肺、胃、肾的病变。

咽喉的正常表现是淡红润泽,不痛不肿,呼吸通畅,发音正常,吞咽无阻。望咽喉应注意其形色和脓液等变化。

考点:咽的
异常表现及
意义

（1）形色:咽部红肿灼痛,属实热证,多由肺胃热毒壅盛所致;咽部嫩红,肿痛不显者,属虚热证,多由肾阴亏虚,虚火上炎所致;咽部一侧或两侧喉核红肿疼痛,甚者溃烂有黄白色脓点,称为乳蛾,属肺胃热盛,火毒熏蒸所致;若见伪膜色灰白,坚韧不易剥去,重剥出血,旋即复生者,称为白喉,为外感火热疫邪所致,属烈性传染病。

（2）脓液:咽喉红肿高突,压之柔软者,多已成脓;压之坚硬者,为尚未成脓。红肿溃破后出脓黄稠,脓液排出,创面愈合快者,为实热证;脓液清稀,排出不尽,创面愈合慢者,多为虚寒证。

（三）望皮肤

皮肤为一身之表,内合于肺,卫气循行其间,有保护机体的作用。脏腑气血通过经络荣养于皮肤。凡感受外邪或内脏有病,皆可引起皮肤发生异常改变而反映于外。因此,观察皮肤色泽、形态的异常变化对于诊察肺和其他脏腑的疾病有重要意义。

正常人皮肤润泽、柔韧光滑而无肿胀。望皮肤应注意其色泽、润枯、肿胀、斑疹、白㾦、水痘、痈、疽、疔、疖等。

1. 色泽　皮肤色红,如染脂涂丹者,称为丹毒。皮肤面目皆黄,是为黄疸。皮肤黄中显黑,黑而晦暗,称"黑疸"。

2. 润枯　皮毛憔悴枯槁,为肺气阴亏虚;皮肤干枯粗糙,状若鱼鳞,称为肌肤甲错,多因瘀血久停,肌肤失养所致。

3. 肿胀　皮肤虚浮肿胀,按之凹陷不起,为水肿。

考点:斑和
疹的表现及
鉴别

4. 斑疹　斑和疹均为全身性疾病表现于皮肤的症状,两者虽可互见并称,但实质有别。凡点大成片,或点小如粟,色红或紫,平铺于皮肤,摸之不碍手,压之不褪色者,为斑;而高出于皮肤,抚之碍手,压之褪色者,为疹。

（1）斑:有阳斑和阴斑之分。色深红或紫红,兼身热、面赤、脉数等实热表现者为阳斑,多由热邪亢盛,内迫营血而发;色青或淡紫,隐隐稀少,兼面白、神疲、脉虚等气虚表现者为阴斑,多由脾气虚衰、血失统摄所致。

（2）疹：常见麻疹、风疹、隐疹。疹以分布均匀，疏密适中为顺；疏密不匀，或先后不齐，或见而即陷者，多为正气不足、病邪内陷的危候。

5. 水疱　即皮肤上出现成簇或散在性小水疱。

（1）水痘：小儿皮肤出现粉红色斑丘疹，很快变成椭圆形小水疱，晶莹明亮，浆液稀薄，皮薄易破，分批出现，大小不等。多因外感湿热时邪所致，属儿科常见传染病。

（2）白痦：皮肤出现白色小疱疹，晶莹如粟，高出皮肤，擦破流水，多发于颈胸部，四肢偶见，面部不发，多因外感湿热郁于肌表，汗出不彻而发，多见于湿温病。

6. 疮疡　指发于皮肉筋骨之间的疾患。常见类型有痈、疽、疔、疖等。

（1）痈：患部红肿高大，根盘紧束，灼热疼痛。其特点是未脓易消，已脓易溃，脓液稠黏，疮口易敛。属阳证，多为湿热火毒蕴结，气血瘀滞而发。

（2）疽：患部漫肿无头，皮色不变或晦暗，局部麻木，不热少痛。其特点是未脓难消，已脓难溃，脓汁稀薄，疮口难敛。属阴证，多为气血亏虚，阴寒凝滞而发。

（3）疔：患处顶白形小如粟，根硬而深，麻木痒痛，多发于颜面手足。其特点是邪毒深重，易于扩散。因外感风热或内生火毒而发。

（4）疖：患部形小而圆，红肿热痛不甚，出脓即愈。其特点是病位浅表，症状轻微。因外感热毒或湿热内蕴而发。

（四）望躯体

望躯体的内容包括望颈项、胸胁、腹部和腰背部等。

1. 望颈项　望颈项应注意观察其外形有无包块及动态等。颈前结喉处有肿块突起，或大或小，或单侧或双侧，可随吞咽上下移动，称为"瘿瘤"，多因肝郁气滞痰凝所致，或与地方水土有关。颈侧、颌下有肿块如豆，推之可移，累累如串珠，称为"瘰疬"，多由肺肾阴虚，虚火内灼，炼液为痰，结于颈部，或外感风火时毒，挟痰结于颈部所致。半卧位或坐位时颈脉明显充盈怒张，平卧时更甚，可见于水肿或臌胀等病。此外，颈项强直者，为邪气实，多由温病火邪上攻所致之"热极生风"。

2. 望胸部　横膈以上，锁骨以下的躯干正面称为胸；胸侧自腋下至第十二肋骨的区域谓之胁，胸腔由胸骨、肋骨和脊柱等构成，内藏心肺，属上焦，为宗气所聚；胸廓前有乳房，属胃经，乳头属肝经；是肝胆经循行之处。望胸胁主要可以诊察心、肺、肝胆的病变和宗气的盛衰，以及乳房疾患。望诊时应注意观察胸廓外形和呼吸运动有无异常等。

扁平胸：胸廓的前后径不及左右径的一半，呈扁平状。常见于肺、肾阴虚或气阴两虚之人。也可见于体质弱者。

桶状胸：胸廓的前后径增加，与左右径约相等，甚至超过左右径，肋间增宽且饱满，胸廓呈圆桶状。可见于肺胀，多因久病咳喘，耗伤肺肾，以致肺虚气逆。

佝偻胸：有鸡胸、漏斗胸、肋骨串珠等不同表现。胸骨下部明显前突，肋骨侧壁凹陷，形似鸡胸者，称为鸡胸；胸骨剑突显著内陷，形似漏斗者，称为漏斗胸。胸骨两侧的肋骨与肋软骨连接处明显隆起，状如串珠者，称为肋骨串珠。此三者多因先天不足或后天失养，肾气不充，骨骼发育异常所致，常见于佝偻病患儿。

呼吸急促，胸廓起伏显著，多属实热证，为热邪、痰浊犯肺所致。呼吸微弱，胸廓起伏不显，多属虚寒证，为肺气不足，或肺肾亏虚所致。

3. 望腹部　腹部指剑突以下至耻骨以上的部位，属中、下焦，内藏肝、脾、肾、胆、胃、大肠、小肠、膀胱、胞宫等，亦为诸经循行之处。故望腹部可以诊察腹内脏腑的病变和气血的盛衰。

（1）腹部凹陷：指仰卧时前腹壁明显低于胸耻连线，亦称舟状腹。若见于新病，多为剧烈吐泻，津液大伤；若见于久病，伴肉削骨著者，则为脏腑精血耗竭，属病危之象。

（2）腹部膨隆：指仰卧时前腹壁明显高于胸耻连线。若单腹膨胀，四肢消瘦，甚者腹壁青筋暴露，肚脐突出，属鼓胀，多为肝郁脾虚、气滞血瘀、水湿内停所致。若腹部胀满，周身浮肿者，属水肿，为肺脾肾三脏功能失调、水邪停聚、泛滥肌肤所致；腹局部膨隆，则多见于积聚等病。临证需结合按诊进行诊断。

4. 望腰背部

（1）脊柱弯曲：若脊骨过度后弯，致使前胸塌陷，称为驼背或龟背；脊柱偏离正中线，向左或右弯曲者，称为脊柱侧弯。两者均可由肾气亏虚、发育不良，或脊椎疾患所致，亦可见于脊柱外伤或老年人。若久病之人背脊后突，两肩下垂，称为背曲肩随，为心肺精气衰败之象。

（2）脊疳：指患者极度消瘦，以致脊骨突出似锯，为脏腑精气亏损之象，见于慢性重病患者。

（3）角弓反张：指患者病中脊背后弯，反折如弓，兼见颈项强直，四肢抽搐者。常见于肝风内动、破伤风等患者，为筋脉拘急之象。

（4）腰部拘急：指腰部疼痛，活动受限，转侧不利。多因寒湿内侵，腰部脉络拘急，或跌仆闪挫，局部气滞血瘀所致。

三、望　　舌

望舌，又称舌诊。即观察病人的舌质和舌苔的变化，了解机体生理功能和病理情况的诊察方法。舌诊是望诊的重要组成部分，也是中医独特的诊法之一。

（一）舌诊概说

1. 舌诊原理　舌与脏腑、经络有密切的关系。舌为心之苗，又为脾之外候。"心主血脉"，而舌的脉络丰富，心血上荣于舌，故人体气血运行情况，可反映在舌体上；舌的运动受心神的支配，因而舌体运动是否灵活自如，语言是否清晰，反映了"心藏神"的功能；舌的味觉与心神的功能亦有关。舌苔由胃气蒸化谷气上承于舌面而成，舌体又赖气血充养，脾胃为气血生化之源，所以舌象与脾胃运化功能直接相关。其他脏腑组织，由经络沟通，也直接或间接与舌产生联系，因而其他脏腑一旦发生病变，舌象也会出现相应的变化。所以观察舌象的变化，可以测知内在脏腑的病变。

舌与经络脏腑关系密切。手少阴心经之别系舌本，足太阴脾经连舌本、散舌下，足厥阴肝经络舌本，足少阴肾经循喉咙，挟舌本，肺系上达咽喉，与舌根相连。

考点： 舌诊的方法和注意事项

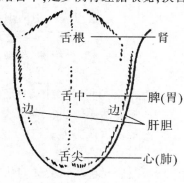

图 6-1　脏腑在舌面分布图

脏腑的病变反映于舌面，具有一定的分布规律。一般舌质候五脏病变为主，舌苔候六腑病变为主。心肺居上，故舌尖候上焦心肺；脾胃居中，则舌中候中焦脾胃；肝胆之脉布胁肋，故舌之两边候肝胆；肾居下焦，则舌根候肾（图6-1）。

2. 舌诊方法和注意事项　望舌时，医者姿势可略高于患者，以便俯视舌部。患者可以采用坐位或仰卧位，面向自然光线，头略扬起，自然地将舌伸出口外，医者迅速地依次从舌尖，舌中、舌边和舌根，观察舌质与舌苔。望舌时必须注意以下几点。

（1）光线：以白天充足而柔和的自然光线为佳。光线不宜过强或过弱以免造成舌象错觉。

（2）伸舌姿势：要求病人自然地将舌伸出口外，充分暴露舌体，舌体放松，舌面平展，舌尖略向下，伸舌不要过分用力，不要紧张卷曲，以免影响舌质的颜色。

（3）染苔：饮服某些食物或药物，会使舌苔染色，称为染苔。如饮牛乳、豆浆等可使舌苔变白、变厚；吃蛋黄、橘子、核黄素等可将舌苔染黄；吃橄榄、酸梅、长期吸烟等可使舌苔染成灰色、黑色。染苔可在短时间内自然退去，或经揩舌除去，一般多与病情不相符。如发现疑问时，可询问患者的饮食、服药情况，或用揩舌的方法予以鉴别。

此外，进食、饮茶、活动、年龄、体质等因素，对舌象均产生，望舌时应予注意。

3. 正常舌象 舌质和舌苔的综合，统称舌象。舌质，又称舌体，由舌之肌肉、血脉、经络组成，与体内脏腑、气血、津液关系密切。舌苔，是舌体上面的一层苔状物。正常舌象是舌体柔软，活动自如，颜色淡红，舌面铺有薄薄的、颗粒均匀的、干湿适中的白苔，常描写为"淡红舌、薄白苔"。

（二）望舌体

1. 望舌色 即舌体的颜色。一般分为淡红、淡白、红绛和青紫四类。

（1）淡红舌：舌色淡红润泽。是气血调和，无病之象，常见于正常人；如外感表证初起，病情轻浅，未伤气血，也可见到淡红舌；内伤杂病中，若舌色淡红明润，提示阴阳平和，气血充盈，病情尚轻，或为疾病好转之征兆。

（2）淡白舌：舌色较正常浅淡，白多红少。主气血两虚、阳虚、寒证。多由气血亏虚，血不上荣；或阳气衰微，无力载血上荣所致。若舌色淡白，舌体瘦小，多属气血两虚。舌淡白胖嫩，或有齿痕，多属阳气虚衰。

（3）红绛舌：舌色较淡红舌为深，甚至呈鲜红色者为红舌；深红色者为绛舌。一般绛舌多由红舌进一步发展而成。主热证，多由阳热亢盛，气血壅于舌；或热入营血，耗伤营阴，血液壅滞，充斥于舌；亦可因阴虚内热，虚火上炎于舌所致。

（4）青紫舌：全舌呈均匀青色或紫色，或红绛之中泛现青紫色者，是全青紫舌；如仅局部见青紫色斑块、斑点或条带，是局部青紫舌。多主瘀血病变。色绛紫而干，多为热证；色紫暗或见瘀斑，多为气滞血瘀；色淡或青紫润滑，多为里寒证。

2. 望舌形

（1）老嫩：舌体坚敛苍老，纹理粗糙或皱缩，舌色较暗者为老舌，多为实证、热证；舌体浮胖娇嫩，纹理细腻，舌色浅淡者为嫩舌，多属虚证、寒证。

（2）荣枯：舌体明润者为荣，说明津液充足；舌体干瘪者为枯，说明津液已伤。

（3）胖瘦舌：舌体比正常人大而厚，伸舌满口，舌肌弛缓者，为胖大舌；舌胖而淡白，边有齿痕，多属脾肾阳虚，津液不化，水饮痰湿阻滞；舌体胖大而深红，多属心脾热甚。舌体较正常舌瘦小而薄，为瘦薄舌，多属阴血不足的表现。若瘦薄红绛而干，是久病津液耗伤，病情严重。

（4）裂纹舌：舌面上有明显裂沟，且裂沟中并无舌苔覆盖，主阴血亏虚。舌色红绛而有裂纹，多属热盛伤阴；舌淡白而有裂纹，多属气血不足。若生来舌面上就有较浅的裂沟、裂纹，裂纹中有苔覆盖，且无不适感觉者，为先天性舌裂，应与病理性裂纹舌加以鉴别。

（5）芒刺舌：舌面乳头增生、肥大、高起如刺，摸之棘手。主邪热内结。舌尖有芒刺，多为心火亢盛；舌边有芒刺，多属肝胆热盛；舌中有芒刺，主胃肠热极。一般芒刺越多，邪热愈甚。

3. 望舌态 即舌体的动态。病理舌态有萎软、强硬、颤动、歪斜、吐弄、短缩等变化。

（1）萎软：舌体软弱，伸缩无力，转动不便。主阴虚、气血两虚。多因气血虚极，阴液亏耗，舌肌筋脉失养而废弛。

（2）强硬：舌体失却柔和，屈伸不利，或不能转动，致使语言謇涩者，称为"舌强"。主热入心包，高热伤津，风痰阻络。多因外感邪热亢盛，热入心包，扰及神明，舌无主宰；或高热伤津，筋脉失养；亦可因肝风挟痰，风痰上阻舌络而致。若见于内伤杂病者，多属中风之征兆。

（3）颤动：舌体不自主的颤动，动摇不宁。舌淡白而颤抖者，为阴血亏虚，筋脉失养所致；

舌绛红而颤抖者,为热极生风所致。

(4)歪斜:伸舌时舌体偏向一侧,或左或右,一般舌歪在前半部明显。多为中风或中风之先兆。

(5)吐弄:舌伸口外,不即回缩者为吐舌;舌反复吐而即回,或舌舐口唇四周,掉动不宁者为弄舌。两者都属心脾有热。吐舌可见于疫毒攻心,或正气已绝;弄舌多为动风先兆,或小儿智能发育不良。

(6)短缩:舌体卷短,紧缩不能伸长,严重者舌难抵齿。舌短缩常与舌萎软并见,多属危重病的表现。舌淡或青而湿润短缩者,多属寒凝经脉;舌胖而短缩者,多属痰湿内阻;舌红绛而短缩者,多属热病津伤。

(三)望舌苔

舌苔,是舌体上面的一层苔状物。舌苔变化包括苔质和苔色两个方面,可反映病邪的性质、病位的浅深和邪正的盛衰。

1. 苔质 即舌苔的质地。苔质包括苔之厚薄、润燥、腐腻、剥落等变化。

(1)薄厚:透过舌苔能隐隐见到舌体者,称薄苔,又称见底苔,多为疾病初起,病邪在表,病情较轻;若不能透过舌苔见到舌体者,称厚苔,又称不见底苔,表示病邪入里,病情较重。

舌苔由薄增厚,提示邪气渐盛,或表邪入里,为病进;舌苔由厚变薄,提示正气胜邪,或邪气内消外达,为病退。舌苔的厚薄转化,一般是渐变的过程。如薄苔突然增厚,提示邪气极盛,迅速入里;若舌苔骤然消退,舌上无新生舌苔,为正不胜邪,或胃气暴绝。

(2)润燥:舌苔润泽有津,干湿适度者,为润苔;舌苔干燥少津者,为燥苔。舌苔的润燥反映了体内津液的盈亏和输布情况。舌苔润泽,多属正常。病中见润苔,提示体内津液未伤,且运行正常;燥苔多为病邪伤津或阴液亏耗。

(3)腐腻:苔质疏松,颗粒较大,舌边、舌中皆厚,刮之易去,如豆腐渣堆积舌面,为腐苔,多属热邪蒸化胃中食浊上升所致,常见于食积、痰浊等病;苔质致密,颗粒细腻,舌边苔薄,舌中苔厚,刮之难去,如油腻覆盖舌面,为腻苔,多属湿浊、痰饮、食积。

(4)剥落:舌本有苔,忽然全部或部分剥脱,为剥落苔。舌苔多处剥脱,舌面仅残存斑驳舌苔者,为花剥苔;舌苔剥脱形状不规则,形似地图,边缘凸起,界限清楚,部位时有转移者,为地图舌;舌苔全部剥脱,舌面光洁如镜者,为镜面舌。多属正气虚弱,胃腑气阴两伤所致,常见于久病重病患者。

2. 苔色 即舌苔颜色。苔色与病邪的性质有关,故察苔色可以推断疾病的性质。

(1)白苔:主表证、寒证。苔薄白而润,布于舌中、舌根部者,是为正常舌苔。苔薄白,兼有恶寒发热、脉浮等症,是表证初起。苔薄白,舌质浅淡者,多为气血亏虚证。苔薄白而干,舌质淡红者,为表邪未解,肺津已伤,多由外感风热所致。苔薄白,舌尖红者,多为燥热伤津,或心肺火盛。苔厚白滑或腻,多主痰湿内停、食积不化。

(2)黄苔:主里证、热证。有淡黄、深黄和焦黄之分。淡黄苔,又称微黄苔,是薄白苔中现有均匀的浅黄色,多由薄白苔转化而来,多为轻热;深黄苔,又称正黄苔,苔色黄而略深厚,为热重;焦黄苔,又称老黄苔,是深黄中夹有灰褐色,为热结。苔黄厚干燥,主高热伤津。苔焦黄干裂,多为邪热炽盛,津液枯涸之征。

(3)灰苔:主里热证,也主里寒证。灰苔可由白苔转化而成,也可与黄苔同时出现。苔灰而干,多属热重伤津;苔灰而润,多属寒湿内阻,或痰饮内停。

(4)黑苔:主热极,又主寒盛。黑苔多由灰苔或焦黄苔发展而来,常见于疾病的严重阶段。苔黑而燥裂,甚则生芒刺,多属热极津枯;苔黑而润滑,多属阳虚寒盛。

舌诊的内容归纳为表6-2。

考点：舌诊的内容

表6-2 舌诊归纳表

内容		舌象	特点	主病
舌质	舌色	淡红舌	舌色淡红润泽	外感表证初起
		淡白舌	舌色浅淡，白多红少	气血两虚、阳虚、寒证
		红绛舌	舌体呈深红色	热证、热入营血
		青紫舌	全舌呈均匀青色或紫色	瘀血
	舌形	苍老舌	舌体坚敛苍老，纹理粗糙	实证、热证
		娇嫩舌	舌体浮胖娇嫩，纹理细腻	虚证、寒证
		枯干舌	舌体干瘪	津液损伤
		胖大舌	舌体胖大而肥厚	水饮痰湿阻滞
		瘦薄舌	舌体瘦小而薄	阴血不足
		裂纹舌	舌面上有明显裂沟	阴血亏虚
		芒刺舌	舌面乳头增生、肥大、高起如刺	邪热内结
	舌态	萎软	舌体软弱，伸缩无力，转动不便	阴虚、气血两虚
		强硬	舌体强硬，运动不灵，语言謇涩	热入心包，风痰上阻，中风先兆
		颤动	舌体不自主的颤动，动摇不宁	虚风内动，热极生风
		歪斜	舌体偏向一侧	中风或中风之先兆
		吐弄	舌露口外为吐，时吐时收为弄	心脾有热
		短缩	舌体卷短，紧缩不能伸长	危重证候
舌苔	苔质	薄苔	见底	正常舌苔，或病邪在表，病轻
		厚苔	不见底	病邪入里，病情较重
		燥苔	苔面干燥少津	病邪伤津或阴液亏耗
		腐苔	苔如豆腐渣堆积舌面，刮之易去	食积，痰浊
		腻苔	苔如油腻覆盖舌面，刮之难去	湿浊，痰饮，食积
		剥落苔	舌本有苔，忽然全部或部分剥脱	正气亏弱，胃腑气阴两伤
	苔色	白苔	苔色薄白或白厚	表证、寒证。薄白为表寒，白厚为里寒
		黄苔	苔色见淡黄、深黄或焦黄	里证，热证。淡黄为热轻，深黄为热重，焦黄为热结
		灰苔	苔色为浅黑带淡青色	里证。苔灰而干，为热重伤津。苔灰而润，寒湿内阻，痰饮内停
		黑苔	苔色为棕黑或焦黑	苔黑而燥裂，为热极津枯。苔黑而润滑，为阳虚寒盛

四、望排出物

排出物是排泄物(人体排出的代谢废物)、分泌物(人体官窍所分泌的液体)及排出的病理产物的总称。望排出物就是观察患者排出物的形、色、质、量等变化，以诊察疾病的方法。排出物望诊的总规律是：凡排出物色白、清稀者，多属虚证、寒证；色黄、稠浊者，多属实证、热证。

1. 望痰涎

(1)痰：痰白清稀量多者，为寒痰，多因寒邪客肺，津凝成痰，或脾虚失运，湿聚为痰。痰黄黏稠有块者,为热痰,多因热邪内盛,灼津成痰。痰少黏而难咯者,为燥痰,多因燥邪犯肺,灼津成痰,或肺阴虚,虚火灼津成痰所致。痰白滑量多易咯者,为湿痰,多因脾失健运,水湿内停,聚而成痰。痰中带血,或咯血者,为血痰,多因火热灼伤肺络所致。脓血痰腥臭者,为肺痈,是热毒蕴肺,腐败酿脓所致。

（2）涎：涎为脾之液,其色、质、量的表现与脾胃密切相关。口流清涎量多者,多属脾胃虚寒,气不摄津。口中时吐黏涎者,多属脾胃湿热,湿浊上泛。涎自口角流出而不自知,睡则更甚,多是脾气虚所致。小儿口角流涎,多由脾虚不能摄津所致,也可见于胃热、虫积或食滞不化。

2. 望呕吐物　呕吐为胃气上逆所致,外感、内伤皆可引起。观察呕吐物的形、色、质、量的变化,有助于了解胃气上逆的病因和病性。呕吐物清稀,为寒呕。呕吐不消化的酸腐食物,属伤食。呕吐黄绿色苦水,多属肝胆郁热,胃失和降。呕吐清水痰涎,为痰饮。吐血鲜红或紫暗有块,挟有食物残渣者,属胃有积热,或肝火犯胃,或胃腑瘀血,因热伤胃络、络破血溢所致。

3. 望大便　大便清稀如水样,多属寒湿泄泻。大便黄褐如糜,属湿热泄泻。大便稀溏,完谷不化,或如鸭溏,属脾虚或兼肾虚泄泻。大便如黏胨,挟有脓血,为痢疾,乃湿热蕴结大肠所致,若血多脓少者偏于热,脓多血少者偏于湿。大便色灰白,多见于黄疸,因肝胆疏泄失常、胆汁外溢所致。大便干燥硬结,甚者燥结如羊屎,属肠燥津亏。大便出血,简称便血。若血色鲜红,为近血,见于风热灼伤肠络所致的肠风下血,或肛裂、痔疮出血等；血色紫暗或色黑如柏油,为远血,多因胃肠热盛、迫血妄行,或脾不统血所致。

4. 望小便　小便清长,多见虚寒证。小便短黄,多见实热证。尿中带血,多因热伤血络,或脾肾不固,或湿热蕴结膀胱所致。多见于血淋、肾癌、膀胱肿瘤等病。尿有砂石,见于石淋病人,多因湿热内蕴,日久煎熬津液杂质成为砂石所致。小便浑浊如米泔水或滑腻如脂膏,见于尿浊、膏淋等病人。

第2节　闻　诊

闻诊包括听声音和嗅气味两个方面。听声音主要是听病人的语声、呼吸、咳嗽、呃逆、嗳气、太息、喷嚏、呵欠、肠鸣等各种声响。嗅气味包括嗅病体发出的异常气味、排出物的气味及病室的气味。

一、听　声　音

（一）语声

语声主要指患者在病变过程中说话的声音以及呻吟、惊呼等异常声响。通过声音的变化来判断正气的盛衰、邪气的性质及病情的轻重。语声的辨别要注意语声的有无,语调的高低、强弱、清浊、钝锐,以及有无异常声响,以供辨证参考。病人语声高亢,洪亮有力、声音连续者,多属阳证、实证、热证,常见于外感病症；语声低微细弱,声音断续而懒言者,多属阴证、虚证、寒证,多由禀赋不足、气血虚损所致,常见于久病、内伤杂病。

语声重浊,称为声重,指发出的声音沉闷而不清晰。多为外感风寒,或湿浊阻滞,以致肺气不宣,鼻窍不利所致。语声嘶哑者为音哑,语而无声者为失音,古称为"暗",两者病因病机基本相同。新病音哑或失音者,多属实证,多因外感风寒或风热袭肺,或痰浊壅滞,以致肺气不宣,清肃失职,即所谓"金实不鸣"。久病音哑或失音者,多属虚证,多因精气内伤,肺肾阴虚,虚火灼肺,以致津枯肺损,声音难出,即所谓"金破不鸣"。暴怒叫喊或持续高声宣讲,耗气伤阴,咽喉失润,亦可导致音哑或失音。若久病重病,突现声音嘶哑,多属脏气将绝之危候。

（考点：听声音的含义与意义）

病痛难忍所发出的哼哼声,称为呻吟,多为身有痛楚或胀满不舒。新病呻吟,声音高亢有力者,多为实证;久病呻吟,声音低微无力者,多为虚证。患者突然发出的惊叫声称为惊呼,其声音尖锐,表情惊恐者,多为剧痛或惊恐所致;小儿阵发惊呼,多属受惊;成人惊呼,多见于惊恐,或剧痛,或精神错乱。

(二) 言语

"言为心声",言语是神明活动的一种表现。语言错乱多属于心的病变。

若神识不清,语无伦次,声高有力为"谵语",多由邪热内扰心神所致,多见于温病邪入心包,或阳阴腑实证、痰热扰乱心神等。神识不清,语言重复,时断时续,声音低弱为"郑声",是心气大伤、精神散乱之虚证。若患者自言自语,喃喃不休,见人则止,首尾不续的为"独语",常见于癫病、郁病。语言错乱,说后自知者为"错语"。虚证多由心气不足、神失所养所致;实证多因痰浊、瘀血、气郁等阻碍心神所致。精神错乱,语无伦次,狂躁妄言者为"狂言",多见于痰火扰心之狂病。神志清楚,思维正常,但语言不流利,或吐字不清者为"语言謇涩",每与舌强并见者,多因风痰阻络所致,多为中风先兆或中风后遗症。

考点:病态言语的特点及临床意义

(三) 呼吸

呼吸气粗,呼出吸入加快者,多属实证;呼吸气微,频率减慢者,多属虚证。

喘指呼吸困难,短促急迫,甚者张口抬肩,鼻翼扇动,不能平卧。发病急骤,声高息粗,以呼出为快,形体壮实,脉实有力者,为实喘。发病缓慢,声低气怯,息短不续,动则喘甚,以吸入为快,形体虚弱,脉虚无力者为虚喘。

哮指呼吸急促,喉间有哮鸣音,常反复发作,缠绵难愈。喘以呼吸困难,气息急促为主,哮以喉间哮鸣音为特征。喘不兼哮,但哮必兼喘。临床上哮与喘常同时出现,所以常并称哮喘。

呼吸气急短促,数而不能接续,似喘而不抬肩,喉中无痰鸣音称为短气。短气有虚实之分,虚证短气,兼见声低息微,头晕目眩,形体消瘦,神疲乏力等,多因肺气不足,形体虚弱所致;实证短气,兼见呼吸息粗,或胸胁脘腹胀满等,多因痰饮、气滞、食积胃肠及瘀血内阻所致。呼吸微弱而声低,气少不足以息,言语无力者称为少气,多因久病体弱或肺肾气虚所致。

(四) 咳嗽

咳嗽是肺失肃降、肺气上逆的一种症状。多因外感或内伤直接犯肺,成有害气体刺激等致使肺失宣降、肺气上逆所致。咳嗽多见于肺系疾病,然而其他脏腑患病亦可影响到肺而出现咳嗽。临床上除辨别咳声外,必须结合痰的色、质、量的变化,以及发病的时间、兼症等,以鉴别其寒热虚实性质。

咳声重浊,痰白清稀,鼻塞不通,多是外感风寒。咳声重浊紧闷,多属实证。咳声不扬,痰稠色黄,不易咳出,多是热证。咳嗽无力,咳声低微,多属虚证。咳嗽痰多,易于咯出,属痰湿。干咳无痰,或痰少而黏,不易咯出,多属燥邪犯肺或肺阴不足。咳嗽阵发,咳时气息连声不断,终止时似鹭鸶叫声为顿咳,因其病程较长,缠绵难愈,又称"百日咳",常见于小儿,多由风痰搏结,郁而化热,阻遏气道所致。

(五) 呃逆

呃逆指胃气上逆,从咽喉部发出一种不由自主的冲击声,声短而频,呃呃作响的症状,俗称"打呃"。新病呃逆,其声有力,多属寒邪或热邪犯胃;久病、重病呃逆不止,声低气怯者,为胃气衰败之危候。呃声频作,高亢而短,连续有力者,多属实证;呃声低沉,声弱无力,多属虚证。

突发呃逆,呃声不高不低,持续时间短暂无其他不适者,属一时气逆,不治自愈。

二、嗅 气 味

嗅气味指嗅辨患者身体气味与病室气味以诊察疾病的方法,包括口气、分泌物、排出物等的异常气味。一般气味酸腐臭秽者,多属实热;气味不重,或伴有腥臭者,多属虚寒。因此,嗅气味可以协助辨别疾病的寒热虚实。

(一)口气

口气指从口中散发出的异常气味。正常人呼吸或讲话时,口中无异常气味散出。口中散发出臭气者,称为口臭,多与口腔不洁、龋齿及消化不良等因素有关。口气酸臭,兼见食少纳呆、脘腹胀满者,多属胃肠积滞。口气臭秽,多属胃热。口气腐臭,或兼咳吐脓血者,多为内有溃腐脓疡。口气臭秽难闻,牙龈溃烂者,为牙疳。

(二)汗气

汗气指患者随汗出而散发的气味。汗出腥膻者,多见于风湿、湿温、热病。多因风湿热邪久蕴肌肤,或汗后衣物不洁所致。汗出臭秽者,多见于瘟疫,多因暑热火毒炽盛所致。腋下臊臭者,多因湿热内蕴所致,亦可见于狐臭病。

(三)痰、涕之气

正常状态下,人体排出少量痰或涕,无异常气味。咳吐浊痰脓血,腥臭异常者,多为肺痈,多为热毒炽盛所致。咳痰黄稠味腥者,多因热邪壅肺所致。咳吐痰涎清稀,无异常气味者,为寒证。鼻流浊涕味腥秽者,是鼻渊。鼻流清涕无异味者,为外感风寒所致。

(四)二便之气

二便闻诊除注意了解特殊臊臭气味外,应结合望诊、问诊综合判断。

大便臭秽难闻者,多为肠中郁热;大便溏泄而腥者,多属脾胃虚寒;大便泄泻臭如败卵,矢气酸臭者,为伤食;小便混浊,臊臭异常者,多属膀胱湿热;尿液若散发出烂苹果样气味者,多属消渴病。

(五)经、带、恶露之气

妇女月经臭秽者,多属热证;经血味腥者,多属寒证。带下臭秽而黄稠者,多属湿热;带下腥臭而清稀者,多属寒湿。崩漏或带下奇臭,兼见颜色异常者,应进一步检查,以判别是否为癌症所致。

(六)病室气味

多由患者身体及排出物、分泌物的气味散发而成,多属病情危重。病室臭气触人,轻则盈于床帐,重则充满一室,多为瘟疫类疾病。病室有腐臭气味,多属患者疮疡溃烂。病室有尸臭气味,多为脏腑败坏,病情危重。病室有血腥味,患者多患失血证。病室有尿臊味,多见于水肿晚期患者。若闻及病室有烂苹果味,多见于重症消渴患者。

第3节　问　诊

问诊是通过对患者或陪诊者进行有目的地询问,以了解病情的一种诊察方法。

一、问 诊 概 述

问诊在诊病过程中具有十分重要的作用,所获取的病情资料在临床疾病资料比重最大,涉及内容较多,是分析和判断疾病不可缺少的重要方面。问诊可概括为以下方面。

（1）问诊获取的病情资料比较全面,如疾病的发生、发展、变化过程及诊治经过、患者的自觉症状、既往病史、个人生活史、家族史等,只有通过问诊才能获得,其他三诊均无法取代。

（2）问诊有利于疾病的早期诊治。某些疾病早期,患者往往仅表现有主观症状,客观体征尚未出现,问诊便成为获取疾病诊断线索的重要途径,可对疾病进行早期诊断。

（3）问诊有助于精神心理性疾病的诊断与治疗。通过问诊,直接了解患者的思想动态、情绪状况、家庭、工作和社会环境等,有利于对因精神心理因素所致的疾病予以正确的诊断,并及时进行针对性的心理疏导与健康教育。

此外,如患者的分泌物与排泄物的形、色、质、量,一些疾病在发作时患者的神、色、形、态及声音的表现等,也需要通过询问来获取。

二、问诊的方法

抓住重点,全面询问,既要重点突出,又详尽全面。开始问诊时,首先认真倾听患者主诉,然后抓准重点,围绕其主要痛苦和不适,进行有目的地深入、细致询问。

边问边辨,问辨结合。问诊的过程,实际也是一个辨证思维的过程。因此,在问诊过程中,围绕主诉,结合望、闻、切三诊的信息,边问边辨,问辨结合,追踪新的线索,以便作进一步有目的、有重点的询问,从而减少问诊的盲目性,有利于疾病的正确诊断。

三、问诊的注意事项

1. 问诊环境要安静。环境安静,避免各种干扰,才能正确而全面地获取真实的病情资料。同时也有利于患者敞开思想,充分叙述病情的各种感受,尤其对于有隐私的患者显得更为重要。

2. 态度和蔼认真。耐心仔细倾听,关心和理解患者,做到态度和蔼而严肃认真,耐心细致,全神贯注倾听患者的叙述,使患者感到亲切可近,愿意主动陈述病情。切忌敷衍了事、多语调笑或急躁情绪等的流露。

3. 语言通俗易懂。问诊时,语言要通俗易懂,忌用医学术语。

4. 急诊危重患者,治疗抢救为先。对于急诊危重患者,应抓住主症,简明扼要询问,重点检查,以便争取时机,迅速治疗、抢救患者。待病情缓解后,再进行详细询问,不必机械地苛求完整记录而延误治疗、抢救时机,给患者造成不良后果。

四、问诊基本内容

（一）问寒热

寒与热是疾病常见症状之一,是辨别病邪性质、机体阴阳盛衰及病属外感或内伤的重要依据。

"寒"指患者自觉怕冷的感觉,根据怕冷表现的不同特点,分为恶寒、畏寒两种不同的情况。恶寒是指患者感觉怕冷,加衣覆被或近火取暖不能缓解;畏寒是指患者感觉怕冷,加衣覆被或近火取暖可以缓解。 **考点**：寒热的类型

热即发热,是指患者的体温高于正常,或体温正常,但患者自觉全身或某一局部发热。如五心烦热(是指患者自觉胸中烦热,伴有手足心发热)、骨蒸发热(是指患者自觉有热自骨内向外蒸发)。

1. 恶寒发热 指患者在恶寒的同时伴有发热(体温升高)。常见于外感病的初期阶段,是诊断表证的一个重要依据。在外感病中,恶寒往往是发热的前奏,邪袭肌表,无论是否发热,恶寒最为常见。故古人有"有一分恶寒,便有一分表证"之说。由于感受邪气的性质不同,

寒热并见时两者表现的轻重也不同,临床常以此作为鉴别表证类型的主要依据。恶寒重发热轻,多属外感寒邪所致的表寒证,常伴有鼻塞清涕、无汗、头身疼痛、脉浮紧等症。发热重恶寒轻,多为外感热邪所致表热证,常伴有汗出、咽喉肿痛、脉浮数等症。发热轻而恶风,是外感风邪所致的伤风表证,常伴有汗出、头项强痛、脉浮缓等症。

2. **但寒不热**　指患者只感怕冷而不发热,见于里寒证。新病突然恶寒,甚或寒栗,或脘腹冷痛剧烈,多为里实寒证。久病畏寒,喜得温暖,且体弱多病,多为阳虚,即里虚寒证。

3. **但热不寒**　指患者只感发热,而不觉怕冷的症状。多见里热证。根据发热的轻重、时间、特点不同,可分为壮热、潮热、微热三种类型。

（1）壮热:患者身发高热(体温 39℃ 以上),持续不退,不恶寒,反恶热者,常兼有面赤、烦渴、大汗出、舌红苔黄、脉洪大等症。

（2）潮热:患者定时发热,或定时热甚,如潮汐之有定时者,称为潮热。若热势较高,日晡热甚(日晡,即申时,为下午 3~5 时),伴见腹胀满疼痛拒按、便秘、舌红苔黄厚干燥等症,称为"阳明潮热"或"日晡潮热"。若身热不扬(肌肤初扪不觉热,扪之稍久,即感灼手者),午后尤甚,并伴有身重,脘痞,苔腻等症,称为湿温潮热。若午后或入夜低热,自觉有热自骨内向外蒸发之感,称为阴虚潮热,或骨蒸潮热。

（3）微热:即低热,是轻度发热(体温一般不超过 38℃),除阴虚发热外,也可见于温热病后期。低热又见于小儿夏季热和气虚发热。

链　接

小儿夏季热

小儿每于夏季长期发热不退,一般午后较高,早晨较低,常伴有口渴多饮、多尿、汗闭等症,至秋凉时可不治而愈。这是由于小儿稚阴稚阳之体,气阴不足,不能耐受夏季炎热气候所致。

4. **寒热往来**　是指恶寒和发热交替发作,又称往来寒热。是邪正相争,互为进退的病理表现,为半表半里证的特征,见于少阳病或疟疾。

（二）问汗

汗是由阳气蒸化津液,溢出体表而形成。津液是化生汗的物质基础,汗孔是汗出的途径。正常汗出有调节体温,滋润皮肤,排除废物等作用。一般人在活动加强、进食辛辣、气候炎热、衣被过厚及情绪紧张等情况下出汗,属生理现象。若全身或身体的某一局部,当汗出而无汗,不当汗出而汗多者,均属病理现象。询问患者汗的情况时,应着重询问其有无汗出,汗出的时间、部位、多少及伴见症状等。

1. **表证辨汗**　表证无汗,多属外感寒邪所致的表实证,常伴有恶寒重发热轻、头身痛、鼻塞、流清涕、脉浮紧等症。表证有汗,多属外感风邪和风热表证,因风热邪气袭表,风性开泄,热性升散,腠理疏松而汗出。

2. **里证辨汗**

（1）自汗:经常日间汗出不止,活动尤甚者,称为自汗,多伴有神疲、乏力、气短等症,常见于气虚、阳虚证。

（2）盗汗:入睡时汗出,醒则汗止者,称为盗汗,多伴有五心烦热、颧红、口咽干燥等症,常见于阴虚内热证,或气阴两虚证。

（3）大汗:汗出量多者,称为大汗。蒸蒸大汗,并见壮热烦躁者,属里实热证。久病或重病,大汗不止,汗出清冷,并见面色苍白、四肢厥冷,脉微欲绝等,属亡阳证。久病、重病,汗出热而黏,并见身热烦扰、烦渴、尿少、脉细数或疾等,属亡阴证。

考点: 自汗、盗汗、战汗的临床表现及意义

（4）战汗:先见全身寒冷战抖,而后汗出者,称为战汗。提示邪正剧争,常为病情变化的转折点,多见于外感热病中。若汗出热退,脉静身凉,是邪去正复的佳象;若汗出而身热不减,烦躁不安,脉来急疾,为邪盛正衰的危候。

（三）问疼痛

疼痛是临床最为常见的自觉症状之一,可见于机体的不同部位。问疼痛时,应注意询问疼痛的性质、部位、程度、时间、喜恶和伴随症状等。

1. 问疼痛的性质

（1）胀痛,指疼痛带有胀满的感觉,多为气滞所致。

（2）刺痛,指疼痛尖锐如针刺之感,多属瘀血阻滞所致。

（3）窜痛,指疼痛的部位游走不定,或走窜攻痛,多为气滞所致,或见于风痹。

（4）冷痛,指疼痛伴有冷感,痛而喜暖,是寒证疼痛的特点。

（5）灼痛,指疼痛伴有灼热感,痛而喜凉,属火热邪气为患。

（6）重痛,指疼痛伴有沉重感,多因湿邪困阻气机所致。

（7）闷痛,指疼痛带有满闷、憋闷的感觉,多见于胸部,为痰浊内阻心肺。

（8）绞痛,指疼痛剧烈如刀绞,多因瘀血、结石、虫积等有形实邪阻闭气机,或寒邪凝滞气机所致。

（9）掣痛,指疼痛伴有抽掣牵引之感,又称引痛、彻痛、抽痛。多因筋脉失养或经脉阻滞不通所致。

（10）酸痛,指疼痛伴有酸楚不适之感,常见于四肢、腰背的关节或肌肉部位,多因风湿侵袭,气血运行不畅,或肾虚、气血不足,组织失养所致。

（11）隐痛,指痛势较缓,尚可忍耐,但绵绵不休。常见于头、脘腹、胁肋、腰背、少腹等部位,多因精血亏虚,或阳气不足,机体失养所致。

（12）空痛,指疼痛带有空虚之感,常见于头部、腰腹部等,多因肾精不足,或气血亏虚,组织器官失养所致。

2. 问疼痛的部位

（1）头痛,指整个头部或头的某一部分疼痛。"头为诸阳之会","脑为髓之海"。无论外感、内伤,均可导致头痛。若发病急,病程短,痛无休止,恶寒发热,多为外感头痛;内伤头痛多表现为病程长,头痛时止,每带眩晕。偏头痛,女性多始于青春期,呈周期性发作,与月经来潮或情绪波动有关,常伴有烦躁、恶心、面色苍白等症,多属血虚所致;肝阳化风,亦可引起偏头痛。

头痛部位与经络分布有密切联系。前额疼痛连及眉棱骨者,为阳明头痛;两侧头痛者,属少阳头痛;枕部疼痛连项背者,属太阳头痛。另外,头痛如裹者,多与感受湿邪有关;头痛掣脑者,多属肾虚。

（2）胸痛,指胸部正中或偏于一侧疼痛。若左胸心前区憋闷刺痛者,多为瘀阻心脉之胸痹;胸痛喘促,痰黄而稠者,为热邪壅肺;胸痛而咳吐脓血腥臭痰者,多属肺痈;胸痛咯血,或痰中带血,伴潮热、盗汗者,属于肺痨。

（3）脘痛,指上腹部剑突下疼痛。脘是胃腑所在部位,又称胃脘。胃脘疼痛多与胃病相关。一般进食后痛势缓解者,多属虚证;进食后加剧者,多属实证;胃脘冷痛,得热痛减者,多为寒证;胃脘灼痛,喜凉恶热者,多为热证。胃脘胀痛,频频矢气,嗳气或矢气后症状减轻者,多属气滞;胃脘胀痛,嗳腐吞酸,矢气恶臭者,多属食滞。

（4）腹痛,指胃脘以下,耻骨毛际以上的部位发生疼痛。若大腹隐痛,喜温喜按,多为脾胃虚寒;小腹胀痛,小便不利者,为膀胱气滞;小腹胀痛或刺痛,随月经周期而发者,多属胞宫

考点:常见疼痛的性质及临床意义

气滞血瘀;少腹冷痛,牵及外阴者,是寒滞肝脉。

(5)腰痛,指腰脊正中,或腰部两侧疼痛。腰为肾之府,故腰痛多考虑肾及周围组织的病变。若腰痛绵绵,酸软无力,以两侧为主者,多属肾虚;若腰脊或腰骶部冷痛重着,每遇寒冷阴雨天加重,多属寒湿痹病;若腰脊疼痛连及下肢,多属经络痹阻;若腰部刺痛拒按,固定不移,为瘀血阻络;若侧腰部剧痛如刀绞,伴血尿者,多为结石阻滞下焦所致;若腰痛伴尿频、尿急、尿痛或尿血者,为湿热蕴结下焦所致。

(6)四肢痛,指四肢的肌肉、筋脉、关节等部位疼痛。四肢疼痛常见于风、寒、湿三邪合而侵袭人体所致的痹病。若疼痛游走不定者,以感受风邪为主;疼痛剧烈,遇寒加剧,得热痛减者,以感受寒邪为主;重着疼痛,固定不移,或伴有肌肤麻木不仁者,以感受湿邪为主;若关节红肿热痛,因感受热邪,或风寒湿邪郁久化热所致;关节疼痛、肿大变形、屈伸受限者,多因痹病日久,痰瘀阻络,筋脉拘挛所致。

(7)周身痛,指头身、腰背、四肢均觉疼痛。临床应注意询问其发病的时间,病程的长短。新病周身痛多属实证,常因感受风寒湿邪,经气不利所致;若久病卧床不起而周身痛多属虚证,因气血亏虚,筋脉失养所致。

(四)问睡眠

睡眠,是人体生理活动的重要组成部分,正常情况下,卫气昼行于阳经,阳气盛则醒;夜行于阴经,阴气盛则眠。临床常见的睡眠失常有失眠和嗜睡。

1. 失眠 又称不寐或不得眠,是以经常不易入睡,或睡而易醒不能再睡,或睡而不酣,甚至彻夜不眠为特征的表现,常伴有多梦。若睡后易醒,不易再睡者,多属心脾两虚;心烦不寐,甚至彻夜不眠者,多为心肾不交;入睡而时时惊醒,不易安卧者,多见于胆郁痰扰;若失眠而频频太息,伴情绪异常,为肝气郁结,心气不宁;夜卧不安,难以入眠,伴脘腹胀闷,嗳气频作者,多为食滞内停。

2. 嗜睡 又称多寐,是指患者不论昼夜,神疲困倦,睡意很浓,经常不自主地入睡。如困倦嗜睡,伴头目昏沉、胸闷脘痞、肢体困重者,乃痰湿困脾、清阳不升所致;若饭后嗜睡,兼神疲倦怠,食少纳呆者,多由中气不足、脾失健运所致;如大病之后,精神疲乏而嗜睡,是正气未复的表现;如患者嗜睡而精神疲惫,伴有畏寒肢冷,踡卧恶动,喜温者为阳虚阴盛。

(五)问饮食口味

通过询问饮食口味的情况,可了解体内津液的盈亏和输布是否正常,脾胃及有关脏腑功能的盛衰,对临床诊断有重要的作用。

1. 问口渴与饮水 口渴与否,是体内津液的盈亏和输布情况的反应。一般而言,口不渴饮,提示机体津液未伤,多见于寒证、湿证,或无明显燥热的病证。口渴欲饮,提示体内津液损伤,多见于燥证、热证。口渴多饮,伴小便量多,多食易饥,机体消瘦者,为消渴病;若剧吐、过汗,或泻下、利小便失度,也可造成体内津液大量丢失,而出现大渴引饮。渴不多饮,多是津液损伤较轻,或津液未伤,但其气化、输布发生障碍,津液不能上承所致。常见于阴虚证、湿热证、痰饮内停、瘀血内停及热入营分证。

考点:问食欲与食量的含义

2. 问食欲与食量 食欲减退,甚至无饥饿感和进食要求,是疾病过程中常见的病理现象。若新病食欲减退,一般是正气抗邪的保护性反应,故病情较轻,预后良好;久病食欲减退,兼有腹胀便溏、神疲倦怠、面色萎黄、舌淡脉虚者,多属脾胃虚弱;食少纳呆、伴头身困重、脘闷腹胀、舌苔厚腻者,多由湿盛困脾所致。

厌食兼有嗳气酸腐、脘腹胀满、舌苔厚腻者,多属饮食停滞胃腑、腐熟功能失常。孕妇在妊娠早期,若有择食或厌食反应,多为妊娠后冲脉之气上逆,影响胃之和降所致,属生理现象。

但严重者,反复出现恶心呕吐、厌食,甚至食入即吐,则属病态,称为妊娠恶阻,是妊娠期常见疾病之一。

消谷善饥,指食欲过于旺盛,食量增多,食后不久即感饥饿。若兼见口渴心烦、口臭便秘者,为胃火亢盛,腐熟太过所致;若兼见多饮多尿,形体消瘦者,属消渴病。

饥不欲食,指虽有饥饿感,但不欲食,或进食不多,多因胃阴不足,虚火内扰所致。

偏嗜食物或异物。偏嗜食物是指嗜食某种食物。偏嗜异物,是指对非食物之类的偏嗜现象。妇女妊娠期间,偏嗜酸辣等食物,一般不属病态。若嗜食泥土、生米、纸张等异物,兼见消瘦,腹胀腹痛者,多为虫病。常见于小儿,因饮食不洁,虫卵入腹生虫,使脾胃的纳运失常所致。

此外,在疾病过程中,食欲恢复,食量渐增,是胃气渐复、疾病向愈之兆;若食欲逐渐不振、食量渐减,是脾胃功能逐渐衰退的表现,提示病情加重。

3. 问口味　口淡无味,常伴有食欲减退,多为脾胃气虚。口苦,多见于肝胆实热。口甜而黏腻,多见于脾胃湿热或脾虚之证。口酸,多见于肝胃不和、伤食等原因所致。口咸,多与肾虚及寒水上泛有关。

(六) 问二便

主要询问大小便的次数、性状、颜色、气味及有无出血等情况。

1. 问大便　正常人一般每日或隔日大便1次,色黄质软成形,排便顺畅,便内无脓血、黏液及未消化的食物等。询问大便应注意便次、便质、便色及排便感的异常。

大便难以排出,或每次排便时间延长,或便次减少者,称便秘。便秘有寒热虚实之分。实证便秘者,多因邪滞胃肠,腑气不通所致,如热结肠道,或寒凝肠腑。虚证便秘者,多因气血阴阳不足,肠失濡润,推动乏力所致;或津血亏虚,肠道失润;或阳气亏虚,传化无力等。

便次增多,便质稀薄,甚至粪如水样者,称为泄泻。一般新病暴泻者,多属实证,久病缓泻者,多属虚证。若泄泻伴有食欲不振,腹胀隐痛,神倦消瘦者,多因脾虚失运所致;若黎明前腹痛作泻,泻后痛减,伴有形寒肢冷,腰膝酸痛者,称为"五更泄",多由脾肾阳虚,寒湿内积所致;若泄泻暴作,伴有急迫腹痛,泻下不爽,肛门灼热者,为湿热蕴结大肠所致;若泻下清稀,伴有腹部冷痛,肠鸣,苔白腻者,为寒湿所致;若泻下臭秽,伴有呕吐酸腐,腹胀纳减,为食滞内停;若腹痛作泻,泻后痛减,伴有情绪抑郁,脉弦者,为肝郁乘脾。

血液从肛门排出,或便中带血、便血相混、便后滴血或全血便,统称便血。问诊时应注意便血的颜色及质地,若便黑如柏油,或便血紫暗,为远血,多因胃肠瘀血,或脾不统血所致;若便血鲜红,粪血不融合,为近血,多为热邪内盛,肠风下血,或肛门局部撕裂或脉络瘀血而成;若大便中夹有脓血黏液(称为脓血便),多见于痢疾,常为湿热蕴结、肠道气血瘀滞腐败所致。

肛门灼热,多因大肠湿热下注,或大肠郁热,下迫直肠所致,见于湿热泄泻或湿热痢疾。里急后重,指便意窘迫,时时欲便,肛门重坠,便出不爽,有便意难尽之感,是湿热痢疾的主症之一。

2. 问小便　正常成人在一般情况下,日间排尿3~5次,夜间0~1次,每昼夜总尿量1000~1800ml。小便为津液所化,问小便的情况,可诊察体内津液的盈亏和有关脏腑的气化功能是否正常。

小便清长量多,畏寒喜暖者,属虚寒证;若多尿而伴多饮、多食、消瘦疲乏者,为消渴病。尿少而色黄者为热盛,或汗吐下伤津所致;若尿少而伴有水肿者,为肺、脾、肾功能失常,气化不利,水湿痰饮内停所致。若新病小便频数、短赤而急迫者,多属膀胱湿热、气化失职所致;若久病小便频数,量多色清,夜间尤甚者,多因肾阳不足、肾气不固、膀胱失约所致。小便涩痛,或伴急迫、尿道灼热等感觉。多因湿热下注、膀胱气化不利所致,常见于淋证。尿后余沥不

考点:消谷善饥与饥不欲食的含义与临床意义

考点:"便次异常"与"便质异常"的临床表现及意义

考点:尿量异常的临床表现及意义

尽,多因肾气不固、膀胱失约所致,常见于老年或久病体衰者。小便失禁,多属肾气不足,下元不固,或下焦虚寒,膀胱失煦,不能制约水液所致。若神昏而小便自遗者,属危重证候。睡眠中小便自行排出,醒后方知,称为遗尿,多因肾气不足、膀胱失约所致。

(七) 问经带

经、带、胎、产是妇女特有的生理现象。妇女病除上述问诊内容外,还必须询问经、带情况。

1. 问月经　月经先期,色鲜红而量多,属血热;月经延期,色紫黯有块,经行腹痛,多属血瘀或寒证;色淡量少,腹痛喜按,多属气血两虚;经行无定期,或提前或延后,经前乳房胀痛,腹痛拒按,多属肝郁气滞。

闭经,兼见神疲气短,面色无华,色淡脉细者,多属血虚;腹痛剧烈,舌质紫黯,多属血瘀;已婚者,平素月经周期正常,忽然停经,呕吐择食,脉滑,多属妊娠;月经长期淋漓不断,称为"经漏";月经忽然大下,量多不止,或不在经期之内,阴道下血,称为"血崩"。

2. 问带下　带下指妇女阴道内的一种少量白色透明、无臭的分泌物,具有润泽阴道、防御外邪入侵的作用,称为生理性带下。带下量过多,淋漓不断,或伴有颜色、质地、气味等异常改变者,称为病理性带下,又称带下病。问带下时,应注意带下量的多少、色、质和气味等情况。

一般带下量多稀白而腥气,多属虚寒;量多色黄,质稠臭秽,多属湿热;带下如蛋清,且伴腰酸者,多属肾虚;赤白带下,黏稠臭秽,多属湿毒下注。

(八) 问小儿

小儿语言表达能力有限,问诊比较困难,主要通过询问其亲属,获得有关疾病的资料。小儿在生理上具有脏腑娇嫩、生机蓬勃、发育迅速的特点;在病理上具有发病较快、变化较多、易虚易实的特点。因此,问小儿除一般问诊内容外,还要结合小儿的生理病理特点,着重询问下列几个方面:出生前后(包括孕育期和产褥期)的情况,如发育、喂养方式,囟门闭合时间,走路、说话迟早,是否患过麻疹、水痘,做过哪些预防接种,是否与传染病患者有过接触,以及父母健康状况等。

此外,根据小儿疾病较为单纯的特点,侧重了解小儿有无受惊、着凉、伤食及罹患寄生虫病等情况。

第4节　切　　诊

切诊分为脉诊和按诊两部分,是用手对患者体表某些部位进行触、摸、按、压,从而获得病情资料的一种诊察方法。脉诊是切按患者一定部位的脉搏,探查脉象,了解病情的一种诊病方法;按诊是对患者的肌肤、手足、胸腹及其他部位进行触摸按压。

一、脉　　诊

(一) 脉诊的部位

目前主要运用"寸口诊法",即医者用自己示、中、无名指指腹触按病人掌后桡动脉浅表部位。寸口脉分为寸、关、尺三部,掌后高骨(桡骨茎突)的部位为"关",关前(远端)为寸,关后(近端)为尺(图6-2)。

个别人脉不见于寸口部,而见于关后(腕部背侧),称"反关脉";或脉由尺部斜向腕后虎口,称为"斜飞脉",两者均属桡动脉位置异常的生理现象,不作病脉论。

（二）寸口脉分候脏腑

六部脉分属脏腑，目前普遍地分配方法是左寸候心，左关候肝胆，左尺候肾；右寸候肺，右关候脾胃，右尺候肾（命门）。

（三）脉诊的方法

诊脉时要求患者要处于平静的内外环境，切脉的操作时间，每手不少于1分钟，以3分钟左右为宜。诊脉时，医者的呼吸要自然均匀，用自己一呼一吸的时间去计算患者脉搏的次数，此即平息。此外，医者必须全神贯注，仔细体会，才能识

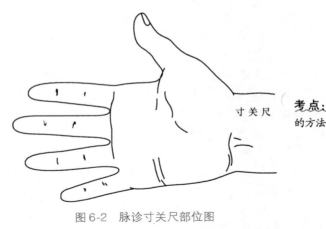

图6-2 脉诊寸关尺部位图

考点：脉诊的方法

别指下的脉象。患者取坐位或正卧位，手臂放平与心脏近于同一水平，直腕，手心向上，并在腕关节背部垫上脉枕，以便于切脉。

诊脉下指时，首先用中指定关，即医者用中指按在患者掌后高骨内侧关脉部位，接着用示指按关前的寸脉部位，无名指按关后的尺脉部位，三指呈弓形，指端平齐，以指尖与指腹交界处的指目按触脉体，因指目感觉较灵敏。布指疏密合适，要和患者的身长相适应，身高臂长者，布指宜疏，身矮臂短者，布指宜密。小儿寸口部位甚短，一般多用一指定关法诊脉，即用拇指统按寸、关、尺三部脉。

诊脉时运用指力的轻重和挪移手指，以探索、辨别脉象的指法。用指轻按在皮肤上称举，又称浮取或轻取；用指重按在筋骨间，称按，又称沉取或重取；指力从轻到重，从重到轻，左右前后推寻，以寻找脉动最明显的特征，称为寻。诊脉时应细心体会举、按、寻之间的脉象变化。

（四）正常脉象

正常脉象又称"常脉""平脉"。平脉一息四至（即正常人一呼一吸脉搏动4次，相当于每分钟60～90次），不浮不沉，中取三部所得，来去从容，和缓有力，节律均匀。平脉多因年龄、性别、体质、气候的差异而有所不同。如小儿脉数，老年人脉多弱；肥胖人脉多沉，瘦人脉多浮；女性脉较男性脉稍无力而数；春季脉稍弦，夏季脉稍洪，秋季脉稍浮，冬季脉稍沉。其他因素如酒后、运动、劳动以及情绪波动等也会影响脉象，但其变化是暂时性的，均属于正常脉象的范围。

考点：正常的脉象

（五）常见病脉与主病

1. 浮脉　轻取即得，重按稍减而不空。

主病：主表证。有力属表实，无力属表虚。

邪袭肌腠，卫阳抵抗外邪，则脉气鼓动于外，应指而浮。但久病体虚，也有见浮脉的，多浮大无力，不可误作外感论治。生理性浮脉可见于形体消瘦，脉位表浅者。夏秋之时阳气升浮，也可见浮脉。

2. 沉脉　轻取不应，重按始得。

主病：主里证。有力为里实，无力为里虚。

病邪在里，气血内困，则脉沉而有力；若脏腑虚弱，正气不足，阳虚气陷，不能升举，脉气鼓动无力，故脉沉而无力。生理性沉脉可见于肥胖之体、脉管深沉者。

3. 迟脉　脉来缓慢，一息不足四至（即每分钟不足60次）。

主病：寒证。有力属实寒证，无力属虚寒证。

寒凝气滞，阳失健运，影响血液运行，故脉象见迟，迟而有力为实寒证；迟而无力，多属虚

寒。生理性迟脉可见于久经锻炼的运动员,其脉迟而有力,不属病脉。

4. 数脉　脉来急数,一息五至以上(即每分钟在90次以上)。

主病:热证。有力为实热,无力为虚热。

邪热亢盛,气血运行加速,故见数脉,必数而有力;久病阴虚,虚热内生,脉也见数,但数而无力;若阳虚外浮而见数脉,则数大而无力,按之豁然而空。生理性数脉可见于儿童和婴儿。正常人在运动和情绪激动时,脉率也加快。

5. 虚脉　三部脉轻取重按皆空虚无力。

主病:虚证。

气不足以运其血,故脉来无力;血不足以充于脉,则脉道空虚,故虚脉包括气血两虚及脏腑诸虚。

6. 实脉　三部脉举按均有力。

主病:实证。

邪气亢盛而正气不虚,正邪相搏,气血壅盛,脉道坚满,故应指有力。

7. 洪脉　脉形洪大,充实有力,状若波涛汹涌,来盛去衰。

主病:热盛证。

内热充斥,脉道扩张,气盛血涌,故脉见洪象。生理性洪脉可见于夏季。因夏季阳气亢盛,脉象稍显洪大。

8. 细脉(小脉)　脉细如线,但应指明显。

主病:气血两虚,诸虚劳损,又主湿病。

营血亏虚不能充盈脉道,气虚则无力鼓动血液运行,故脉体细小而软弱无力;湿邪阻遏脉道,气血运行不利,也见细脉;生理性细脉可见于冬季。因寒冷刺激,脉道收缩,故脉象偏于沉细。

9. 滑脉　往来流利,如珠走盘,应指圆滑。

主病:痰饮,食滞,实热。

实邪壅盛于内,气实血涌,故脉往来甚为流利,应指圆滑。生理性滑脉可见于妊娠期妇女,是气血充盛而调和的表现。正常人脉滑而冲和,是营卫充实之象,亦为平脉。

10. 涩脉　脉细而缓,往来艰涩不畅,如轻刀刮竹。

主病:伤精,血少,气滞血瘀,挟痰,挟食。

精亏血少,不能濡养经脉,血行不畅,脉气往来艰涩,故脉涩而无力;气滞血瘀或痰食胶固,气机不畅,血行受阻,则脉涩而有力。

11. 弦脉　端直以长,如按琴弦。

主病:肝胆病,痛证,痰饮,疟疾。

弦是脉气紧张的表现。邪气滞肝,疏泄失常,气机不利,诸痛,痰饮,阻滞气机,脉气因而紧张,故出现弦脉。生理性弦脉可见于春季。应自然界生发之气,故脉象弦而柔和。老年人阴血不足,血脉失于濡养而失柔和之性,亦可见弦脉。

12. 紧脉　脉来绷急,应指紧张有力,状如牵绳转索。

主病:寒证,痛证,宿食证。

寒邪侵袭人体,寒性收凝,以致脉道紧张而拘急,故见紧脉。寒邪在表,脉见浮紧;寒邪在里,脉见沉紧。剧痛、宿食之紧脉,也是寒邪、积滞与正气相搏的缘故。

13. 芤脉　浮大中空,如按葱管。

主病:失血,伤阴。

因突然失血过多,血量骤减,营血不足,无以充脉,或津液大伤,血不得充,血失阴伤,阳无所附而散于外,故见芤脉。

14. 弱脉 极软而沉细。

主病:气血俱虚,阳虚。

血虚脉道不充,则脉细;阳气虚无力鼓动于脉,则脉沉软。病后正虚,见脉弱为顺;新病邪实,见脉弱为逆。

15. 濡脉 浮而细软,重按即无。

主病:诸虚,湿证。

濡脉脉位浅,脉形细,脉势无力,轻取可以触及,重按反而不明显。虚证脉道气血充盈不足,湿证湿气阻遏脉道,故均见濡脉。

16. 促脉 脉来急速,时有歇止,止无定数。

主病:阳盛实热,气血痰饮,宿食停滞,亦主脏气虚弱,阴血衰少。

阳盛实热,阴不和阳,故脉来急数有力,气血痰饮宿食停滞,脉气接续不及而时见歇止。促脉亦主真元衰惫,若促而细小无力,则为脏气虚弱,阴血衰少,致脉气不相接续,多是虚脱之象。

17. 结脉 脉来缓慢,时而一止,止无定数。

主病:阴盛气结,寒痰,瘀血。亦主气血虚衰。

阴盛而阳不和,故脉缓慢而时一止,寒痰瘀血,气郁不疏,脉气阻滞,故见结脉。久病虚损,气血虚弱,脉气不继,多见结而无力。

18. 代脉 脉来中止,止有定数,良久方来。

主病:主脏气衰微。亦主风证,痛证,七情惊恐,跌打损伤。

七情惊恐,跌打损伤;脏气衰微,气血亏损,元气不足,以致脉气不能衔接而止有定数。至于风证、痛证、七情惊恐、跌打损伤诸病而见代脉,是因病而致脉气不能衔接,脉亦见歇止。 **考点:常见病脉和主病**

在临床上,疾病情况每多复杂,往往几种脉象同时并见,如浮数脉、沉细数脉、滑数脉等,这种有两种以上单一脉象相兼复合而成的脉象,叫做"相兼脉"。相兼脉的主病,相当于各单一脉象主病的总和,现将临床上常见的相兼脉及其主病举例如下。

浮紧脉:主外感风寒之表寒证,或风寒湿痹。

浮缓脉:主风邪伤卫,营卫不和,太阳中风的表虚证。

浮数脉:主风热袭表的表热证。

浮滑脉:主表证挟痰或风痰,常见于素体痰盛而又感受外邪者。

沉迟脉:主里寒证,常见于脾肾阳虚,阴寒凝滞的病证。

弦数脉:主肝热证,常见于肝郁化火或肝胆湿热等证。

滑数脉:主痰热、痰火、湿热或食积化热。

洪数脉:主气分热盛,多见于外感热病的中期。

沉弦脉:主肝郁气滞、寒滞肝脉或水饮内停。

沉涩脉:主血瘀,尤常见于阳虚而寒凝血瘀者。

弦细脉:主肝肾阴虚、血虚肝郁或肝郁脾虚。

沉缓脉:主脾虚而水湿停留。

细数脉:主阴虚火旺。

弦滑数:主肝郁夹痰、风阳上扰或痰饮内停等证。

二、按 诊

按诊是用手直接触摸或按压患者的某些部位,以了解局部冷热、润燥、软硬、压痛、肿块或其他异常变化,从而推断出疾病部位、性质和病情轻重等情况的一种诊病方法。按诊是切诊的重要组成部分,是诊法中不容忽视的一环。

(一) 按肌肤

主要诊察全身肌肤的寒热、润燥、疼痛、肿胀等,分析疾病的寒热虚实及气血阴阳盛衰。凡身热按其皮肤,初按热甚,久按热反转轻者,属表热证;初按热,久按热更甚者,属里热证。皮肤凉,多属阳虚证。皮肤湿润,为已汗出;皮肤润泽,属津液未伤;皮肤干燥,属津液不足;肌肤柔软而喜按者,属虚证;患处硬痛拒按者,属实证。轻按即痛者,病位表浅;重按方痛者,病在深部。肌肤肿胀,按之留有凹陷,不能即起者,属水肿。

此外,疮疡按之肿硬不热多属阴证;肿处灼热,多属阳证;按之坚硬,患处不热,仅胀而不甚痛,多属无脓;按之边硬顶软,患处灼热,重按跳痛更甚,多属有脓。

(二) 按手足

病人手足俱冷,多属阳虚寒盛;手足俱热,多属阳热炽盛。手足心热,多属阴虚内热。

(三) 按脘腹

通过触按、叩击,了解脘腹的疼痛、软硬以及有无痞块积聚等情况。

脘腹喜按,按之痛减属虚证;拒按属实证。腹满,叩之如鼓,小便自利者,属气胀;按之如囊裹水,推之辘辘有声,小便不利者,属水鼓。腹内有肿块,按之坚硬,推之不移且痛有定处者,属癥属积,多属血瘀;肿块时聚时散,或按之无形,痛无定处者,属瘕属聚,多属气滞。

此外,右侧少腹按之疼痛,尤以重按后突然放手而疼痛加剧者,多属"肠痈"。

实训 1　舌诊和脉诊

【目的要求】

1. 掌握舌诊方法,异常舌象的临床意义。
2. 熟悉舌诊的基本内容。
3. 掌握正确的诊脉方法。
4. 熟悉平脉与常见病脉的主要特点。
5. 了解舌诊和脉诊的原理。

【实训内容】

1. 舌诊的方法。(约 5 分钟)
2. 分组观看舌象模型和舌象图谱。(约 10 分钟)
3. 舌象识别训练。(约 30 分钟)
4. 脉诊方法。(约 5 分钟)
5. 观看脉诊录像,分组切脉练习。(约 40 分钟)
6. 完成舌诊、脉诊实训报告。(约 10 分钟)

【实训步骤】

1. 舌诊

(1) 在复习强化正确望舌姿势、方法及注意事项的理论知识基础上,将学生以小组为单位(每组 4~6 人),两两成对,互相进行望舌操作练习,次第循环。

(2) 预先建立舌象图片库,教师与学生采取一对一的方式,由教师从舌象图片库中任意抽出一张舌图让学生辨认(每位学生辨认舌图不少于 20 张)并指出舌图改变的特征与临床意义。辨认结束,由教师根据学生辨认的准确程度进行计分或决定是否需要重新安排辨认。

（3）将学生每4～6人分为一组,让学生观察若干位病人(或具有病理舌象的学生),将病理性舌象观察结果进行综合分析,记入【实训报告】中实训表1-1,由带教老师考核其所获舌诊资料的准确性。

2. 脉诊

（1）集体观看脉诊录像,熟悉正确的切脉方法。

（2）由学生相互练习切脉。

1）被切脉者取正坐位,身体靠近诊察桌边,左(或右)手臂自然伸出,屈肘100°左右,直腕仰掌,腕下垫一脉枕,使腕部与心脏处于同一水平位置,以保证脉象正常显现。

2）定位与布指:切脉者以右(或左)手中指按在被测者腕部桡骨茎突内侧桡动脉搏动处定为"关"部,再以示指按在"关"前定"寸"部,无名指按在"关"后定"尺"部。

切脉手指微曲,呈弓形,三指头平齐,以指目(指腹与指尖的交界处)按脉体。布指疏密应根据被测者手臂长度而定,长者宜疏,短者宜密。

3）先以三个手指轻按在寸口皮肤上(举法),然后用力按到筋骨(按法);再以不轻不重的中等指力,上下左右推移,已取得脉搏最清晰的感觉(寻法)。

4）运用上述指法,取得最佳指感时,认真细心地体会和辨别脉象的频率快慢、力度强弱、部位深浅、脉体大小等。

5）比较总按和单按时三部脉象的差异。

6）从学生中选择比较典型的脉象(如平、浮、沉、虚、实、数、缓、滑、弦、濡、细脉等),让同学们切按,体会典型脉象的指感特征,并记入【实训报告】中实训表1-2。

【注意事项】

1. 舌诊时光线要充足,以柔和充足的自然光线为最佳,若光线较暗时可借助日光灯,要尽量避开其他有色光源。

2. 望舌前,应指导患者按照正确的伸舌姿势伸舌,即尽量张口,舌体自然伸出,舌尖向下,舌面平展,充分暴露舌面。

3. 注意饮食、药物、季节等因素对舌象的影响。

4. 每次脉诊每手应不少于1分钟,两手以3分钟左右为宜。诊脉时注意调匀呼吸,仔细辨别脉象。

5. 情志变化可使脉搏跳动发生相应改变,应注意排除由于一时性情志变化所引起的脉象改变。

6. 结合四时分析,四时对人体的脉象的影响,如春弦、夏洪、秋(毛)浮、冬(石)沉。

7. 重视个体差异,男女老幼,体质胖瘦强弱,反映在脉象上也各有不同,应综合考虑。

链 接

1. 舌诊实训步骤 核对患者姓名,解释目的、方法→根据病情选择适宜体位→伸舌(注意姿势、伸出时间、光源等)→望舌(从舌色、舌形、苔色、苔质等方面判断)→将结果记入相应表格→确认辨认的准确程度。

2. 脉诊实训步骤 核对患者姓名,解释目的、方法→根据病情选择适宜体位→确定寸口脉的部位→中指定"关",示指定"寸"部,无名指定"尺"部→诊脉(①力度:举、按、寻,注意时间;②注意频率快慢、力度强弱、部位深浅、脉体大小)→将结果记入相应表格→确定综合脉象。

【实训报告】

实训表 1-1　舌象记录表

病人号	舌色	舌形	舌态	苔色	苔质	综合判定	临床意义
1							
2							
3							
4							
5							
6							
7							
8							
9							

实训表 1-2　脉象记录表

被诊脉者编号	脉位	脉力	脉率	脉形	脉律	脉势	其他特征	脉象名称

目标检测

A_1 型题

1. 鉴别假神哪项最有意义
   A. 本已失神,忽然神识转清
   B. 两目晦暗,忽然目光转亮
   C. 本不能食,忽然欲进饮食
   D. 久不能言,忽然言语不休
   E. 局部症状好转与整体病情恶化不符合

2. 满面通红多见于何证
   A. 实热证　　　　　　B. 阴虚证
   C. 阳虚证　　　　　　D. 戴阳证
   E. 气虚发热

3. 瞳孔散大可见于下列哪项病证
   A. 阴水　　　　　　　B. 肝胆火炽
   C. 肾精耗竭　　　　　D. 脾胃虚弱

   E. 气血亏虚

4. 舌边有芒刺,多为
   A. 胃肠热盛　　　　　B. 心火亢盛
   C. 胃阴不足　　　　　D. 肝胆火盛
   E. 肾阴亏虚

5. 下列哪项常提示热极
   A. 淡黄苔　　　　　　B. 深黄苔
   C. 焦黄苔　　　　　　D. 黄腻苔
   E. 黄白苔

6. 病人神识不清,语无伦次,声高有力者,属于
   A. 错语　　　　　　　B. 谵语
   C. 郑声　　　　　　　D. 独语
   E. 失语

7. 呼吸困难,短促急迫,甚则鼻翼扇动,张口抬肩,
   不能平卧者称为

A. 哮　　　　　　　　B. 喘
C. 少气　　　　　　　D. 短气
E. 叹气

8. 腰痛绵绵,酸软无力者,多为
　A. 寒湿腰痛　　　　　B. 血瘀腰痛
　C. 肾虚腰痛　　　　　D. 风湿腰痛
　E. 扭伤腰痛

9. 消谷善饥多属
　A. 肝胆湿热　　　　　B. 脾胃虚弱
　C. 虫积肠道　　　　　D. 胃阴不足
　E. 胃火炽盛

10. 濡脉的脉象是
　A. 浮大无力　　　　　B. 沉细而软
　C. 浮细而软　　　　　D. 极细极软
　E. 脉细如线

11. 滑脉的脉象是
　A. 来盛去衰　　　　　B. 厥厥动摇
　C. 浮大中空　　　　　D. 往来流利
　E. 轻刀刮竹

12. 下列哪项是弦脉的主病
　A. 气血亏虚　　　　　B. 实热证
　C. 食积　　　　　　　D. 肝胆病
　E. 寒证

13. 腹部肿块,时聚时散,按之无形,痛无定处者,为
　A. 癥积　　　　　　　B. 痞证
　C. 瘕聚　　　　　　　D. 虫积
　E. 水鼓

A₂ 型题

14. 患儿,男,3岁。患儿于今年6月始发热,烦渴,无汗,尿多,此病证迁延至9月后不用药而热退身安。此病证为
　A. 阳证转阴证　　　　B. 正虚邪恋
　C. 邪去正亦虚　　　　D. 纯阳之体的反映
　E. 小儿夏季热

15. 患者,男,68岁。症见肢体偏瘫,口眼歪斜,舌强不语,舌边有齿痕,苔腻,脉弦滑,证属
　A. 中风　　　　　　　B. 痿病
　C. 痹证　　　　　　　D. 痉病
　E. 痫证

16. 患者,男,55岁。近半年来,常感失眠,心悸,健忘,时有潮热盗汗,腰膝酸软,舌尖红,苔少,脉细,证属

A. 心脾两虚　　　　　B. 心肾不交
C. 痰火内扰　　　　　D. 饮食停滞
E. 肾阳不足

17. 患者,男,71岁。反复发作,痰喘气急3年。患者有宿痰。近3年每遇冬令则上气喘急,不能平卧,喉间痰鸣,喘迫甚则冷汗出,口渴思饮,小便频数,形神困惫,舌干少苔,脉虚大无力。证属
　A. 实喘　　　　　　　B. 虚喘
　C. 百日咳　　　　　　D. 白喉
　E. 叹气

A₃ 型题

(18~20题共用题干)

　患者,男,18岁。昨天淋雨后出现恶寒,发热,无汗,头痛,四肢酸痛,流大量清涕,咳嗽,吐白稀痰,舌苔薄白润,脉浮紧。

18. 此诊断为
　A. 痹证　　　　　　　B. 感冒
　C. 咳嗽　　　　　　　D. 头痛
　E. 鼻渊

19. 此咳嗽吐白稀痰,属
　A. 风痰　　　　　　　B. 寒痰
　C. 燥痰　　　　　　　D. 热痰
　E. 湿痰

20. 此舌苔薄白润,提示
　A. 热盛津伤　　　　　B. 寒湿内阻
　C. 表寒证　　　　　　D. 里寒证
　E. 湿浊内停

(21、22题共用题干)

　患儿,8岁。咳喘反复发作3年余,昨日受凉后突发咳喘,喉间痰鸣,声高息涌,张口抬肩,呼气延长。

21. 临床诊断最可能是
　A. 咳嗽　　　　　　　B. 感冒夹痰
　C. 肺痈　　　　　　　D. 哮喘
　E. 顿咳

22. 该证的主要病机是
　A. 热邪犯肺
　B. 风寒束肺
　C. 内有宿痰,复感外邪诱发
　D. 肾气不足
　E. 肺肾气虚

(秦生发)

第7章 辨 证

第1节 八 纲 辨 证

八纲,指表、里、寒、热、虚、实、阴、阳八个辨证的纲领。

考点：八纲辨证的概念

八纲辨证是根据四诊取得的资料,进行综合分析,以辨别病变位置的深浅、病证性质的寒热、邪正斗争的盛衰、证候类别的阴阳,归纳为八个辨证纲领的方法。八纲辨证是中医辨证的最基本方法,八纲是从各种证候的个性中概括出来的共性,是各种辨证的总纲。

一、表里辨证

表里是辨别疾病病位内外深浅的一对纲领。表里是相对的概念,不是绝对的,如脏与腑相对而言,腑属表,脏属里;经络与脏腑相对而言,经络属表,脏腑属里等。

一般认为,人体的皮毛、肌腠相对为外,脏腑、骨髓相对为内。所以,从某种角度上看,外有病属表,病情较轻浅;内有病属里,病情较深重。

(一) 表证

表证是六淫、疬气等外邪从皮毛、口鼻侵入人体所产生的轻浅证候的概括,具有起病急、病位浅、病情轻、病程短、有感受外邪因素等特点,主要见于外感病的初期阶段。临床以发热恶寒或恶风、头身疼痛、苔薄白、脉浮为主要表现,兼见鼻塞流涕、喷嚏、咽喉痒痛、微咳等症状。

(二) 里证

里证是指病位在内,由脏腑、骨髓等受病所引起的一类证候。里证与表证相对而言,其概念非常笼统,凡不是表证(及半表半里证)的证候,都可属于里证的范畴,即所谓"非表即里"。

里证多见于外感病的中、后期或内伤病。造成病邪入里证的原因大致有三种:一是由外邪不解、内传入里、侵犯脏腑所致;二是外邪直接侵犯脏腑而成;三是情志内伤、饮食劳倦等因素,直接损伤脏腑,使脏腑功能失调,气血逆乱而出现的种种症候。

里证的临床表现多种多样,不同的里证其表现各不相同,很难说哪几个症状是里证的代表症状。但其基本特点是无新起恶寒发热并见,以脏腑症状为主要表现,起病可急可缓,一般病情较重、病程较长。

(三) 半表半里证

半表半里证指外感病邪由表入里的过程中,表邪内传,尚未入里,正邪相搏于表里之间所出现的证候。临床可见寒热往来、胸胁苦满、不欲饮食、口苦咽干、脉弦等证候。

链 接

表证、里证的鉴别

一般来说,外感病中,恶寒发热同时并见属表证,即所谓"有一分恶寒发热,便有一分表证";但热不寒或但寒不热属里证;寒热往来属半表半里证。

表证以新起发热恶寒、头痛鼻塞等为常见症状,内脏证候不明显;里证以内脏证候,如腹痛、咳喘、心悸、呕吐之类表现为主症。

二、寒 热 辨 证

寒热是辨别疾病性质的一对纲领,反映机体阴阳的盛衰;阴盛或阳虚则表现为寒证,阳盛或阴虚则表现为热证。如《素问·阴阳应象大论》说:"阳胜则热,阴胜则寒"。《素问·调经论》说:"阳虚则外寒,阴虚则内热"。

(一) 寒证

寒证是指机体感受寒邪或阴盛阳虚所表现的证候。多因外感阴寒邪气,或因内伤日久,耗伤阳气;或过食生冷寒凉,阴寒内盛所致。寒证包括表寒、里寒、虚寒、实寒等。各类寒证的临床表现不尽一致,但常见的有畏寒喜暖,面色苍白,口淡不渴,痰、涕清稀,小便清长,大便稀溏,舌淡苔白而润滑,脉迟或紧等。

(二) 热证

热证是指机体感受热邪或阳盛阴虚所表现的证候。多因外感火热之邪,或寒邪化热入里;或因七情过激,郁而化热;或过食辛辣,积蓄为热;或房室劳伤,劫夺阴精,阴虚阳亢所致。热证包括表热、里热、虚热、实热等。各类热证的证候表现也不尽一致,但常见的有发热、恶热喜冷、口渴、面红目赤、烦躁不宁、痰涕黄稠、吐血衄血、小便短赤、大便干结、舌红苔黄而干、脉数等。

三、虚 实 辨 证

虚实是辨别邪正盛衰的一对纲领,主要反映病变过程中人体正气的强弱和致病邪气的盛衰。实指邪气盛实,虚指正气不足。《素问·通评虚实论》说:"邪气盛则实,精气夺则虚。"

(一) 虚证

虚证是对人体以正气不足为主的各种临床表现的概括,反映机体正气虚弱、不足而邪气并不明显的证候。虚证可以由先天禀赋不足所导致,但主要是由后天失养和疾病耗损所产生。如饮食失调,气血生化不足;久病失治、误治,损伤正气;大吐、大泻、大汗、出血、失精致阴液气血耗损等。由于虚证有气虚、血虚、阴虚、阳虚等各种证候的不同,其临床表现也繁杂多样,一般以久病、病势缓者多虚证,体质素弱者和耗损过多者多虚证。

(二) 实证

实证是指人体感受外邪,或疾病过程中阴阳气血失调,体内病理产物蓄积所形成的各种临床表现的概括,反映机体邪气盛而正气不虚的证候。由于致病邪气的性质及所在部位的不同,实证的表现亦不一致,临床一般新病、暴病多实证,体质壮实者和病情激剧者多实证。

四、阴 阳 辨 证

阴阳是辨别证候类别的一对纲领,是八纲辨证的总纲,统领其余六纲。《素问·阴阳应象大论》说:"善诊者,察色按脉,先别阴阳。"《景岳全书·传忠路》亦说:"凡诊病施治,必须先审阴阳,乃为医道之纲领。阴阳无谬,治焉有差?医道虽繁,而可以一言蔽之者,曰阴阳而已。"指出疾病证候虽然复杂多变,但总不外阴阳两大类,诊病必须首先辨明阴阳属性。一般而言,里证、寒证、虚证属于阴,表证、热证、实证属于阳。

考点: 阴阳辨证的分类

阴阳是八纲辨证的总纲,又包含有具体的辨证内容,其主要有阳虚证、阴虚证、阳盛证、阴盛证,以及亡阳证、亡阴证等。此外,阳亢证、虚阳浮越证等,亦可是阴阳失调的病理变化。所谓阴盛证实际是指实寒证,所谓阳盛证实际是指实热证,其临床表现详见寒热辨证。阳虚证即虚寒证,阴虚证即虚热证。

（一）阴虚证

阴虚证是指体内津液精血等阴液亏少而无以制阳，滋润濡养等作用减退所表现的虚热证候，属虚证、热证的性质。阴虚证可见于多个脏腑组织的病变，常见者有肺阴虚证、胃阴虚证、肾阴虚证、肝肾阴虚证等，以并见各脏腑的症状为诊断依据。临床表现以形体消瘦、潮热颧红、五心烦热、口燥咽干、盗汗、小便短黄、大便干结、舌红少苔、脉细数等为证候特征，并具有病程长、病势缓等虚证的特点。

（二）阳虚证

阳虚证是指体内阳气亏损无以制阴，机体温煦、推动、气化等作用减退所表现的虚寒证候，属虚证、寒证的性质。阳虚可见于多个脏器组织的病变，临床常见者有脾阳虚证、肾阳虚证、心肾阳虚证、脾肾阳虚证等，其表现有各自脏腑的证候特点。临床表现常见畏寒肢冷，口淡不渴或渴喜热饮，自汗，小便清长，大便溏薄，面色淡白，舌淡胖，苔白滑，脉沉迟（或为细数）无力。可兼有神疲、乏力、气短等气虚的证候。阳虚证多见于病久体弱者，病势一般较缓。

（三）亡阴证

亡阴证是指体液大量耗损，阴液严重亏乏而欲竭所表现出的危重证候。亡阴一般是在久病而阴液亏虚基础上发展而来，也可因壮热不退、大吐大泻、大汗不止、严重烧伤等致阴液暴失而成。临床表现以汗出如油、身灼肢温、虚烦躁扰、口渴欲饮、面赤唇焦、脉细数疾等为证候特点。

（四）亡阳证

亡阳证是指体内阳气极度衰微而表现出阳气欲脱的危重证候。亡阳一般是在阳气由虚而衰的基础上发展而来，也可因阴寒之邪极盛而致阳气暴伤，还可因大汗、大失血、失精等阴血消亡而阳随阴脱等导致。临床表现以冷汗淋漓、神情淡漠、手足厥冷、面色苍白、呼吸气微、脉微欲绝等为证候特点。

第 2 节　脏 腑 辨 证

脏腑辨证，是根据脏腑的生理功能和病理特点，将四诊所收集的资料进行综合分析，从而推断疾病所在的脏腑部位、病因、性质、正邪盛衰情况的一种辨证方法。简而言之，即是以脏腑为纲，对疾病进行辨证。

一、心与小肠病辨证

心居于胸中，与小肠相表里。心主血脉，主神志；在体合脉，开窍于舌，在液为汗，其华在面，在志为喜。小肠主受盛化物、泌别清浊。其病常见证型如下。

（一）心气虚证

临床表现：心悸，气短，精神倦怠，活动后加重，面色淡白，或有自汗，舌淡，脉虚。

病因病机：本证多由先天禀赋不足，或久病体虚，或年老脏气衰弱，或汗下太过，或暴病伤阳耗气等所致。

（二）心阳虚证

临床表现：心悸，胸闷，气短，自汗，畏寒肢冷，面色淡白，或面唇青紫，舌淡胖，苔白滑，脉弱或结代等。

病因病机：本证常由心气虚进一步发展而来，因气虚及阳致心阳不足而发病。

（三）心阳虚脱证

临床表现:在心阳虚证的基础上,更见突然冷汗淋漓、四肢厥冷、呼吸微弱、脉微欲绝、神志模糊甚至昏迷不醒,为心阳虚脱的危象。

病因病机:本证常是心阳虚证进一步发展的结果,因心阳衰极,阳气暴脱所致;也见于寒邪暴伤心阳或痰瘀阻塞心窍者。

（四）心血虚证

临床表现:心悸,头晕,失眠,健忘,面色淡白或萎黄,唇舌色淡,脉细弱。

病因病机:本证多因脾胃虚弱而气血生化不足,或失血过多,或久病失养所致。

（五）心阴虚证

临床表现:心烦心悸,失眠,多梦,或见五心烦热,午后潮热,两颧发红,盗汗,舌红少津,脉细数。

病因病机:本证多因思虑太过,暗耗心阴,或因热病后期,耗伤阴液,或肝肾阴虚等累及于心所致。

（六）心火亢盛证

临床表现:心烦,失眠,发热,面赤,口渴,舌尖红绛,小便短赤,苔黄,脉数;或见口舌糜烂,小便赤涩灼痛,甚或狂躁谵语,神志不清等。

病因病机:本证多因火热之邪内侵,或情志刺激,郁而化火,或过食辛辣、温补之品等所致。

（七）心脉痹阻证

临床表现:心悸,心前区或胸骨后憋闷或疼痛,痛引肩背,时发时止;或遇寒痛剧,得温痛减,畏寒肢冷,舌淡苔白,脉沉迟或沉紧;或心胸刺痛,舌质暗或见瘀斑、瘀点、脉细涩或结代等。

病因病机:本证多继发于心气或心阳亏虚,鼓脉无力,有形之邪阻滞心脉所致,常因劳倦感寒,或精神刺激,或痰浊凝聚等诱发。

（八）痰火扰心证

临床表现:发热,心烦,面赤,口渴,便秘,小便短赤,甚则胡言乱语,哭笑无常,狂躁乱动,打人毁物,舌红,苔黄腻,脉滑数。

病因病机:本证由情志不遂,气郁化火,炼液成痰,或外感火热之邪,灼津成痰等而致痰火内扰心神引起。

（九）痰迷心窍证

临床表现:神志不清,或意识朦胧,表情淡漠,喃喃独语;或突然昏倒,不省人事,喉中痰鸣,舌苔白腻,脉滑。

病因病机:本证多由精神抑郁,气郁不舒,或感受湿浊邪气,气郁阻遏,痰浊凝聚,气结痰阻,蒙蔽心窍所致。

（十）小肠实热证

临床表现:心烦口渴,口舌生疮,小便赤涩,尿道灼痛,尿血,舌红苔黄,脉数。

病因病机:本证多由心热下移小肠所致。

二、肺与大肠病辨证

肺居胸中,与大肠相表里。肺主气,司呼吸,主宣发肃降,通调水道,朝百脉,主治节;在体合皮,开窍于鼻,在液为涕,其华在毛,在志为忧。大肠主传化糟粕。其病常见证型如下。

(一) 肺气虚证

临床表现:咳嗽无力,动则气短喘息,声低懒言,自汗怕冷,易于感冒,痰液清稀,舌淡苔白,脉弱。

病因病机:本证多因久病喘咳,耗伤肺气,或脾虚气血生化不足,肺失所养所致。

(二) 肺阴虚证

临床表现:干咳少痰或痰中带血,午后潮热,口干咽燥,盗汗,五心烦热,舌红少苔,脉细数。

病因病机:本证由久咳不愈或邪热伤肺,耗损肺阴,渐致肺阴亏虚或因劳损等所致。

(三) 风寒犯肺证

临床表现:咳嗽,咳痰清稀,鼻塞流涕,恶寒发热,头痛,无汗,苔薄白,脉浮紧。

病因病机:此证由外感风寒之邪,侵袭肺卫,肺主皮毛而卫外,致肺气失宣,营卫不利而成。

(四) 风热犯肺证

临床表现:咳嗽,痰黄而稠,口渴,咽喉疼痛,鼻塞,身热恶风,舌红,苔薄黄,脉浮数。

病因病机:此证因外感风热之邪,侵犯肺卫,肺失宣降所致。

(五) 燥邪犯肺证

临床表现:干咳少痰或少痰,咳甚则胸痛,痰中带血,鼻燥咽干,或兼有发热恶寒,头痛,舌淡苔薄白而少津,脉浮数或浮紧。

病因病机:此证多因秋季感受燥邪,耗伤肺津所致,亦有因外感风温之邪化燥伤津而成。

(六) 痰热壅肺证

临床表现:咳嗽,咳痰黄稠,喘促,发热,口渴,胸痛,小便短赤,大便秘结,舌质红,苔黄腻,脉滑数。

病因病机:本证多因外邪犯肺,郁而化热,火热炼液成痰,热与痰结,壅阻于肺而成。

(七) 寒痰阻肺证

临床表现:咳嗽,痰多色白,易于咳出,胸闷,气喘,喉中痰鸣,形寒肢冷,舌质淡,苔白滑或白腻,脉滑。

病因病机:此证多因寒湿之邪侵袭于肺,或由中阳不足,脾虚生湿,聚湿成痰,上渍于肺所致。

(八) 大肠湿热证

临床表现:下利黏液或脓血便,里急后重,肛门灼热,腹痛,发热,小便短赤,舌苔黄腻,脉滑数。

病因病机:此证多因饮食不节,恣食肥甘厚味,或暑湿热毒之邪侵及肠道,使湿热蕴结,下注大肠而成。

(九) 大肠津亏证

临床表现:大便干结,燥如羊屎,排便困难,口干咽燥,或有口干头晕头痛,舌红少津,苔黄,脉细。

病因病机:此证常因外感热病后耗损肠液,或年老津亏,产生血虚以致肠液亏损而出现。

三、脾与胃病辨证

脾处中焦,与胃相表里。脾主运化,布津液,主升清,统血;脾喜燥恶湿,在体合肌肉、主四肢,开窍于口,其华在唇,在液为涎,在志为思。胃主受纳腐熟水谷,主通降,以降为和。其病常见证型如下。

(一) 脾气虚证

临床表现:腹胀,食少纳呆,食后加重,神疲乏力,少气懒言,面色萎黄,大便溏薄,舌淡苔白,脉缓弱。

病因病机:此证多因劳倦伤脾,或饮食失节,或忧思日久等损伤脾气;或素体虚弱,久病虚损所致。

(二) 脾阳虚证

临床表现:纳少腹胀,大便溏薄,四肢不温,或脘腹隐痛,喜温喜按,或肢体浮肿,小便不利,舌质淡嫩,苔白滑,脉沉细或迟弱。

病因病机:此证多由脾气虚衰进一步发展而来,也可因久病伤脾,或饮食失调,过食生冷或过用寒凉药物损伤脾阳所致。

(三) 脾气下陷证

临床表现:脘腹重坠作胀,食后尤甚,或便意频频,肛门重坠,或久泻久痢,甚或脱肛,或子宫脱垂,或胃下垂,或小便混浊如米泔水,常伴见少气乏力,肢体倦怠,气短懒言,头晕目眩,舌淡苔白,脉弱。

病因病机:此证多为脾气虚的进一步发展,或久痢久泻,或劳累太过,或妇女孕产过多,产后失于调护等原因损伤脾气所致。

(四) 脾不统血证

临床表现:便血,尿血,肌衄,鼻衄或女性月经过多,崩漏等出血症;同时可兼见脾气虚或脾阳虚的证候。

病因病机:此证多因久病脾气虚弱,或劳损伤脾所致。

(五) 寒湿困脾证

临床表现:脘腹胀闷,食少便溏,泛恶欲吐,口淡不渴,头身困重,或身目发黄,色泽晦暗,舌胖嫩,苔白腻或白滑,脉濡缓。

病因病机:此证多由过食生冷,致寒湿停于中焦,或居地潮湿,冒雨涉水,寒湿内侵脾胃;或素体湿盛,脾阳受遏,以致寒湿中生所致。

(六) 湿热蕴脾证

临床表现:脘腹胀满,恶心欲吐,肢体困重,大便溏泄不爽,小便短赤不利,或面目肌肤发黄,舌质红,苔黄腻,脉濡数。

病因病机:此证多因感受湿热之邪,或过食肥甘厚味,湿热内生,内蕴脾胃所致。

(七) 胃阳虚证

临床表现:胃脘冷痛,时发时止,遇寒则甚,得温则减,倦怠乏力,畏寒肢冷,口淡不渴,口泛清水,舌淡苔白滑,脉弦或迟。

病因病机:本证多因胃阳素虚,偏嗜生冷,或脘腹受寒而致寒凝于胃所致。

(八) 胃热炽盛证

临床表现:胃脘灼热疼痛,拒按,渴喜冷饮,消谷善饥,口臭,或牙龈肿痛,大便秘结,小便短黄,舌红苔黄,脉滑数。

病因病机:本证多由过食辛辣温燥,化热生火,或情志不遂,气郁化火犯胃,或邪热犯胃等所致。

链接

中医对肥胖的认识

中医认为肥胖与人的先天禀赋有关,其次饮食不节、过食肥甘厚味、久卧、久坐少劳致使脾失健运也是肥胖的重要原因。另外,外感湿邪,侵袭脏腑和内伤七情,影响脏腑功能,也常为发生肥胖的因素。总之,肥胖病的病因病机概括起来为本虚标实之证,本虚以气虚、阳虚为主,病变脏腑以脾、肾、肝为重;标实以湿、痰、浊为主。故古代医家汪昂说:"肥人多痰而经阻,气不运也";《石室秘录》也记载说:"肥人多痰,乃气虚也,虚则血不能运行,故痰生之"。

四、肝与胆病辨证

肝位于右胁,与胆相表里。肝主疏泄,性喜条达,主藏血,在体合筋,开窍于目,其华在爪,在液为泪,在志为怒。胆主贮存和排泄胆汁,主决断。其病常见证型如下。

(一)肝血虚证

临床表现:头晕耳鸣,面白无华,双目干涩,视物模糊或夜盲,爪甲不荣,或见肢体麻木,关节拘急不利,妇女月经量少色淡,甚则闭经。舌淡,苔白,脉细弱。

病因病机:此证多因脾肾亏虚,生化之源不足,或慢性病耗伤肝血,或失血过多所致。

(二)肝阴虚证

临床表现:胁肋隐痛,面部烘热,头晕眼花,两目干涩,失眠多梦,五心烦热,潮热盗汗,口咽干燥,舌红少津,脉细数。

病因病机:本证多因情志不遂,气郁化火,火灼肝阴,或温热病后期,耗伤肝阴所致。

(三)肝气郁结证

临床表现:情志抑郁,易怒,胸胁脘腹胀满,胸闷不舒,善太息,纳呆嗳气,或咽部有梗阻感,吐之不出,咽之不下,苔薄白,脉弦。

病因病机:此证多由情志不遂或精神刺激,郁怒伤肝,肝失疏泄所致。

(四)肝火上炎证

临床表现:头晕胀痛,面红目赤,口干口苦,急躁易怒,或吐血、衄血,或突发耳聋,耳鸣,大便秘结,小便短赤,舌红苔黄,脉弦数。

病因病机:此证多由郁怒伤肝,肝郁化火所致。

(五)肝阳上亢证

临床表现:眩晕耳鸣,头目胀痛,急躁易怒,面红目赤,失眠多梦,腰膝酸软,舌红少津,脉弦或细数。

病因病机:本证多系素体阳盛,或七情内伤,或久病耗伤肝肾之阴,或因房劳所伤、年老肾阴亏虚,水不涵木,肝木失养,致使肝阳偏亢所致。

(六)肝风内动证

临床出现眩晕、抽搐、震颤等症状都属于肝风内动,根据病因病性的不同,临床常见的有肝阳化风、热极生风、血虚生风三种。

1. 肝阳化风　多由情志不遂,气郁化火伤阴,或素体阴虚,肝阳易亢,化火生风所致,症见眩晕,头痛,肢体麻木,手足震颤,舌质红,脉弦细。若突然昏倒,半身不遂,口眼歪斜,舌强不语,则为中风。

2. **热极生风**　多因热邪亢盛,伤津耗液,燔灼肝经所致。症见高热,烦渴,抽搐,颈项强直,两目上视,甚则神志昏迷,角弓反张,舌红苔黄,脉弦数。

3. **血虚生风**　多因病久血虚,或失血等致肝血亏虚,筋脉失养而发生。症见肢体麻木或震颤,面色不华,头目眩晕,爪甲不荣,舌淡白,脉细弱。

(七) 胆郁痰扰证

临床表现:胆怯易惊,失眠多梦,惊悸不宁,烦躁不寐,头晕目眩,口苦,胸胁满闷,善太息,舌红,苔黄腻,脉弦数。

病因病机:此多由情志郁结,气郁化火,灼津为痰,痰热互结内扰心胆所致。

五、肾与膀胱病辨证

肾位于腰部,左右各一,与膀胱相表里。肾藏精,主生殖,主水,主纳气,主骨生髓,开窍于耳及前后二阴,其华在发,在液为唾,在志为恐。膀胱主贮存和排泄尿液。其病常见证型如下。

(一) 肾阴虚证

临床表现:腰膝酸软而痛,头晕目眩,耳鸣,健忘,低热,午后颧红,潮热盗汗,五心烦热,舌红少苔或无苔,脉细数。

病因病机:本证多由虚劳日久,或房事不节,耗伤肾阴,或因其他脏腑之阴虚导致肾阴亏虚而发病。

(二) 肾阳虚证

临床表现:畏寒肢冷,腰膝酸软冷痛,男子阳痿,早泄,女子宫寒不孕,大便溏薄,小便清长,夜尿多,舌淡,苔白,脉沉迟,尺部弱。

病因病机:此证多由禀赋不足,素体阳虚,或年老体弱,阳气虚衰,或久病伤阳累及于肾,或房事过度,损及肾阳所致。

(三) 肾气不固证

临床表现:神疲乏力,腰膝酸软,小便频数而清,尿后余沥不尽,夜尿频多,或遗尿,或小便失禁,或男子滑精,早泄,或女子带下清稀,胎动易滑,舌淡苔白,脉沉弱。

病因病机:此多由年老肾气衰弱,或先天禀赋不足,肾气未充,或久病劳损伤肾等致肾气亏耗,无力封藏、固摄所致。

(四) 肾不纳气证

临床表现:气短喘息,呼多吸少,动则尤甚,腰膝酸软,神疲乏力,声音低怯,自汗,耳鸣,舌淡,苔白,脉沉细无力。

病因病机:此证多由久咳伤肺,累及于肾,或因房劳伤肾,肾失摄纳所致。

(五) 膀胱湿热证

临床表现:尿频,尿急,尿痛,小便黄赤短少,或见血尿,或尿液浑浊,或尿中有砂石,舌红,苔黄腻,脉滑数或濡数。

病因病机:病多由外感湿热之邪,蕴结膀胱,或饮食不节,湿热内生,下注膀胱所致。

六、脏腑兼病辨证

人体是以五脏为中心,通过经络把六腑、五体、五官、九窍等全身组织器官紧密地连接成一个有机的整体。各脏腑在生理上相互联系,在病理上相互影响,疾病可以由脏及脏、由腑及腑、由脏及腑。脏腑兼病是指两个或两个以上的脏腑的证候同时并见,临床常见证型如下。

(一) 心脾两虚证

临床表现:头晕心悸,失眠健忘,食欲不振,腹胀便溏,面色萎黄,倦怠乏力,或皮下出血,女子月经量少色淡,舌质淡嫩,脉细弱。

病因病机:此证多因久病失养,或思虑过度,或饮食不节等致心脾气血亏虚而发病。

(二) 心肾不交证

临床表现:心烦失眠,健忘多梦,头晕耳鸣,腰膝酸软,或遗精,口燥咽干,五心烦热,舌红少苔,脉细数。

病因病机:此证由虚劳久病,或情志抑郁,或劳神太过,房事不节等损伤心肾之阴而致。

(三) 心肾阳虚证

临床表现:心悸,畏寒肢冷,神疲乏力,肢体浮肿,小便不利,重则唇甲青紫,舌质紫暗,苔白滑,脉沉细微。

病因病机:本证多因久病不愈,或劳倦内伤等致心肾阳气虚衰,运化无力,血行瘀滞,水湿内停而发病。

(四) 心肺气虚证

临床表现:胸闷心悸,咳喘少气,自汗乏力,动则尤甚,面色苍白,或口唇青紫,舌质暗淡或见瘀斑,苔白,脉沉弱。

病因病机:此证多因年老体弱,劳倦过度,或久病咳喘,耗伤心肺之气所致。

(五) 肝胆湿热证

临床表现:胸肋灼热胀痛,食少纳呆,腹胀,口苦,小便短赤,大便不调,或寒热往来,身目发黄,或阴囊瘙痒,舌红,苔黄腻,脉弦数。

病因病机:此证多因外感湿热之邪,或嗜食肥甘,湿热内生,蕴结肝胆所致。

(六) 肝脾不调证

临床表现:胁肋胀满疼痛,情志抑郁,善太息,或急躁易怒,食少纳呆,腹胀肠鸣,大便溏薄,舌苔白,脉弦缓。

病因病机:本证多是情志不遂,肝气郁结,横逆犯脾,造成肝失疏泄,脾失健运所致。

(七) 肝肾阴虚证

临床表现:腰膝酸软,头晕目眩,耳鸣健忘,失眠多梦,咽干口燥,五心烦热,颧红盗汗,男子遗精,女子经少,舌红少苔,脉细数。

病因病机:此病由久病失养,耗伤阴液,或房事不节,肾精亏虚等所致。

(八) 脾肾阳虚

临床表现:畏寒肢冷,腰膝或下腹冷痛,面色苍白,纳少便溏,或五更泄泻,或小便不利,面浮肢肿,舌淡胖,苔白滑,脉沉迟无力。

病因病机:此证多因脾肾病程日久,耗气伤阳,或脾虚久泻,以致肾阳虚衰温化失权而发病。

第 3 节 卫气营血辨证

卫气营血辨证是清代医家叶天士创立的一种用于外感温热病的辨证方法。叶天士根据前人有关营卫气血的论述,结合自己的实践经验,在《温热论》中将卫气营血作为温病的辨证纲领,用以分析温病发生发展过程中病情的深浅、轻重及传变规律,将其病理过程分为卫分、气分、营分、血分四个不同阶段的不同证型,为临床治疗提供依据,从而创立了卫气营血辨证的理论体系。

一、卫 分 证

卫分证是外感热病的初期,是温热病邪侵犯肺与皮毛所表现的证候。因肺位最高,与口鼻相通,外合皮毛,主一身之表,能宣布卫气于周身体表,故卫分证病位较浅,属表证。临床主要表现为:发热,微恶风寒,咳嗽,咽喉肿痛,舌尖边红,苔薄白,脉浮。

二、气 分 证

气分证是温热病邪由表入里,正盛邪实,阳热亢盛的里实热证候。多由卫分证转化而来,病位较深。由于邪入气分及所在脏腑、部位的不同,所反映的证候有多种类型,临床主要表现为:壮热,不恶寒反恶热,汗出,口渴,心烦,尿赤,舌红,苔黄,脉数。

三、营 分 证

营分证为温热病邪内陷的深重阶段所表现的证候,多由气热伤津逐渐发展而成,也可由卫分直接传入而致。病位多在心与心包络,以营阴受损、心神被扰为特点。临床主要表现为:身热夜甚,心烦失眠,口干而不甚渴,甚或神昏谵语,斑疹隐隐,舌红绛,脉细数。

四、血 分 证

血分证为邪热深入血分而引起耗血动血的危重阶段所表现出的证候,也是卫气营血病变发展中最为深重的阶段。病变主要累及心、肝、肾三脏,以热盛动血、心神错乱为特点。临床主要表现为:身热,躁扰不安,或神昏谵狂,斑疹显露,吐血,衄血,便血,尿血,舌红绛,脉细数。

五、卫气营血的传变规律

在外感温热病的过程中,卫气营血证候的传变,有顺传和逆传两种形式。

(一) 顺传

外感温热病多起于卫分,依次传入气分、营分、血分,体现了病邪由表及里,由浅入深,病情逐渐加重的过程。

(二) 逆传

逆传即不依上述次序传变,又可分为两种。一为不循经传,如邪入卫分后,不经过气分阶段而直接出现营分或血分证候;或在发病初期无卫分证,而径直出现气分、营分或血分证候;一为传变迅速而病情笃重,如气分证尚存,又出现营分证或血分证,称为气营同病,或气血两燔。

小 结

1. 八纲辨证、脏腑辨证、卫气营血辨证的基本概念。

2. 八纲辨证的分类及其鉴别。

目 标 检 测

A₁ 型题

1. 下列各项,不属于表证临床表现的是
　　A. 恶寒发热　　　　　B. 头身疼痛
　　C. 鼻流清涕　　　　　D. 咽喉痒痛
　　E. 腹痛喜按

2. 下列各项,不属于实证临床表现的是
　　A. 五心烦热　　　　　B. 大便秘结
　　C. 小便不通　　　　　D. 痰涎壅盛
　　E. 腹痛拒按

3. 下列各项,不属于虚证临床表现的是
　　A. 五心烦热　　　　　B. 舌嫩苔白
　　C. 腹胀满不减　　　　D. 声低息微
　　E. 畏寒怕冷

4. 下列各项,不属于里证临床表现的是
　　A. 恶寒发热　　　　　B. 口渴饮冷
　　C. 胃痛喜按　　　　　D. 舌红苔黄
　　E. 脉洪大

5. 下列各项,不属于鉴别寒证与热证要点的是
　　A. 头痛与不痛　　　　B. 面赤与面白
　　C. 口渴与不渴　　　　D. 苔黄与苔白

6. 下列各项,不是八纲辨证所应辨析的内容是

　　A. 病性的寒热　　　　B. 病变的吉凶
　　C. 邪正的盛衰　　　　D. 病证的类别
　　E. 病位的深浅

7. 阴虚证的特征是
　　A. 日晡潮热　　　　　B. 身热不扬
　　C. 两颧潮红　　　　　D. 口渴引饮
　　E. 便秘口臭

8. 少气懒言,神疲乏力,气短自汗,舌淡脉虚,其证候是
　　A. 气虚证　　　　　　B. 气陷证
　　C. 气脱证　　　　　　D. 阳虚证
　　E. 气滞证

9. 面色淡白,头晕眼花,心悸多梦,舌淡脉细,其证候是
　　A. 气虚证　　　　　　B. 阴虚证
　　C. 气脱证　　　　　　D. 阳虚证
　　E. 血虚证

10. 血瘀疼痛的特点是
　　A. 胀痛　　　　　　　B. 冷痛
　　C. 灼痛　　　　　　　D. 刺痛
　　E. 窜痛

(王敬乔)

第 **8** 章　预防原则与治法

第 1 节　预　防

预防就是采取一定的措施,防止疾病的发生与发展。《素问·四气调神大论》提出:"圣人不治已病治未病,不治已乱治未乱。"强调"防患于未然"的原则。"治未病"包括未病先防和既病防变两个方面内容。

考点:"治未病"的具体内容

一、未病先防

未病先防,是指在疾病发生之前,做好各种预防工作,以防止疾病的发生。未病先防包括调养人体正气和防止外邪侵害两方面。

(一) 调养人体正气

早在《内经》中有记载"正气存内,邪不可干"。因此,提高正气对增强机体抗病能力具有重要作用。

1. 调摄精神　中医学非常重视人的情志活动与身体健康的关系。心情舒畅,精神愉快,则抗病能力增强。七情太过,引起气机紊乱,使人体的自我调节能力减退,损伤人体正气,伤及脏腑则诱发疾病。《素问·上古天真论》说:"恬淡虚无,真气从之,精神内守,病安从来。"说明心的生理特征是喜宁静,心静则神安,神安则体内真气和顺,气机调畅,就不会生病。因此,调摄精神、保持乐观的态度、良好的心态以及通过营造优美的自然环境、和睦的人际关系等方法避免外界环境的不良刺激,可以增强正气抗病能力,预防疾病。

2. 顺应自然,起居有常　人与自然、社会构成了协调统一体。自然界的变化必然影响人体,使之发生相应的生理病理反应。正如《灵枢·邪客》所说:"人与天地相应。"提示我们在预防疾病及诊治疾病时,应注意自然环境及阴阳四时气候等诸因素对健康与疾病的关系及其影响,主动地采取养生措施以适应其变化,使人体生理活动与自然界的节律相应而协调有序。《素问·四气调神大论》说:"春夏养阳,秋冬养阴,以从其根。"根据四时气候的变化安排作息时间,养成定时起居的良好习惯,有益于提高机体抗病能力。

3. 加强锻炼　生命在于运动。如汉代医家华佗所创"五禽戏"(即模仿虎、鹿、熊、猿、鸟五种动物的动作来锻炼身体),及现在流传的健身术如太极拳、易筋经、八段锦等多种健身方法,不仅能提高机体抗邪能力增强体质,减少或防止疾病发生,而且对多种慢性病有一定的治疗作用。

锻炼身体要讲究科学的方法:一是运动量要适度,要因

> **链接**
> **八段锦**
>
> 文八段:
> 一、叩齿集神,
> 二、摇天柱,
> 三、舌搅漱咽,
> 四、摩肾堂,
> 五、单开辘轳,
> 六、左右辘轳,
> 七、左右按顶,
> 八、钩攀。
>
> 武八段:
> 一、两手擎天理三焦,
> 二、左右开弓似射雕,
> 三、调理脾胃须单举,
> 四、五劳七伤望后瞧,
> 五、摇头摆尾除心火,
> 六、背后七颠百病消,
> 七、攒拳努目增气力,
> 八、两手攀足固肾腰。

人而宜;二是要循序渐进,运动量由小到大;三是要持之以恒,方能收效。

(二) 防止外邪侵害

邪气是导致疾病发生的重要条件,正如《素问·上古天真论》说:"虚邪贼风,避之有时。"故未病先防除了养生以调养正气,提高抗病能力之外,避其邪气是预防疾病的重要方法。服用某些药物,预防疾病,提高机体抗病能力,是未病先防的一项重要措施。例如,用板蓝根预防流感,用茵陈、栀子等预防肝炎等,均取得了较好的效果。

二、既病防变

考点:既病防变的含义

既病防变是在疾病发生伊始,积极采取措施,力求做到早期诊治,早期治疗,防止疾病的发展与传变。

(一) 早期诊治

在疾病的过程中,由于邪正的消长盛衰变化,可能会出现由浅入深、由轻到重、由单纯到复杂的发展变化。早期诊治的意义在于,疾病的初期,病情多轻,病位较浅,正气未衰,传变较少,病较易治。故《素问·阴阳应象大论》说:"故邪风之至,疾如风雨,故善治者治皮毛,其次治肌肤,其次治筋脉,其次治六腑,其次治五脏。治五脏者,半死半生也。"因此,只有掌握疾病的发生、发展变化过程及其传变的规律,才能及时做出正确的诊断,治疗越早,疗效越好,否则病情愈趋复杂、深重,治疗也就愈加困难了。

(二) 防止传变

防止传变,是指在掌握疾病的发生发展规律及其传变途径的基础上,积极早期诊治以防止疾病的发展或恶化。

疾病都有其一定的传变规律和途径。在疾病的防治工作中,要根据不同疾病的传变规律进行某些预防性治疗,以防病位扩散及病情恶化。外感疾病的传变多遵循六经传变、卫气营血传变和三焦传变规律。内伤杂病的传变多遵循五脏生克乘侮关系和经络传变规律。《难经·七十七难》说:"所谓治未病者,见肝之病,则知肝当传之与脾,故先实其脾气……"这就是既病防变原则的具体应用范例。

第 2 节 治 则

考点:治则的具体内容

治则是中医治疗疾病的法则。它是在中医学整体观念和辨证论治的精神指导下制订的,对临床各科病证治疗的立法、处方、用药等具有普遍指导意义。治则包括治病求本、扶正祛邪、调整阴阳、三因制宜等。

一、治 病 求 本

治病求本,就是在治疗疾病时,必须寻找出疾病的根本原因,并针对根本原因进行治疗。这是中医学辨证论治的一个基本原则,对于疾病的治疗具有重要的指导意义。"治病求本"首见于《素问·阴阳应象大论》,其曰:"阴阳者,天地之道也,万物之纲纪,变化之父母,杀生之本始,神明之府也。治病必求于本。"临床上只有通过望、闻、问、切四诊合参,并在中医学基础理论的指导下,进行综合分析和归纳,才能准确地判断疾病的标本情况,找出疾病的根本原因,并针对其"本"确立恰当的治疗方法。临床应用这一治疗原则时,必须正确掌握"治标与治本""正治与反治""病治异同"等情况。

（一）治标与治本

标与本是相对而言的,标本关系常用来概括说明事物的现象与本质,在中医学中常用来概括病变过程中矛盾的主次先后关系。标本的含义是多方面的,如就邪正双方而言,正气为本,邪气为标;就病机与症状而言,病机为本,症状是标;就发病先后言,旧病、原发病为本,新病、继发病是标;就病位而言,脏腑精气病为本,肌表经络病为标等。

掌握疾病的标本,就能分清主次,抓住治疗的关键,也就是治病求本。在复杂多变的疾病过程中,常有标本主次的不同,因而治疗上就有先后缓急之分。 **考点:** 治标与治本的含义

1. 急则治标　标病急重,则当先治其标。标急的情况多是疾病过程中的急重,甚或危重症状,或卒病而病情非常严重时。如病因明确的剧痛,可先缓急止痛,痛止则再图其本;又如肺痨病人,咳嗽痰中带血,为标,阴虚火旺是其病机,为本,一旦出现肺痨大咯血时,应采取紧急措施,先止血以治标,待血止后病情缓解再治其本。

2. 缓则治本　缓则治其本,多用在慢性病或急性病恢复期,此时必须着眼于疾病本质的治疗。因标病产生于本病,本病得治,标病自然也随之而去。如肺肾阴虚所致咳嗽,肺肾阴虚是本,咳嗽是标。此时标病不至于危及生命,故治疗不用单纯止咳以治标,而应滋养肺肾而治本,则咳嗽自除。另外,先病宿疾为本,后病新感为标,新感已愈而转治宿疾,也属缓则治本。

3. 标本同治　当标本并重或均不太急时,当标本兼治。如素体气虚之人反复外感,治宜益气解表,益气以治本,解表以治标,标本兼治,疾病向愈。又如脾虚失运,水湿内停,此时脾虚是本,水湿为标,治当补脾祛湿同用,标本兼治。

总之,标本的治疗法则,既有原则性,又有灵活性,临床应用均是针对疾病的主要矛盾,做到治病求本,否则标本不明,治无主次,势必影响疗效,贻误病情。

（二）正治与反治

《素问·至真要大论》提出"逆者正治,从者反治。"在疾病过程中,疾病本质与征象有一致者,有不一致者,故有正治与反治的不同。 **考点:** 正治与反治的含义

1. 正治　又称逆治,即采用与疾病的证候性质相反的方法进行治疗的一种原则。正治适用于疾病的征象与其本质相一致的病证,是临床最为常用的治疗原则。正治主要包括:寒者热之、热者寒之、实则泻之、虚则补之。寒者热之,是指寒性病证出现寒象,用温热方药来治疗;热者寒之,是指热性病证出现热象,用寒凉方药来治疗;实则泻之,是指实性病证出现实象,用攻逐邪实的方药来治疗;虚则补之,是指虚损性病证出现虚象,用具有补益作用的方药来治疗。

2. 反治　又称为"从治",即顺从病证的外在假象而进行治疗的一种原则。反治适用于疾病的征象与其本质不一致,甚至相反的病证。反治主要包括以下内容:热因热用、寒因寒用、塞因塞用、通因通用。热因热用,即以热治热,是指用热性药物来治疗具有假热征象的病证,它适用于阴盛格阳的真寒假热证。寒因寒用,即以寒治寒,是指用寒性药物来治疗具有假寒征象的病证,它适用于阳盛格阴的真热假寒证。塞因塞用,即以补开塞,是指用补益药物来治疗具有闭塞不通症状的虚证,适用于因体质虚弱,脏腑精气功能减退而出现闭塞症状的真虚假实证。通因通用,即以通治通,是指用通利的药物来治疗具有通泻症状的实证,适用于因实邪内阻出现通泄症状的真实假虚证。

正治与反治相同之处,都是针对疾病的本质而治,故同属于治病求本的范畴。其不同之处在于:正治适用于病变本质与其外在表现相一致的病证,而反治则适用于病变本质与临床征象不完全一致甚至相反的病证。

（三）病治异同

所谓病治异同,包括"同病异治"与"异病同治"。疾病的变化非常复杂,在临床实践中常

可见到一种病包括多种不同的证,亦可见到不同的病在其发展过程中可以出现同一种证。因此,在临床进行治疗时就应当遵循"同病异治"与"异病同治"的治疗法则。

1. 同病异治 即同一种疾病,由于发生在不同的患者身上,或处在疾病发展的不同阶段,所形成的病理变化不同,所表现的证候不同,因而治法也不同。如在麻疹病病情发展的不同阶段,其治疗方法也各有不同。发病初期,麻疹未透治宜发表透疹;疾病中期肺热蕴盛则常需清解肺热;疾病后期,则多为余热未尽,肺胃阴伤,则有需养阴清热为主。

2. 异病同治 即不同的疾病若出现相同的病理变化,即形成相同的证候时,可以采取相同的治法。如久痢脱肛、子宫下垂是不同的病,但如果均表现为中气下陷症候就都可以用补气升提的方法治疗。

但是,在同病异治时,要认清证虽异但仍有"同"的一面。在异病同治时,要认清证虽同但仍有"异"的一面。只有全面审视病证,才能符合中医辨证论治之要求。

二、扶 正 祛 邪

案例 8-1

　　患者,男,48 岁。因感受风寒而致恶寒壮热、头项强痛、肢体酸痛、无汗、鼻塞声重、咳嗽有痰、胸膈痞满、舌淡苔白、脉浮而按之无力。中医诊断:气虚感冒。

问题:请根据"扶正祛邪"的治则,提出本病的具体治则是什么?

　　扶正祛邪治疗疾病的重要原则是扶助正气、祛除邪气。疾病过程中,正邪斗争双方的盛衰消长决定着疾病进退,正胜则病退,邪胜则病进。因此,扶助正气,祛除邪气,能使疾病向愈。

　　扶正,是指扶助正气,增强体质,提高机体的抗邪及康复能力。适用于各种虚证,正所谓"虚则补之"。具体治疗方法有益气、养血、滋阴、温阳、填精等。

　　祛邪,是指祛除邪气,消解病邪的侵袭和损害、抑制亢奋有余的病理反应。适用于各种实证,正所谓"实则泻之"。具体治疗方法有发汗、涌吐、攻下、消导、化痰、活血等。

　　扶正与祛邪方法虽然不同,但两者相互为用,相辅相成,扶正增强了正气,有助于机体抗御和祛除病邪,即所谓"正胜邪自去";祛邪可排除邪气的干扰,减免对正气的侵害,即所谓"邪去正自安"。在疾病过程中,正邪双方的主次关系在不断变化,运用本法则时,要辨证分析正邪双方消长盛衰的情况,决定扶正与祛邪的主次先后,具体有以下三种情况。

(一) 扶正与祛邪单独运用

　　扶正,适用于以正气虚为主要矛盾而邪气不盛的虚性病证。扶正的运用,当分清虚证所在的脏腑经络等部位及其精气血津液阴阳中的何种虚衰。虚证一般宜缓图,少用峻补,免成药害。祛邪,适用于以邪实为主要矛盾而正气未衰的实性证。祛邪的运用,当辨清病邪性质、所在病位,而采用相应的治法。注意中病则止,以免克伐太过而伤正。

(二) 扶正与祛邪同时运用

　　扶正与祛邪的同时使用,就是攻补兼施,适用于虚实夹杂的病证。由于虚实有主次之分,因而攻补同时使用时亦有主次之别。扶正兼祛邪,即扶正为主、祛邪为辅,适用于以正虚为主的虚实夹杂证。祛邪兼扶正,即祛邪为主、扶正为辅,适用于以邪实为主的虚实夹杂证。

(三) 扶正与祛邪先后运用

　　扶正与祛邪的先后运用,也适用于虚实夹杂证。主要是根据虚实的轻重缓急而变通使用。先扶正后祛邪,即先补后攻。适应于正虚为主,机体不能耐受攻伐者。若同时祛邪反能更伤正气,故当先扶正以助正气,机体能耐受攻伐时再予以祛邪。

先祛邪后扶正,即先攻后补。常见两种情况:一是正虚不甚,邪势初盛,正气尚能耐攻者;二是邪盛为主,兼扶正反会助邪。此时先行祛邪,邪气速去则正气易复,再补虚以获全功。

案例 8-1 分析

本病为气虚感冒,证属气虚,外感风寒湿表证。应采取扶正祛邪同时运用的治疗原则,益气解表。

三、调整阴阳

 案例 8-2

患者,男,40 岁,头晕目眩,耳聋耳鸣,声嘶日久,说话低沉,自觉咽部干涩、疼痛,午后加重,手足心发热,腰膝酸软,小便时黄,舌质白,少津,脉弦细。中医诊断:眩晕,证属肾阴亏虚。
问题:请根据"调整阴阳"的治则,提出本病的具体治则是什么?

调整阴阳,即指纠正疾病过程中机体阴阳的偏盛偏衰,损其有余,补其不足,恢复人体阴阳的相对平衡,是临床诊治的根本法则之一。《素问·至真要大论》说:"谨察阴阳所在而调之,以平为期"。阴阳失去平衡协调是疾病的基本病机,对此加以调治即为调整阴阳。

(一) 损其有余

损其有余,适用于人体阴阳中任何一方偏盛有余的实证。针对阴阳偏盛者,分别采用损其阴盛、泻其阳盛法则。"阳胜则热"的实热证,据阴阳对立制约原理,宜用寒凉药物以泻其偏盛之阳热,此即"热者寒之"之意。"阴胜则寒"的寒实证,宜用温热药物以消解其偏盛之阴寒,此即"寒者热之"之意。

(二) 补其不足

补其不足,适用于人体阴阳中任何一方虚损不足的病证,又称补其偏衰。调补阴阳,又有据阴阳相互制约原理的阴阳互制,调补阴阳,及据阴阳互根原理的阴阳互济,调补阴阳。阴阳两虚者则宜阴阳并补。

1. 阳病治阴,阴病治阳　唐·王冰所谓"壮水之主,以制阳光""益火之源,以消阴翳"。当阴虚不足以制阳而致阳气相对偏亢的虚热证时,治宜滋阴以抑阳。当阳虚不足以制阴而致阴气相对偏盛的虚寒证时,治宜扶阳以抑阴。

2. 阴中求阳,阳中求阴　对于阴阳偏衰的虚热及虚寒证的治疗,即据阴阳互根的原理,补阳时适当佐以补阴药谓之阴中求阳,补阴时适当佐以补阳药谓之阳中求阴。其意是使阴阳互生互济,不但能增强疗效,同时亦能限制纯补阳或纯补阴时药物的偏性及副作用。

3. 阴阳并补　须分清主次而用,阳损及阴者,以阳虚为主,则应在补阳的基础上辅以滋阴之品;阴损及阳者,以阴虚为主,则应在滋阴的基础上辅以补阳之品。适用于阴阳两虚证。

案例 8-2 分析

本病由于肾阴亏虚,虚热内扰所致的虚热证。应采取补其不足的治疗原则,滋阴以抑阳。

四、三 因 制 宜

所谓三因制宜是指因时、因地和因人制宜。"人以天地之气生",指人是自然界的产物,自然界天地阴阳之气的运动变化与人体是息息相通的,那么疾病的发生、发展与转归必然受到诸如气候、地域环境等因素的影响。患者的性别、年龄、体质等个体差异,也对疾病产生一定的影响。因此,在治疗疾病时,就必须根据这些具体因素作出分析,从而应用适宜的治法与方药,这也是治疗疾病所必须遵循的一个基本原则。

(一) 因时制宜

因时制宜,是指根据时令气候节律特点,来制订相应的治疗原则。《灵枢·岁露论》说:"人与天地相参也,与日月相应也"。因此,在不同的气候及时间节律条件下,要注意治疗宜忌。以昼夜而言,日夜阴阳之气比例不同,人亦应之。以月令而言,如《素问·八正神明论》说:"月生无泻,月满无补,月郭空无治,是谓得时而调之"的治疗原则。即提示治疗疾病时须考虑每月的月相盈亏圆缺变化规律,这在针灸及妇科的月经病治疗中较为常用。以季节而言,如秋冬季节气候由凉变寒,阴盛阳衰,人体腠理致密,阳气内敛,此时若非大热之证,当甚用寒凉药物,以防伤阳。因而某些病证,如阴虚的午后潮热,血瘀证夜间症状加重,脾肾阳虚之五更泄泻等,也具有日夜的时相特征,亦当考虑在不同的时间实施治疗。

(二) 因地制宜

因地制宜,是指根据不同的地理环境特点,来制订相应的治疗原则。由于地域、地势、气候、水土性质各异,长期生活在不同地域的人就存在体质差异,加之生活与工作环境、生活方式各不相同,使其生理活动与病理变化亦不尽相同,因地制宜就是考虑这些差异而实施治疗。如我国东南气候温暖潮湿,其人阳气容易外泄,腠理疏松,易感风热之邪,故常用桑叶、菊花、薄荷一类辛凉解表之剂。也有一些疾病的发生与不同地域的地质水土状况密切相关,如地方性甲状腺肿等地方性疾病。因而治疗时须针对疾病发生的不同地域而采用适宜的治疗方法与手段。

(三) 因人制宜

因人制宜,是指根据病人的年龄、性别、体质等不同特点,来制订相应的治疗原则。中医在重视整体观念的同时也重视个体性,强调个体差异。

1. 年龄特点　人在不同年龄阶段,生理功能、病理反应存在一定的差异,施治时宜区别对待。青壮年则气血旺盛,脏腑充实,可侧重于攻邪泻实,药量亦可稍重。老年人生机减退,气血日衰,多用补虚之法,或攻补兼施,用药量应比青壮年少,中病即止。

2. 性别特点　女性在生理、病理特点有别于男性,治疗方法用药亦当有别。妇女病理上有经、带、胎、产及乳房、胞宫之疾。如月经期、妊娠期用药时当慎用或禁用峻下、破瘀、重镇、辛燥及有毒药物;男子病理上精气易亏,有精室及男性功能障碍等特有病证,如阳痿、早泄、遗精以及精液异常等,应在调肾基础上结合具体病机论治。

3. 体质特点　因先天禀赋与生活环境的不同,人与人的体质存在着差异,一是病邪的易感性不同,二是患病机体的反应性不同,病证就有寒热虚实之别或"从化"的倾向,因而治法方药也应有所不同。如面色白而体胖,属阳虚体质者,本系寒湿之体,若感受寒湿之邪,则非用姜、附、参、苓之类温热方药则邪不能去。

三因制宜的原则,反映了天人相应的整体观念以及辨证论治的原则性与灵活性。只有把疾病与诸因素加以全面的分析,才能获得正确的诊断、合理有效的辨证论治。

第3节　治　　法

治法,是指在中医理论指导下,根据辨证的结果而确定的治疗方法。治法包括治疗大法和具体治法。治疗大法在临床上具有普遍意义,概括了具体治法的共性内容,包括汗、吐、下、和、温、清、补、消等"八法"。

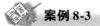 **案例 8-3**

　　患者,男,20 岁,心烦不适,口渴面赤,意欲冷饮,舌头边发有红白色斑点,弥漫疼痛,发病数月,小便色黄赤,脉沉。

问题:本病适用的治法是什么?

一、汗　　法

　　汗法,是运用发汗解表的方药来逐邪达外、解除表证的一种治疗大法,又称解表法。适用于一切外感病邪在表的病证,常见恶寒发热、头身疼痛、苔薄、脉浮等。汗法的临床应用,可分为辛凉解表和辛温解表两类。辛凉解表,适用于外感风热,发热重、恶寒轻的表热证;辛温解表,适用于外感风寒,恶寒甚、发热轻的表寒证。汗法的应用常与其他治法相合为用,如患者正气素虚,或有阴虚、阳虚、气虚或血虚等的具体症状,在解表剂中适当配伍滋阴、助阳、益气或养血等药物,即结合补法,以达到扶正祛邪的目的。汗法的应用,应以汗出邪去为度,发汗太过会耗散津液,损伤正气。另外,疮疡初起、腰以上水肿、麻疹透发不畅等伴有表证者,因势利导,也适用汗法。对于表邪已解,麻疹已透,疮疡已溃,以及自汗、盗汗、失血、吐泻、热病后期津亏者,均不宜用。

二、吐　　法

　　吐法,是利用药物刺激涌吐的作用引邪或有毒物质从口中吐出的一种治疗大法,又称催吐法。吐法适用于病邪在上焦,且须采用吐法的病证。主要适用于顽痰留滞胸膈,痰涎阻塞于气道,食滞胃脘或误食毒物及过量药品尚在胃中等病证。另外,因吐法易伤胃气,故病势危笃、老弱气衰、失血证、喘证、幼儿、孕妇、产后及气血虚弱者,均不得使用吐法。此法,一般以一吐为快,不宜反复使用。

三、下　　法

　　下法,是运用具有泻下作用的方药攻逐体内结聚,使邪气随大便或积水外泄的一种治疗大法,又称泻下法。下法又分为寒下、温下、润下、逐水、通瘀、攻痰、驱虫等具体治法。主要适用于水饮、燥屎、宿食、瘀血、痰滞、虫积等内结于里的里实证。下法中,特别是峻下逐水剂,极易损伤人体正气,应中病即止。邪在表者、邪在半表半里者;高龄津枯、便秘见阳虚体弱者;妇人行经期、妊娠期、产妇及脾胃虚弱者,均应慎用或禁用下法。

四、和　　法

　　和法,属较缓和的一种治法,是应用具有和解或疏泄作用的药物祛除半表半里之邪,或调整机体不和的一种治疗大法,又称和解法。和法主要适宜于外感病中寒热往来的少阳证;内伤病中肝胃不和证;或肝脾失调导致的腹痛、泄泻或月经不调证,及邪在肠胃导致寒热互见的肠胃失调等病证。一般情况下,在病势不强,汗、吐、下等法皆不适用而正气并不虚弱的情况下,均可使用。同时要注意,邪在肌表、未入少阳者,或邪气入里、阳明热盛之实证者,均不宜使用。

五、温　　法

　　温法,是运用具有温热性质的方药祛除寒邪和补益阳气的一种治疗大法,又称温里法或祛寒法。治法可分为温中祛寒、温经散寒、回阳救逆等方法。温中祛寒法治疗寒邪直中中焦,或阳虚中寒证;温经散寒法治疗寒邪凝滞经络、血脉不畅的痹病;回阳救逆法治疗亡阳虚脱、阴寒内盛的危候。温法,适用于里寒证,治疗寒邪直中脏腑、阴寒内盛的寒实证,亦用于阳气不足的虚寒证。另外,临床上常用的温肺化饮、温化寒痰、温肾利水、温经暖肝、温胃理气等具体治法,亦都属于温法的范围。温法所用药物性多燥热,易耗伤阴血,所以凡素体阴虚、血虚以及血热妄行的出血证,内热火炽以及孕、产妇,均应慎用或禁用。

六、清　　法

清法,是运用寒凉方药,通过泻火、解毒、凉血,清除热邪的一种治疗大法,也叫清热法。清法主要适用于实热证,只要表邪已解而里热炽盛者,均可应用。清热法有清热泻火、清热解毒、清营凉血等不同用法。邪热入于脏腑,用本法清泻脏腑之热邪,则有泻肺清热、清心降火、清肝泻火、清泻胃火等不同治法。清热法所用的方药多具寒凉之性,常易损伤脾胃阳气,故一般不宜久用。

七、补　　法

补法,是运用具有滋补温养作用的方药,恢复机体功能的一种治疗大法,也叫补益法。补法主要适用于脏腑气、血、阴、阳虚弱的病证,相应采用补气、补血、补阴、补阳四法。根据病情,可选用峻补、平补、缓补等治法。根据病位,采用直补其脏,如补养心血法、养血柔肝法、滋阴润肺法、补气健脾法、滋阴补肾法等。若某些脏腑的气、血、阴、阳均见不足时,还应多法并施进行治疗,如脾肾双补、滋补肝肾、益气养阴等。对邪实正虚而以邪气盛为主者,亦当慎用补法,防止闭门留寇。

八、消　　法

消法,是运用消食导滞、行气、化痰、利水等方药,使积滞的实邪逐步消导或消散的一种治疗大法,又称消导法或消散法。临床常用消法有消食导滞法、行气消瘀法、消痞化积法、消痰化饮法、消水散肿法等。此外,虫积、内外痈肿等病证,亦可采用消法治疗。主要适用于气滞、血瘀、食积、痰饮、水湿所形成的积聚、癥瘕、痞块等病证。积聚癥瘕病有初、中、末的不同,应根据正气的状况,采用消散、消和、消补等不同治法。消法亦能损伤人体正气,凡邪实正虚者,还应在祛邪的同时兼以扶正。

案例 8-3 分析

　　本病证为心火上炎,应采用清法,清心降火。

　　上述所述"八法",是针对八纲辨证及方药的主要作用而归纳出来的一些基本治疗大法。适用于表里、寒热、虚实等不同的征候。多数疾病病情往往复杂,常需多种方法配合用运,所以虽为八法,而配合运用之后变化多端。正如陈钟龄《医学心悟》说:"一法之中,八法备焉;八法之中,百法备焉。"因此,临床应当灵活运用八法。随着医学科学的发展和医疗实践的经验,临床上实际应用已超出"八法"的范围,如固涩法、息风法、活血化瘀法等,至于具体治法,则内容更为丰富。

小　结

　　1. 预防通过调养人体正气、防止外邪侵害达到未病先防的目的;通过早期诊治、防止传变达到既病防变的效果。

　　2. 防治原则是在辨证的基础上确立的治疗总则,能指导制订具体的治疗方法。核心是治病求本、扶正祛邪、调整阴阳、三因制宜等几方面。注意治标与治本含义、正治与反治的区别。

3. 治疗大法在临床上具有普遍意义,概括了具体治法的共性内容,包括汗、吐、下、和、温、清、补、消等"八法"。

 目 标 检 测

A₁ 型题

1. 属于既病防变的是
   A. 调摄精神　　　　　B. 锻炼身体
   C. 起居有节　　　　　D. 药物预防
   E. 早期诊治

2. 中医治疗疾病的根本法则是
   A. 治病求本　　　　　B. 扶正祛邪
   C. 调整阴阳　　　　　D. 标本缓急
   E. 因时、因地、因人制宜

3. 下列哪项说明了"祛邪"治则的涵义
   A. 消积导滞　　　　　B. 通腑泄热
   C. 实则泻之　　　　　D. 祛痰化饮
   E. 活血化瘀

4. 属于正治的是
   A. 热因热用　　　　　B. 以通治通
   C. 热者寒之　　　　　D. 用热远热
   E. 以补开塞

5. 属于反治的是
   A. 寒者热之　　　　　B. 以寒治寒
   C. 以寒治热　　　　　D. 以热治寒
   E. 热者寒之

6. 虚则补之属于
   A. 逆治法　　　　　　B. 从治法
   C. 治标法　　　　　　D. 反治法
   E. 治本法

7. 属于从治的是
   A. 治热以寒　　　　　B. 寒者热之
   C. 阳病治阴　　　　　D. 用热远热
   E. 以通治通

8. 寒因寒用适用于
   A. 真寒假热证　　　　B. 表热里寒证
   C. 真热假寒证　　　　D. 寒热错杂证
   E. 表寒里热证

9. 塞因塞用适用于
   A. 食滞腹泻　　　　　B. 肠热便结
   C. 淤血闭经　　　　　D. 脾虚腹胀
   E. 热结旁流

10. 瘀血引起崩漏,治疗应选用下列哪项治法
    A. 塞因塞用　　　　　B. 通因通用
    C. 补气摄血　　　　　D. 清热凉血
    E. 热者寒之

11. 用寒远寒,用热远热属于
    A. 扶正祛邪　　　　　B. 因地制宜
    C. 因人制宜　　　　　D. 因时制宜
    E. 未病先防

12. 用补益药治疗闭塞不通症状的病症,属于
    A. 热因热用　　　　　B. 寒因寒用
    C. 塞因塞用　　　　　D. 通因通用
    E. 热者寒之

13. 用热性药治疗具有假热症状的病证,属于
    A. 热因热用　　　　　B. 寒因寒用
    C. 塞因塞用　　　　　D. 通因通用
    E. 热者寒之

14. 用温热方药治疗寒性病证出现的寒象,其治法是
    A. 寒者热之　　　　　B. 热者寒之
    C. 寒因寒用　　　　　D. 热因热用
    E. 用寒远寒

（范文杰）

第9章 养 生

第1节 养生的意义

所谓"生",就是生命、生存、生长之意;所谓养,即保养、调养、补养之意。总之,养生就是保养生命的意思。以传统中医理论为指导,遵循阴阳五行生化收藏之变化规律,对人体进行科学调养,保持身体健康。人类具有相对固定的寿命期限,有生、长、壮、老、已的生命规律,但是,通过各种调摄保养,可以增强体质、预防疾病、延缓衰老。因此,养生对于提高人类健康水平和延年益寿,有着十分重要的意义。

一、增强体质

体质的形成是机体内外环境多种复杂因素共同作用的结果,主要关系到先天和后天两个方面。先天因素是体质形成的基础;后天因素,包括饮食营养、生活起居及劳动锻炼等。这些来自后天生活环境的影响,在先天的基础上进一步促进了体质的形成,或者促使某种体质的稳定和巩固,或者促使体质发生转变。

在一定程度上来说,人的体质是相对稳定的,但可以通过中医养生方法纠正体质之偏。尤其是先天禀赋不足的人,若后天摄养有度,可使体质由弱变强,弥补先天之不足,尽其天年而得长寿。父母的身体素质是后代生命产生的基础,所以父母体质的调养,包括在妊娠前后的保养就显得十分重要。一般而言,在父母体质强壮时五脏六腑气血调畅,肾中精气充足,一旦受胎生子,后代往往体质较强;父母体质虚弱时五脏六腑气血虚少,肾中精气亏乏,勉强受胎,后代必然体质较弱。优孕是优生的前提,中医也谓之"养胎",其具体方法大体包括适寒温、节饮食、慎起居、忌房事、心情宜愉悦、动作宜舒缓等。

另一方面,不同体质的人,应当采用与之相应的养生方法。如阴虚体质的人精神调养应遵循《内经》"恬澹虚无""精神内守"之养神大法;平素加强自我涵养,常读自我修养的书籍,自觉地养成冷静、沉着的习惯;在生活和工作中,对非原则性问题,少与人争,以减少激怒,要少参加争胜负的文娱活动;环境调摄应注意,居室环境应安静,最好住坐北朝南的房子;饮食调养原则是保阴潜阳,宜芝麻、糯米、蜂蜜、豆腐、甘蔗、乳品、蔬菜、水果、鱼类等清淡食物,并着意食用沙参粥、百合粥、枸杞粥、桑甚粥、山药粥等,对于葱、姜、蒜、韭、薤白、辣椒等辛辣燥烈之品则应少吃。针对体质的差异,采用适当的养生方法,纠正体质之偏,有利于增强体质,达到防病延年的目的。

二、预防疾病

主要包括未病先防和既病防变两个方面的内容。

(一)未病先防

未病先防是指在人体未发生疾病之前,采取各种措施,做好预防工作,以防止疾病的发生。这是中医养生防病思想最突出的体现。《素问·四气调神大论》中就指出"圣人不治已病治未病,不治已乱治未乱……夫病已成而后药之,乱已成而后治之,譬犹渴而穿井,斗而铸

104

锥,不亦晚乎"。故未病先防旨在提高抗病能力,防止病邪侵袭。

1. 养生以增强正气

(1) 调摄精神:情志变化是人体对外在事物的反应。精神情志活动是脏腑功能活动的体现。突然强烈的精神刺激,或反复的、持续的刺激,可以使人体气机紊乱,气血阴阳失调而发病,也可损伤正气,使人体的自我调节能力减退。而在疾病的过程中,情志变动又能使疾病恶化。因此,心情舒畅、精神愉快、减少不良刺激,可以达到预防疾病的目的。中医养生十分重视精神调养,要求人们做到"恬淡虚无"。"恬"是安静;"淡"是愉快;"虚"是虚怀若谷,虚己以待物;"无"是没有妄想和贪求,即具有较为高尚的情操,无私寡欲,心情舒畅,精神愉快,则人体的气机调畅,气血和平,正气旺盛,就可以减少疾病的发生。常用的控制和调节情绪方法有以情制情法、移情法、暗示法、开导法、节制法、疏泄法等。

1) 以情制情法:根据七情与五脏、六腑之间存在的阴阳五行生克原理,用生、克、乘、侮的方法来协调情志。如喜伤心者,以恐胜之;思伤脾者,以怒胜之;悲伤心者,以喜胜之;恐伤肾者,以思胜之;怒伤肝者,以悲胜之等。

2) 移情法:通过琴棋书画、外出旅游或锻炼等措施转移人的情绪,以解脱不良情绪刺激的方法叫移情法。养生学家认为,"七情之病者,看书解闷,听曲消愁,有胜于服药者"。

3) 暗示法:暗示不仅影响人的心理与行为,而且能够影响人体的生理功能。一般多采用语言暗示,也可采用手势、表情或采用暗示性药物及其他暗号等。《三国演义》里"望梅止渴"的成语故事,即是暗示法的典型例证。

(2) 锻炼身体:"生命在于运动",人体通过运动,可使气机调畅,气血流通,关节疏利,增强体质,提高抗病力,不仅可以减少疾病的发生,促进健康长寿,而且对某些慢性病也有一定的治疗作用。

(3) 食饮有节,起居有常:中医养生学要求人们饮食要有节制,不可过饱或过饥。此外,饮食五味不可偏嗜,并应控制肥甘厚味的摄入。要适应四时时令的变化,安排适宜的作息时间,以达到预防疾病,增进健康和长寿的目的。此外,养生还要注意劳逸结合,适当的体力劳动,可以使气血流通,促进身体健康。

(4) 药物预防及人工免疫:《素问·刺法论》中有:"小金丹……服十粒,无疫干也"的记载,可见我国很早就已开始用药物预防疾病了。我国在16世纪就发明了人痘接种法预防天花,是人工免疫的先驱,为后世预防接种免疫学的发展开辟了道路。近年来随着中医药的发展,试用中药预防多种疾病收到了很好的效果。如板蓝根、大青叶预防流感、腮腺炎,马齿苋预防菌痢等,都是简便易行,用之有效的方法。

2. 防止病邪的侵袭 未病先防除了增强体质,提高正气的抗邪能力外,还要注意防止病邪的侵害。应讲究卫生,注意四时气候的变化,避免意外的发生,防止环境、水源和食物污染,对六淫、疫疠等应避其毒气。至于外伤和虫兽伤,则要在日常生活和劳动中,留心防范。

(二) 既病防变

所谓既病防变是指在疾病发生以后,应早期诊治,以防止疾病的发展与传变。

1. 早期诊断 若疾病不及时作出正确诊断和治疗,病邪就可能由表传里、步步深入,侵犯脏腑,使病情愈来愈复杂、深重,治疗起来就会愈加困难。为此,一定要掌握疾病的发展规律及其传变途径,做到早期诊断,有效的治疗,才能防止其传变。《医学源流论·防微论》中就指出"病之始生浅,则易治;久而深入,则难治"。疾病初期,病情轻浅,正气未衰,所以比较易治。倘若不及时治疗,病邪就会由表入里,病情加重,正气受到严重耗损,以致病情危重。

2. 防止传变　所谓传变,亦称传化,是指脏腑组织病变的转移变化。在疾病防治工作中,只有掌握疾病发生发展规律及其传变途径,做到早期诊断,有效地治疗,才能防止疾病的传变。具体的传变规律,如外感热病的六经传变、卫气营血传变、三焦传变、内伤杂病的五行生克制化规律传变,以及经络传变、表里传变等。如《金匮要略》中就指出"见肝之病,知肝传脾,当先实脾"。

三、延缓衰老

衰老人类正常生命活动的自然规律,但如果注重养生,合理调节生活,就能暂缓人体衰老的进程。中医学在对衰老原因的认识上,非常重视脏腑功能和精气神的作用,又很强调阴阳协调对人体健康的重要意义。如中医认为肾虚、脾虚、精气衰竭是机体衰老的根本原因。肾为先天之本,人的生长发育衰老与肾脏的关系极为密切。《素问·上古天真论》中"女子七七""丈夫八八"的一段论述,即是以肾气的自然盛衰规律,来说明人体生长、发育、衰老的过程与先天禀赋的关系,从而提示衰老的关键在于肾气的盛衰。脾胃为后天之本,水谷皆入于胃,五脏六腑皆禀气于胃。若脾胃虚衰,饮食水谷不能被消化吸收,人体所需要的营养得不到及时补充,便会影响机体健康。从而加速衰老,甚至导致死亡。《内经》明确指出阳明为多气多血之经,而"阳明脉衰,面始焦、发始堕"是衰老的开始表现。因此,补肾固元,健脾益气,防病抗病,延缓衰老。如补肾可用巴戟天、山萸肉、何首乌、紫河车、肉苁蓉、淮山药、鹿茸等增强机体的生理功能,健脾用人参、黄芪、灵芝、大枣、茯苓等健脾、益气的药物,能提高免疫功能,减少疾病发生而延缓衰老。

第2节　养生的基本原则

根据中医养生学的理论,总结归纳,提出若干基本原则,用以指导养生实践。

考点：养生的基本原则

一、协调脏腑

五脏间的协调,即是通过相互依赖、相互制约、生克制化的关系来实现的。有生有制,则可保持一种动态平衡,以保证生理活动的顺利进行。

脏腑的生理,以"藏""泻"有序为其特点。五脏是以化生和贮藏精、神、气、血、津液为主要生理功能;六腑是以受盛和传化水谷、排泄糟粕为其生理功能。藏、泻得宜,机体才有充足的营养来源,以保证生命活动的正常进行。任何一个环节发生了故障,都会影响整体生命活动而发生疾病。

脏腑协同在生理上的重要意义决定了其在养生中的作用。从养生角度而言,协调脏腑是通过一系列养生手段和措施来实现的。协调的含义大致有二:一是强化脏腑的协同作用,增强机体新陈代谢的活力;二是纠偏,当脏腑间偶有失和,及时予以调整,以纠正其偏差。这两方面内容,作为养生的指导原则之一,贯彻在各种养生方法之中,如四时养生中强调春养肝、夏养心、长夏养脾、秋养肺、冬养肾;精神养生中强调情志舒畅,避免五志过极伤害五脏;饮食养生中强调五味调和,不可过偏等,都是遵循协调脏腑这一指导原则而具体实施的。

二、畅通经络

经络是气血运行的通道。只有经络通畅,气血才能川流不息地营运于全身。只有经络通畅,才能使脏腑相通,阴阳交贯,内外相通,从而养诸腑、生气血、布津液、传糟粕、御精神,以确保生命活动顺利进行,新陈代谢旺盛。所以说,经络以通为用,经络通畅与生命活动息息相关。一旦经络阻滞,则影响脏腑协调,气血运行也受到阻碍。因此,《素问·调经论》说:"五脏之道,皆出于经隧,以行血气,血气不和,百病乃变化而生"。所以,畅通经络往往作为一条养生的指导原则,贯穿于各种养生方法之中。

畅通经络在养生方法中主要作用形式有二:一是活动筋骨,以求气血通畅。如太极拳、五禽戏、八段锦、易筋经等,都是用动作达到所谓"动形以达郁"的锻炼目的。活动筋骨,则促使气血周流,经络畅通。气血脏腑调和,则身健而无病;二是开通任督二脉,使气血周流。一旦经脉通畅营运,则阴阳协调、气血平和、脏腑得养,精充、气足、神旺,故身体健壮而不病。由此可见,畅通经络这一养生原则的重要意义。

三、清 静 养 神

在机体新陈代谢过程中,各种生理功能都需要神的调节。故神极易耗伤而受损。因而,养神就显得尤为重要。《素问·病机气宜保命集》中指出:"神太用则劳,其藏在心,静以养之"。所谓"静以养之",主要是指静神不思、养而不用,即便用神,也要防止用神太过而言。《素问·痹论》中说:"静则神藏,躁则消亡",也是这个意思。静则百虑不思,神不过用,身心的清静有助于神气的潜腔内守。反之,神气的过用、躁动往往容易耗伤,会使身体健康受到影响。所以,《素问·上古天真论》中说:"精神内守,病安从来",只有清静,神气方可内守。清静养神原则的运用归纳起来,大要不外有三:一是以清静为本,无忧无虑,静神而不用,即所谓"恬淡虚无"之态,其气即可绵绵而生;二是少思少虑,用神而有度,不过分劳耗心神,使神不过用;三是常乐观,和喜怒,无邪念妄想,用神而不躁动,专一而不杂,可安神定气。

四、节 欲 保 精

由于精在生命活动中起着十分重要的作用,故要想使身体健康而无病,保持旺盛的生命力,养精则是十分重要的内容。《类经》明确指出:"善养生者,必宝其精,精盈则气盛,气盛则神全,神全则身健,身健则病少,神气坚强,老而益壮,皆本乎精也"。保精的意义,于此可见。保精的另一方面含义,还在于保养肾精,也即狭义的"精"。男女生殖之精,是人体先天生命之源泉,不宜过分泄漏。

欲达到养精的目的,必须抓住两个关键环节。一是节欲。所谓节欲,是指对于男女间性欲要有节制、自然。男女之欲是正常生理要求,欲不可绝,亦不能禁,但要注意适度,不使太过,做到既不绝对禁欲,也不纵欲过度,即是节欲的真正含义。节欲可防止阴精的过分泄漏,保持精盈充盛,有利于身心健康。二是保精,此指广义的精而言,精禀于先天,养于水谷而藏于五脏,若后天充盛,五脏安和,则精自然得养,故保精即是通过养五脏以不使其过伤,调情志以不使其过极,忌劳伤以不使其过耗,来达到养精保精的目的。正所谓:"志闲而少欲,心安而不惧,形劳而不倦"(《素问·上古天真论》)。

五、天 人 相 应

天人相应是指人生天地之间,宇宙之中,一切生命活动与大自然息息相关。"与天地相应,与四时相符,人参天地",顺应自然规律是养生的基本原则。人体自身具有与自然变化规律基本上相适应的能力,《素问·四气调神大论》指出"春夏养阳,秋冬养阴,以从其根"。这种"顺时摄养"的原则,就是顺应四时阴阳消长节律进行养生,从而使人体生理活动与自然界变化的周期保持同步,使机体内外环境的协调统一。如果能掌握其规律,主动地采取各种养生措施以适应其变化,就能避邪防病,保健延衰。

阴阳平衡,就是天人相应,顺应自然的具体体现,也是中医养生的基本原则。阴阳运动是万事万物的运动规律,也是生命活力的根本保障,养生的宗旨是维系生命的阴阳平衡、脏腑平衡、寒热平衡及气血平衡。其总原则是阴阳协调,实质是阳气与阴精(精、血、津液)的平衡,也就是人体各种功能与物质的协调。阴阳平衡不是静止的、绝对的,而是相对的、动态的平衡,一旦养生不慎,就很容易导致阴阳失衡而危害健康。

六、形 神 共 养

形,指形体,包括了人体的皮肉、筋骨、脉络、脏腑,它是人体生命活动的外在表现;神,指人体的精神思维活动,包括了精神、意识、思维活动,它是人体生命活动的内在主宰。形体与精神之间存在着一种互为依存的密切关系:一方面,形是神存在的基础,神只能寄形成存,决不能离形而生,旺盛的神只能建立在健康的形基础之上,所以欲养神必养形。另一方面,神也直接影响形体的盛衰存亡,想要一个健康形体必须重视养神,《素问·疏五过论》中就提出:"精神内伤,身必败亡。"可见养形与养神,二者必须兼顾,不可偏废。主张形神共养,决不意味着把形、神放在同等重要的位置上。事实上就总体而言,中国养生学从来都视养神为首务,正所谓"太上养神,其次养形"。传统中医理论认为,心神能统率五脏六腑、五官七窍、四肢百骸而为一身之主宰的生理观,所以古代养生家大多认为调养心神,不但能使心强脑健,有益于精神卫生,更为重要的是,通过养心调神还可以有助于调养整个形体。

七、持 之 以 恒

恒,就是持久、经常之意。养生保健不仅要方法合适,而且要坚持不懈地努力,才能不断改善体质。只有持之以恒地进行调摄,才能达到目的。

(一) 养生贯穿一生

在人的一生中,各种因素都会影响最终寿限。因此,养生必须贯穿人生的自始至终。中国古代养生家非常重视整体养生法。金元时期著名医家刘完素提出人一生"养、治、保、延"的摄生思想。明代张景岳特别强调胎孕养生保健和中年调理的重要性,指出:"凡寡欲而得之男女,贵而寿,多欲而得之男女,浊余夭"。告诫为人父母者生命出生之前常为一生寿夭强弱的决定性时期,应当高度重视节欲节饮,以保全精血,造福后代。人的成年时期是一生中的兴旺阶段。据此特点,金元医家刘完素认为:"其治之之道,辨八邪,分劳佚,宜治病之药,当减其毒,以全其真"。这种"减毒"预防伤正思想,对于抗御早衰具有很要作用。张景岳更强调指出:"人于中年左右,当大为修理一番,则再振根基,尚余强半"。通过中年的调理修整,为进入老年期做好准备。人到老年,生理功能开始衰退。故刘完素指出:"其治之之道顺神养精,调腑和脏,行内恤外护",旨在内养精、气、神,外避六淫之邪,保其正气,济其衰弱。对于高龄之人,可视其阴阳气血之虚实,有针对性地采取保健措施,适当锻炼,辅以药养和食养,有益于延年益寿。古人的这种整体养生思想比较符合现代对人体生命和养生的认识。

(二) 练功贵在精专

中医养生保健的方法很多。要根据自己各方面的情况,合理选择。选定之后,就要专一、精练,切忌见异思迁,朝秦暮楚。因为每一种功法都有自身的规律,专一精练能强化生命运动的节律,提高生命运动的有序化程度。如果同时练几种功法,对每一种功法都学不深远,则起不到健身作用,而且各种功法的规律不完全相同,互有干扰,会影响生命活动的有序化,身体健康水平不可能提高。

(三) 养生重在生活化

提倡养生生活化,就是要积极主动地把养生方法融入在日常生活的各个方面。因为作、息、坐、卧、衣、食、住、行等,必须符合人体生理特点、自然和社会的规律,才能给我们的工作、学习和健康带来更多的益处。总之,养生是人类之需,社会之需,日常生活中处处都可以养生,只要把养生保健的思想深深扎根生活之中,掌握健身方法,就可做到防病健身,祛病延年,提高健康水平。

链 接

《黄帝内经》与养生

《黄帝内经》认为,养生的目的是为了维护人与自然的和谐、形与神的和谐、脏腑气血阴阳的和谐,借以维护健康,达到延年益寿的目的。其论述的养生内容十分丰富,主要有:顺应自然,效法自然界四时阴阳消长变化来调摄;情志方面要"恬淡虚无""精神内守",饮食方面要"食饮有节""谨和五味",劳作方面要"形劳而不倦",避免"醉以入房,以欲竭其精,以耗散其真";还应积极参加导引按蹻等健身活动。这些养生方法归纳起来可分为养形和养神两大类,其基本原则是形宜动,神应静,动静得宜,则"形与神聚,而尽终其天年"。《黄帝内经》的养生学说对我们研究预防医学、康复医学有重要价值。

第3节 养生的常用方法

一、环 境 养 生

人与自然的关系是有机的统一整体。环境创造了人类,人类依存于环境,受其影响,不断与之相适应;人类又通过自身的生产活动不断改造环境,使人与自然更加和谐。生活环境对人类的生存和健康意义重大,适宜的生活环境,可保证工作学习的正常进行,促进人类的健康长寿,有利于民族的繁衍兴旺。反之,如果对人类生产和生活活动中产生的各种有害物质处理不当,不仅损害人类健康,还会产生远期潜在危害,威胁子孙后代。健康是长寿的先决条件,而每个人的健康状况在很大程度上又依赖于他所生活的环境。环境包括地理环境、社会环境和每个人居住的小环境。在环境中,有许多因素每时每刻地作用于人的机体。人体借助机体内在调节和控制机制,与各种环境因素保持着相对平衡,表现出机体对环境的适应能力,但是人们的这种适应能力是有限的,当有害的环境长期作用于人体,或者超过一定限度,就要危害健康,引起疾病,甚至造成死亡。

(一)居住环境

人的居住环境与养生也有密切关系。居住的环境和卫生条件将直接影响着人的健康。世界卫生组织倡导的"在2000年人人享有卫生保健"的活动,把住户住房的日照、采光、通风以及厨房、厕所、畜圈的卫生等作为初级卫生保健指标体系中的达标指标之一。良好的住室条件有益于健康和长寿,而不良的住室则有损于健康和长寿,可降低身体抵抗力,甚至引起疾病。《素问·四气调神大论》指出:"使志若伏若匿,若有私意,若已有得。"就是要人们避免各种干扰刺激,处于淡泊宁静状态,方可使心神安静自如,含而不露,给人以愉悦之美。因此,创造良好的居住环境,有益于健康长寿。狭小住宅环境会使呼吸道和消化道发病率增高,阴暗潮湿的环境使人易患感冒、风湿性关节炎,光照不足,会增加佝偻病和骨质软化症的发生。舒适健康的居住环境离不开几个重要的因素:环境安静,阳光充足,空气清新,没有对人体有危害的辐射、电磁波等。

(二)社会环境

由于人具有生物属性和社会属性,就必须重视社会环境因素对人群健康和疾病的影响。《黄帝内经》里就指出:"凡欲诊病者,必问饮食居处,暴乐暴苦,始乐始苦,皆伤精气,精气竭绝,形体毁沮。"非常明确地阐明了诊治疾病要注意社会心理因素的影响。相传,帝尧时代人们就凿井汲水而饮。春秋战国时期居民中还制订了清洁饮水公约,不遵守者会以法论处。我国考古挖掘的古城遗址遗物也证实,春秋战国时期的城市地下已有用陶土管修建的下水道,当时不仅考虑了饮水卫生,而且还注意保护环境卫生。在古希腊,希波克拉底也写过《论空气、水和土壤》等卫生论著,与《黄帝内经》所论观点颇有相似之处。由此可见,社会环境同样和人们的身体状况紧密关联。1848 年,法国人儒勒·盖林第一次把"社会"这个词同医学问题联系起来,提出了"社会医学"新概念。他把社会医学分成四个部分:社会生理学——研究人群的身心状态与它的法律、组织、制度、风俗、习惯等的内在关系;社会病理学——研究健康和疾病的社会问题;社会卫生学——研究增进健康,预防疾病的措施;社会治疗学——制订治疗措施和其他手段对付社会可能遇到的不良因素。第二次世界大战后,工农业生产的发展及与之相适应的科学技术的迅猛发展,随之而来的各种社会因素对健康的影响,比以往任何时候都更为突出。社会向医学提出了许多新课题:环境污染造成生态平衡破坏所带来的"公害病";现代工、农业及交通运输业所带来的意外伤残人的增多;人口老化以及社会现代化所引起的疾病谱的变化等。

(三) 地理环境

人与地理环境之间存在着一种必然联系。《内经》中说:"人以天地之气生,四时之法成。"中国地域辽阔,不同地区的地形、空气、水源、声音及气候有所差异,对人体产生不同的影响,并使人们易患某些疾病。如东南地区滨海傍水,地势低洼,潮湿多雨,且多山岚瘴气,故其民多湿热、温热及疟疾等病;西北地区地高陵居,风寒冰冽,故其民多外寒之病。另如某些瘿病,中医认为"亦曰饮沙水,沙随气入于脉,搏颈下而成之"(《诸病源候论》)。当然,现在看来,沙水实际是水中缺碘。我们经常见到,习惯了一方水土的人,如果到另一个地方,就会出现"水土不服",轻者头晕呕吐,重者腹泻不止,以至于无法正常生活。也许正是因为水土与人们的生活有着如此紧密的联系,才有了"一方水土养一方人"的说法。由于自然环境的差异,很难用一个标准来选择地理条件,应因地制宜,尽量避开对人体有害的环境。如南方人宜选高洁之地,取清和之气,当避低洼潮湿、杂草丛生之地,以免受湿热虫毒、山岚瘴气之危害;北方人宜选低平之地,取温和之气,当避高山峻土、凛冽干燥之地,以免受寒风侵袭。由此可见,地理环境对人们的生活及健康有很大的影响。

二、四季养生

(一) 春季养生

春三月,从立春到立夏前,包括立春、雨水、惊蛰、春分、清明、谷雨六个节气。春为四时之首,万象更新之始,《素问·四气调神大论》指出"春三月,此谓发陈。天地俱生,万物以荣",春归大地,阳气升发,冰雪消融,蛰虫苏醒。自然界生机勃发,一派欣欣向荣的景象。所以,春季养生在精神、饮食、起居诸方面,都必须顺应春天阳气升发,万物始生的特点,注意保护阳气,着眼于一个"生"字。

1. 精神调养 春属木,与肝相应。肝主疏泄,在志为怒,恶抑郁而喜调达。故春季养生,既要力戒暴怒,更忌情怀忧郁,要做到心胸开阔,乐观愉快。而历代养生家则一致认为,在春光明媚、风和日丽、鸟语花香的春天,应该踏青问柳,登山赏花,临溪戏水,行歌舞风,陶冶性情,使自己的精神情志与春季的大自然相适应,充满勃勃生气,以利春阳生发之机。

2. 起居调养 春回大地,人体的阳气开始趋向于表,皮肤腠理逐渐舒展,肌表气血供应增多而肢体反觉困倦,故有"春眠不觉晓,处处闻啼鸟"之说,往往日高三丈,睡意未消。然而,睡懒觉不利于阳气生发。因此,在起居方面要求夜卧早起,免冠披发,松缓衣带,舒展形体,或信步慢行,克服情志上倦懒思眠的状态,以助生阳之气升发。春季气候变化较大,极易出现乍暖乍寒的情况,加之人体腠理开始变得疏松,对寒邪的抵抗能力有所减弱。所以,春天不宜顿去棉衣。特别是年老体弱者,减脱冬装尤宜审慎,不可骤减。因此,《老老恒言》云:"春冻未泮,下体宁过于暖,上体无妨略减,所以养阳之生气"。

3. 饮食调养　春季阳气初生,宜食辛甘发散之品,而不宜食酸收之味。故《素问·藏气法时论》说:"肝主春……肝苦急,急食甘以缓之……肝欲散,急食辛以散之,用辛补之,酸泄之"。酸味入肝,且具收敛之性,不利于阳气的生发和肝气的疏泄,且足以影响脾胃的运化功能,故《摄生消息论》说:"当春之时,食味宜减酸增甘,以养脾气"。一般说来,为适应春季阳气升发的特点,为扶助阳气。此时,在饮食上应遵循上述原则,适当食用辛温升散的食品,如麦、枣、豉、花生、葱、香菜等,而生冷黏杂之物,则应少食,以免伤害脾胃。

4. 运动调养　在寒冷的冬季里,人体的新陈代谢,藏精多于化气,各脏腑器官的阳气都有不同程度的下降,因而入春后,应加强锻炼。到空气清新之处,如公园、广场、树林、河边、山坡等地,玩球、跑步、打拳、做操,形式不拘,取己所好,尽量多活动,使春气升发有序,阳气增长有路,符合"春夏养阳"的要求。年老行动不便之人,乘风日融和、春光明媚之时,可在园林亭阁虚敞之处,凭栏远眺,以畅生气。但不可默坐,免生郁气,碍于舒发。

5. 防病保健　初春,由寒转暖,温热毒邪开始活动,致病的微生物细菌、病毒等,随之生长繁殖。许多疾病如流感、肺炎、麻疹、流血、猩红热等多有发生、流行。预防措施:一是讲卫生,除害虫,消灭传染源;二是多开窗户,使室内空气流通;三是加强保健锻炼,提高机体的防御能力。

(二) 夏季养生

夏三月,从立夏到立秋前,包括立夏、小满、芒种、夏至、小暑、大暑六个节气。夏季烈日炎炎,雨水充沛,万物竞长,日新月异。阳极阴生,万物成实。正如《素问·四气调神大论》所说:"夏三月,此谓蕃秀;天地气交,万物华实"。所以,夏季养生要顺应夏季阳盛于外的特点,注意养护阳气,着眼于一个"长"字。

1. 精神调养　夏属火,与心相应,所以在赤日炎炎的夏季,要重视心神的调养。"使志无怒,使华英成秀,使气得泄,若所爱在外,此夏气之应,养长之道也"(《素问·四气调神大论》)。就是说,夏季要神清气和,快乐欢畅,胸怀宽阔,精神饱满,培养乐观外向的性格,以利于气机的通泄。

2. 起居调养　夏季作息,宜晚些入睡,早些起床,以顺应自然界阳盛阴衰的变化。"暑易伤气",炎热可使汗泄太过,令人头昏胸闷,心悸口渴、恶心、甚至昏迷。所以,安排劳动或体育锻炼时,要避开烈日炽热之时,并注意加强防护。午饭后,需安排午睡,一则避炎热之势,二则可恢复疲劳。酷热盛夏,每天洗一次温水澡,是一项值得提倡的健身措施。不仅能洗掉汗水、污垢,使皮肤清爽,消暑防病,而且能够锻炼身体。因为温水中冲洗时水压及机械按摩作用,可使神经系统兴奋性降低,扩张体表血管,加快血液循环,改善肌肤和组织的营养,降低肌肉张力消除疲劳,改善睡眠,增强抵抗力。没有条件洗温水澡时,可用温水毛巾擦身,也能起到以上作用。夏日炎热,腠理开泄,易受风寒湿邪侵犯,睡眠时不宜用扇类送风,更不宜夜晚露宿。有空调的房间,也不宜室内外温差过大。

3. 饮食调养　夏季出汗多,则盐分损失亦多。宜多食酸味以固表,多食咸味以补心。《素问·藏气法时沦》指出:"心苦缓,急食酸以收之""用咸补之,甘泻之"。阴阳学说则认为,夏月伏阴在内,饮食不可过寒,否则导致寒伤脾胃,令人吐泻。西瓜、绿豆汤、乌梅小豆汤,为解渴消暑之佳品,但不宜冰镇。夏季气候炎热,人的消化功能较弱,饮食宜清淡,不宜肥甘厚味。夏季致病微生物极易繁殖,食物极易腐败、变质,肠道疾病多有发生。因此,讲究饮食卫生,谨防"病从口入"。

4. **运动调养** 夏天运动锻炼,最好在清晨或傍晚较凉爽时进行,场地宜选择公园、河湖水边、庭院空气新鲜处,锻炼项目以散步、慢跑、太极拳、气功、广播操为好,有条件最好能到高山森林、海滨地区去疗养,夏天不宜做过分剧烈的运动。因为剧烈运动,可致大汗淋漓,汗泄太多,不仅伤阴,也伤损阳气。出汗过多时,可适当饮用盐开水或绿豆盐汤,切不可饮用大量凉开水;不要立即用冷水冲头、淋浴。否则,会引起寒湿痹证、"黄汗"等多种疾病。

5. **防病保健** 夏季酷热多雨,暑湿之气容易乘虚而入,如果出现全身明显乏力、头昏、胸闷、心悸、注意力不能集中、大量出汗、四肢发麻、口渴、恶心等症状,是中暑的先兆。应立即将病人移至通风处休息,给病人喝些淡盐开水或绿豆汤,或西瓜汁、芦根水、酸梅汤等。预防中暑要合理安排工作,注意劳逸结合;避免在烈日下过度暴晒,注意室内降温;睡眠要充足;讲究饮食卫生,注重"冬病夏治"保健。从小暑到立秋,人称"伏夏",即"三伏天",是全年气温最高,阳气最盛的时节。对于一些每逢冬季发作的慢性病,如慢性支气管炎、肺气肿、支气管哮喘、腹泻、痹证等阳虚证,是最佳的防治时机,称为"冬病夏治"。如内服中成药,也可外敷药于穴位之上。内服药,以温肾壮阳为主,如金匮肾气丸、右归丸等,每日二次,每次一丸,连服一个月。外敷药可以用白芥子20g、元胡15g、细辛12g、甘遂10g,研细末后,用鲜姜60g捣汁调糊,分别摊在6块直径约5cm的油纸或塑料薄膜上(药饼直径约3cm,如果有麝香更好,可取0.3g置药饼中央),贴在双侧肺俞、心俞、膈俞,或贴在双侧肺俞、百劳、膏肓等穴位上,以胶布固定。一般贴4~6小时,如感灼痛,可提前取下;局部微痒或有温热舒适感,可多贴几小时。每伏贴一次,每年三次,连续三年,可增强机体免疫力,均能获得较好的保健效果。

(三) 秋季养生

秋季,从立秋至立冬前,包括立秋、处暑、白露、秋分、寒露、霜降六个节气。气候由热转寒,是阳气渐收、阴气渐长、由阳盛转变为阴盛的关键时期,是万物成熟收获的季节,人体阴阳的代谢也开始阳消阴长过渡。因此,秋季养生,凡精神情志,饮食起居,运动锻炼,皆以养收为原则。

1. **精神调养** 秋内应于肺。肺在志为忧,悲忧易伤肺。肺气虚,则机体对不良刺激耐受性下降,易生悲忧情结。秋高气爽,秋天是宜人的季节,但气候渐转干燥,日照减少,气温渐降;草枯叶落,花木凋零,常在一些人心中引起凄凉,垂慕之感,产生忧郁、烦躁等情绪变化。因此,《素问·四气调神大论》指出"使志安宁,以缓秋刑,收敛神气,使秋气平;无外其志,使肺气清,此秋气之应,养收之道也",说明秋季养生首先要培养乐观情绪。保持神志安宁,以避肃杀之气;收敛神气,以适应秋天容平之气。

2. **起居调养** 秋季,自然界的阳气由疏泄趋向收敛,起居作息要相应调整《素问·四气调神大论》说:"秋三月,早卧早起,与鸡俱兴"。早卧以顺应阳气之收,早起,使肺气得以舒展,且防收之太过。初秋,暑热未尽,凉风时至,天气变化无常。因此,需酌情增减衣物,防止受凉感冒。深秋时节,风大转凉,应及时增加衣服,体弱的老人和儿童,尤应注意。

3. **饮食调养** 《素问·藏气法时论》说:"肺主秋……肺欲收,急食酸以收之,用酸补之,辛泻之"。酸味收敛补肺,辛味发散泻肺,秋天宜收不宜散。因此,要尽可能少食葱、姜等辛味之品,适当多食一点酸味果蔬。秋燥易伤津液,故饮食应以滋阴润肺为佳。《饮膳正要》说:"秋气燥,宜食麻以润其燥,禁寒饮"。总之,秋季时节,可适当食用如芝麻、糯米、粳米、蜂蜜、枇杷、菠萝、乳品等柔润食物,以益胃生津,有益于健康。

4. **运动调养** 秋季,天高气爽,是开展各种运动锻炼的好时期。可根据个人具体情况选择不同的锻炼项目,亦可采用《道藏·玉轴经》所载秋季养生功法,即秋季吐纳健身法,对延年益寿有一定好处。具体做法:每日清晨洗漱后,于室内闭目静坐,先叩齿 36 次,再用舌在口中搅动,待口里液满,漱炼几遍,分 3 次咽下,并意送至丹田,稍停片刻,缓缓做腹式深呼吸。吸气时,舌舐上腭,用鼻吸气,用意将气送至丹田。再将气慢慢从口呼出,呼气时要稍撮(音致,擦的意思)口,默念呬(音审)字,但不要出声。如此反复 30 次。秋季坚持练此功,有保肺强身之功效。

5. 防病保健　秋季是肠炎、痢疾、疟疾、乙脑等病的多发季节。预防工作显得尤其重要。要搞好环境卫生,消灭蚊蝇。注意饮食卫生,不喝生水,不吃腐败变质和被污染的食物。群体大剂量投放中药,如板蓝根、马齿苋等煎剂,对肠炎、痢疾的流行可起到一定的防治作用;为防治"乙脑"则应按时接种乙脑疫苗。秋季总的气候特点是干燥,故常称之为"秋燥"。燥邪伤人,容易耗人津液,常见口干、唇干、鼻干、咽干、舌上少津、大便干结、皮肤干,甚至皲裂。预防秋燥除适当多服一些维生素外,还应服用宣肺化痰、滋阴益气的中药,如人参、沙参、西洋参、百合、杏仁、川贝等,对缓解秋燥多有良效。

(四) 冬季养生

冬三月,从立冬至立春前,包括立冬、小雪、大雪、冬至、小寒、大寒六个节气,是一年中气候最寒冷的季节。严寒凝野,朔风凛冽,阳气潜藏,阴气盛极,草木凋零,蛰虫伏藏,用冬眠状态养精蓄锐,为来年春天生机勃发做好准备,人体的阴阳消长代谢也处于相对缓慢的水平。因此,冬季养生之道,应眼于一个"藏"字。

1. 精神调养　为了保证冬令阳气伏藏的正常,不受干扰,首先要求精神安静。《素问·四气调神大论》指出,"冬三月,此为闭藏……使志若伏若匿。若有私意,若已有得",意思是欲求精神安静,必须控制情志活动,使之如伏似藏,如此,才能"无扰乎阳",养精蓄锐,有利于来年春天的阳气萌生。

2. 起居调养　冬季起居作息,正如《素问·四气调神大论》所说:"早卧晚起,必待日光……去寒就温,无泄皮肤,使气亟夺,此冬气之应,养藏之道也"。在寒冷的冬季里,不应当扰动阳气。因此,要早睡晚起,日出而作,以保证充足的睡眠时间,以利阳气潜藏,阴精积蓄。至于防寒保暖,也必须根据"无扰乎阳"的养藏原则,做到恰如其分。衣着过少过薄,室温过低,则既耗阳气,又易感冒。反之,衣着过多过厚,室温过高,则腠理开泄,阳气不得潜藏,寒邪亦易于入侵。

3. 饮食调养　冬季饮食对正常人来说,应当遵循"秋冬养阴","无扰乎阳"的原则,既不宜生冷,也不宜燥热,最宜食用滋阴潜阳,热量较高的膳食为宜。为避免维生素缺乏,应摄取新鲜蔬菜。顺从五味与五脏关系,"肾主冬……肾欲坚,急食苦以坚之,用苦补之,咸泻之"(《素问·藏气法时论》)。这是因为冬季阳气衰微,腠理闭塞,很少出汗,减少食盐摄入量,可以减轻肾脏的负担,增加苦味可以坚肾养心。具体地说,在冬季为了保阴潜阳,宜食谷类、羊肉、鳖、龟、木耳等食品,宜食热饮食,以保护阳气。由于冬季重于养"藏",此时进补是最好的时机。

4. 运动调养　冬日虽寒,仍要持之以恒进行自身锻炼,但要避免在大风、大寒、大雪、雾露中锻炼。还须指出,在冬天早晨,由于冷高压的影响,往往会发生逆温现象,即上层气温高,而地表气温低,大气停止上下对流活动,工厂、家庭炉灶等排出的废气,不能向大气层扩散,使得户外空气相当污浊,能见度大大降低。有逆温现象的早晨,在室外进行锻炼不如室内为佳。

5. 防病保健　冬季是麻疹、白喉、流感、腮腺炎等疾病的好发季节,除了注意精神、饮食运动锻炼外,还可用中药预防,如大青叶、板蓝根对流感、麻疹、腮腺炎有预防作用;黄芩可以预防猩红热;兰花草、鱼腥草可预防百日咳;生牛膝能预防白喉。这些方法简便有效,可以酌情采用。冬寒也常诱发痼疾,如支气管哮喘、慢性支气管炎等,心肌梗死等心血管疾病、脑血管疾病,以及痹证等,也多因触冒寒凉而诱发加重。因此,防寒护阳,是至关重要的。同时,也要注意颜面、四肢的保健,防止冷伤。

三、保精养生

《素问·上古天真论》所说:"志闲而少欲,心安而不惧,形劳而不倦"。避免精气伤耗,即可保精。在传统养生法中,调摄情志,四时养生,起居养生等诸法中,均贯彻了这一养生原则。由于精在生命活动中起着十分重要的作用,所以要想使身体健康而无病,保持旺盛的生命力,养精则是十分重要的内容。《类经》明确指出:"善养生者,必宝其精,精盈则气盛,气盛则神全,神全则身健,身健则病少,神气坚强,老而益壮,皆本乎精也"。保精的意义,于此可见。保精护肾是指利用各种手段和方法来调养肾精,使精气充足,体健神旺,从而达到延年益寿的目的。精是构成人体和促进人体生长发育的基本物质,精、气、神是人身"三宝",精化气,气生神,神御形,精是气形神的基础,为健康长寿的根本。精禀于先天,养于水谷而藏于五脏。五脏安和,精自得养。就广义的保精而言,精禀于先天,养于水谷而藏于五脏,若后天充盛,五脏安和,则精自然得养,故保精即是通过养五脏以不使其过伤,调情志以不使其过极,忌劳伤以不使其过耗,来达到养精保精的目的。狭义的保精,五脏之中,肾为先天,主藏精,故保精重在保养肾精,即狭义的"精":生殖之精,是人体先天生命之源泉,不宜过分泄漏。中医养生学强调节欲以保精,使精盈充盛,有利于心身健康。如果纵情泄欲,会使枯竭,真气耗散而致未老先衰。《千金要方·养性》中指出:"精竭则身惫。故欲不节则精耗,精耗则气衰,气衰则病至,病至则身危"。告诫人们宜保养肾精,这是关系到机体健康和生命安危的大事。足以说明,精不可耗伤,养精方可强身益寿,作为养生的指导原则,其意义也正在于此。节欲并非绝欲,乃房事有节之谓,可以防止阴精的过分泄漏,保持精盈充盛,有利于身心健康。保养肾精之法甚多,其一为节欲。所谓节欲,是指对于男女间性欲要有节制,要注意适度,不使太过,做到既不绝对禁欲,也不纵欲过度,即是节欲的真正含义。除节欲保精外,尚有房事保健、气功、导引等,均有节欲保精的具体措施,也即是这一养生原则的具体体现。

四、调神养生

《淮南子》说:"神清志平,百节皆宁,养性之本也;肥肌肤,充肠腹,供嗜欲,养性之末也"。调养精神作为历代养生家养生寿老之本法,防病治病之良药,人的精神活动是在"心神"的主导作用下,脏腑功能活动与外界环境相适应的综合反应,所以精神调摄必然涉及多方面的问题。不懂得养神之重要,单靠饮食营养、药物滋补,是难以达到健康长寿目的。调神之法概括起来可有清静养神、立志养德、开朗乐观、调畅情志、心理平衡等几方面。

(一)清静养神

因神气清净而无杂念,可以使真气存于身体内部,心神平安的目的。清静,是指人体的精神情志保持淡泊宁静的状态。此处之"清静"是指思想清静,即心神之静。我们提倡的思想清静主要是思想专一,排除杂念。调神摄生是调养心神养生之本,首在静养。这种思想源于老庄道家学说,后世在内容和方法上不断有所补充和发展。养生家认为静养之要在于养心,心为人之主宰,亦为精气神之主宰。心静则神清,心定则神凝。经常保持思想清静,调神养生,多练气功,可以有效地增强抗病能力,减少疾病发生,有益身心健康。静志安神,清心静养,古人把养性摄生总结为坚持"十二少",戒除"十二多"。"十二少"指"少思、少念、少欲、少事、少语、少笑、少愁、少乐、少喜、少怒、少好、少恶"。"十二多"指:"多思则神殆、多念则志散、多欲则损志、多事则形疲、多语则气争、多笑则脏伤、多愁则心摄、多乐则意溢、多喜则忘昏错乱、多怒则百脉不定、多好则专迷不治、多恶则煎熬无欢"。此"十二多"不除,丧生之本也。清静养神的主要方法如下。

1. 少私寡欲 少私,是指减少私心杂念;寡欲,是降低对名利和物质的嗜欲。因为私心太重,嗜欲不止,欲望太高太多,达不到目的,就会产生忧郁、幻想、失望、悲伤、苦闷等不良情绪,从而扰乱清静之神。使心神处于无休止的混乱之中,导致气机紊乱而发病。如果能减少私心、欲望,从实际情况出发,节制对私欲和对名利的奢望,则可减轻不必要的思想负担,使人变得心地坦然,心情舒畅,从而促进身心健康。而要做到少私寡欲,必须注意明确私欲之害,以理收心。

2. 养心敛思 养心,即保养心神;敛思,即专心致志,志向专一,排除杂念,驱逐烦恼。从养生学角度而言,神贵凝而恶乱,思贵敛而恶散。凝神敛思是保持思想清静的良方。只有精神静谧,从容温和,排除杂念,专心致志,才能做到安静和调,心胸豁达,神清气和,乐观愉快,这样不仅有利于学习和工作,而且能使整体协调,生活规律,有利于健康长寿。

(二) 立志养德

理想和信念是生活的主宰和战胜疾病的动力。正确的精神调养,必须要有正确的人生观。只有对生活充满信心,有目标、有追求的人,才能很好地进行道德风貌的修养和精神调摄,更好地促进身心健康。

养生,首先要立志。所谓立志,就是要有伟大志向,树立起生活的信念,对生活充满希望和乐趣。也就是说要有健康的心理、高尚的理想和道德情操,这是每个人的生活基石和精神支柱。孔子提出"德润身""仁者寿"的理论。他在《中庸》中进一步指出:"修身以道,修道以仁""大德必得其寿"。他认为讲道德的人,待人宽厚大度,才能心旷神怡,体内安详舒泰得以高寿。古代的道家、墨家、法家、医家等,也都把养性养德列为摄生首务。理想和信念是老年人的延长生命活力提高生活质量的"增寿剂",不畏老是健康长寿的精神支柱,产生不畏老精神的重要思想基础就是晚年的理想和追求。从生理上来讲,道德高尚,光明磊落,性格豁达,心理宁静,有利于神志安定,气血调和,人体生理功能正常而有规律地进行,精神饱满,形体健壮。这说明养德可以养气,养神,使"形与神俱",健康长寿。老年人应重视健身养体,心胸开阔,情绪稳定,热爱生活,为社会发挥"余热",从而使内心感到无愧于一生的无限快乐的思想,这种思想有益于健康。因此,树立理想,坚定信念,充满信心,量力而行,保持健康的心理状态,是养生保健的重要一环。

(三) 开朗乐观

性格开朗,精神乐观是健身的要素、长寿的法宝。

1. 性格开朗 性格是人的一种心理特征,它主要表现在人已经习惯了的行为方式上。性格开朗是胸怀宽广、气量豁达所反映出来的一种心理状态。性格虽然与人的基因和遗传因素直接相关,但随着环境和时间的变化,是可以改变的。人们都有一个使自己的性格适应于自然、社会和自身健康的改造任务。性格开朗,活泼乐观,精神健康者,不易患精神病、重病和慢性病,即使患了病也较易治愈,容易康复。不良性格对人体健康的影响是多方面的,它可以从各方面对人体大脑、内脏及其他部位产生危害。培养良好性格的基本原则是,从大处着眼,从具体事情入手,通过自己美好的行为,塑造开朗的性格。要认识到不良性格对身心健康的危害,树立正确的人生观,正确对待自己和别人,看问题、处理问题要目光远大,心胸开阔,宽以待人,大度处事,不斤斤计较。科学、合理地安排自己的工作、学习和业余生活,丰富生活内容,陶冶性情。

2. 情绪乐观　乐观的情绪是调养精神,舒畅情志,防衰抗老的最好的精神营养。精神乐观可使营卫流通,气血和畅,生机旺盛,从而身心健康。要想永葆乐观的情绪,就要培养开朗的性格,因为乐观的情绪与开朗的性格是密切相关的。要培养"知足常乐"的思想,这样可以感到生活和心理上的满足。

(四) 保持心理平衡

当代社会的特点之一是竞争。长期处在快节奏的竞争环境中,容易产生焦虑、心理疲劳等心理问题,处理不好就会影响心理健康。为了适应社会的发展,保证健康的体魄,就必须培养在竞争中保持心理平衡的能力。就是培养正确的拼搏精神,即树立欢迎别人超过自己,更有勇气超过别人的正确观念。摆脱一切不良情绪,发挥自己的长处,在可能的范围内达到最佳水平。社会的发展将会促进合理的竞争,培养竞争意识,适应社会的需要,就能在当代环境中保持健康的平衡心理,保证旺盛的精力,健康的体魄,这对自己、对社会都是有益的,也是每个人应该具备的心理素质。

五、吐纳养生

吐纳法,即通过生命至关重要的呼吸为修炼载体,吐故纳新,借以祛病延年。即今之气功。气功之要,一是静心,静而不思,若能无外无我,可以养神而致长寿。二是以意引气,以气行周身,通达经络,包括通任督、通小周天、通大周天等各种方法,达到养气养神,经脉流畅,保健强身。气功锻炼调整身体内部功能,增强体质,从而达到防病强身、驻颜长寿的目的。松静自然,排除杂念,心静气平,避免心情过极的不利影响。我们祖先认为:人在气中,气在人中,天地万物的生存都依赖气。气聚生,气散死;气旺健,气衰老;气逆病,气顺瘥,得气理者寿。呼吸吐纳空气,使机体内部环境中的氧气、二氧化碳和热能充分交换,提高血液的携氧量,使营养物质(水、营养物质)充分吸收利用,净化血液。为机体提供优良的代谢环境。晨起空腹喝水或饮茶,是清洗肠道废物并排毒代谢的良好生活习惯。针对肚腹和下肢的运动,可牵拉带动胃肠道蠕动,再加水的润滑冲洗,推进大肠粪便尽早排除,减少废物重复吸收利用,是较好的排毒措施。古人从龟息中得到启发,经过历代养生家的努力,创造出调气、理气、补气、服气、食气、纳气、吐气、行气、布气、闭气、运气、采气等众多的修炼方法。下面简介吐纳养生几法。

1. 淘气法　也叫"食生吐死法",即鼻缓缓吸气闭气,然后缓缓用口吐出,并含胸、握拳尽量把肺部气淘空吐尽。一般呼气肺部总是吐不尽的,其余气量男性约三分之一,女性约二分之一。可见,平常的呼吸和"淘气法"呼吸,健康意义是不同的。

2. 调气法　即调理气息,使息相平和。呼吸的长短、粗细、缓急、均匀、顺畅与否称息相,它是身体健康的标志。中医称"调"是补,所以历代养生家都有意识地让呼吸趋向细、匀、深、长、缓。

3. 服气法　也称"食气"、"咽气"、"纳气咽津"等。空腹,选空气清新处,先用鼻缓吸,再张一大口马上闭住,做吞咽,将气和津液一起吞入消化道;然后,撮口缓缓吐气,意想把体内秽浊吐出。此法,自战国之明清,沿袭不衰,是从古以来普遍采用的养生功法,尤其是唐朝最盛。如果结合减少食量,还是较好的"减肥法"。

链接

六字诀,是我国古代以吐纳为主的导引功法,核心内容是呼气吐字。并有六中变化,故常称为"六字养生法",分别为:嘘(属肝)、呵(属心)、呼(属脾)、呬(属肺)、吹(属肾)、嘻(属三焦)。六个字吐6次早晚各练3遍。冷谦的《妙龄修旨》中提出其歌诀为:春嘘明目木扶肝,夏至呵心火自闲,秋呬定收金肺润,肾吹惟要坎中安,三焦咽却除烦热,四季长呼脾化餐,切忌出声闻口耳,其功尤胜保神丹。

六、导引养生

养生家都十分重视运动养生,导引为动形养生主要方面。对于导引之术,历史悠久,源远流长。人们从"流水不腐,户枢不蠹"的自然现象中体会出"生命在于运动"的真谛,视体育锻炼为增强体质的法宝。导引自成体系,便于练习,起到了"内炼精气神,外练筋骨皮"的保健延年之效。马王堆的汉墓出土的《导引图》,就绘有40余种导引姿态的图像。到了宋代,在动作和方法上有了很大改进,如太极拳、八段锦等。明代以后,由于武术的发展和《道藏》的成书,又推动了导引术的进步和发展,在《遵生八笺》载有八种导引,除在国内广为流传外,并于1895年译成英文发行于国外。如明代正德年间罗洪先所撰《仙传四十九方》并指出:"凡人身体不安,作此禽兽之戏,汗出,疾即愈矣",说明了导引保健的重要作用。在明清时期,经过很多养生家、医家及众人的辛勤工作,提炼更新,使导引养生更加系统、科学,导引的形式更加丰富。例如,静功和动功与武术的结合,又促进了太极拳的发展,使其以独特的风格流传于国内外,深受人们喜爱,在养生保健中发挥了积极的作用。敬慎山房主彩绘二十四幅《导引图》,将气功、导引、按摩熔为一炉,用于养心练精、补虚、防治疾病和强身益寿,有较高的实用价值。现代运动生理学研究证明,经常进行适当的体育锻炼,可使神经系统更为活跃和灵敏,增强肌肉的耐力与收缩强度,调整内分泌系统的平衡,改善血液循环,使新陈代谢更为旺盛,废物的排泄更为顺利,这样就可使病理体质向正常体质转化。导引功法,是我国古代流传久远的一种,以呼吸与躯体运动相结合的治病健身方法,可以调营卫,可以消谷水,可以祛风邪,可以长血气。平时做导引可以使人强健筋骨、活络关窍、肌肉温和、皮肤饱满、腠理肥实、呼吸开阖自如,从而逐渐达到养生祛病、延年益寿的作用。

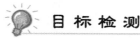 **目 标 检 测**

A_1 型题

1. 阴阳学说认为,机体健康时,阴阳之间的关系为
   A. 阴阳转化　　　　B. 阴阳对立
   C. 阴阳消长　　　　D. 阴平阳秘
   E. 阴阳格拒

2. 在中医养生学中,先天之本是指
   A. 心　　　　　　　B. 脾
   C. 肺　　　　　　　D. 肾
   E. 肝

3. 中医养生学研究的对象是
   A. 生命规律　　　　B. 衰老机制
   C. 养生原则和方法　D. 以上均是
   E. 以上均不是

4. 中医养生学中的整体观念包括
   A. 人体结构上功能上的整体性
   B. 人与自然的整体
   C. 人与社会的整体性
   D. 以上均是
   E. 以上均不是

5. 与情志调节关系最为密切的脏腑是
   A. 肝　　　　　　　B. 心

C. 肾　　　　　　　D. 脑
E. 肾

6. 机体内物质转化和能量转化的过程称为
   A. 推动作用　　　　B. 温煦作用
   C. 气化　　　　　　D. 营养作用
   E. 固摄作用

7. 下列有关情志相胜的论述中错误的是
   A. 悲胜怒　　　　　B. 怒胜思
   C. 思胜恐　　　　　D. 喜胜怒
   E. 以上均不是

8. 养生学的哲学思维方法认为,"无阴则阳无以化,无阳则阴无以生",说明了下列何种关系
   A. 阴阳对立　　　　B. 阴阳互根
   C. 阴阳消长　　　　D. 阴阳转化
   E. 阴阳的矛盾

9. 在体质形成的过程中,什么起决定作用
   A. 先天因素　　　　B. 后天因素
   C. 环境因素　　　　D. 心理因素
   E. 以上均不是

10. 心理健康的内涵包括
    A. 心态平和,宠辱不惊

B. 情绪安稳,不躁不怒

C. 心胸开朗,乐观无忧

D. 以上均是

E. 以上均不是

11. 现代研究认为,因水环境污染而影响人类的健康情况有

 A. 水质的生物性污染

 B. 水质的化学污染

 C. 水质的微量元素比例与人生理矛盾

D. 以上均是

E. 以上均不是

12. 在环境养生中,优质环境标准是

 A. 空气清新,阳光充沛

 B. 植被繁茂,气候宜人

 C. 风景秀丽,远离污染

 D. 以上均是

 E. 以上均不是

（陈世龙）

第 10 章 中药与中成药

中药是指在中医理论指导下,用于预防、治疗、诊断疾病并具有康复与保健作用的药物的统称。中药学是祖国医药学宝库中一个重要组成部分。药物的基本作用就是扶正祛邪、消除病因、恢复脏腑正常功能、纠正阴阳偏盛偏衰的病理现象。它对维护我国人民健康、促进中华民族的繁衍昌盛作出了重要贡献。

第 1 节 中药基本知识

一、中药的产地与炮制

📚 **链 接**

四大怀药

我国最早的药物学经典《神农本草经》,把产在古怀庆府(今河南省)的山药、地黄、牛膝、菊花都列为上品。因为当地特有的土壤与气候条件,造就了"四大怀药"独特的药性和极高的保健价值。山药是重要滋补药品,怀牛膝常用于补肝益肾,生地清热凉血,熟地滋阴补血,菊花常用于伤风感冒。历代医药名家都对四大怀药作出了极为精到的评价,每每言及四大怀药的神奇效用与效力,言必褒誉有加。

中药的产地与炮制是否合宜,直接影响到药物的疗效和质量。对保证和提高药材的质量有十分重要的意义。自古以来医家非常重视"道地药材"就是这个缘故。如甘肃的当归,宁夏的枸杞等。

炮制,古时又称"炮炙",是指药物在应用或制成各种剂型前,根据医疗、调制、制剂的需要,而进行必要的加工处理的过程,它是我国的一项传统制药技术。

📚 **链 接**

中药的饮片

饮片是指将净选后的中药材,经过软化、切削、干燥等加工工序,制成一定规格的药材(如片、段、丝、块等),便于准确称量、计量,按处方调剂,同时增加药材与溶剂之间的接触面积,利于有效成分的煎出,便于制剂。

二、中药的性能

药物能够针对病情,发挥扶正祛邪,消除病因,恢复脏腑的正常生理功能,纠正阴阳气血偏盛偏衰的病理现象,使之最大程度上恢复到正常状态,达到治愈疾病,恢复健康的目的。由于各种药物本身各自具有若干特性和作用,前人将之称为药物的偏性,意思是说以药物的偏性来纠正疾病所表现出来的阴阳偏盛偏衰。把药物与疗效有关的性质和性能统称为药性,是药物性质与功能的高度概括。其基本内容包括四气五味、升降浮沉、归经、有毒无毒等。药性理论是我国历代医家在长期医疗实践中,以阴阳、脏腑、经络学说为依据,根据药物的各种性质及所表现出来的治疗作用总结出来的用药规律。它是祖国医学理论体系中的一个重要组成部分,是学习、研究、运用中药所必须掌握的基本理论知识。

考点: 中药的性能

（一）四气

四气，又称四性，是指药物具有寒、热、温、凉四种不同的药性。它反映了药物对人体阴阳盛衰、寒热变化的作用倾向。即凡能减轻或消除热证的药物多属寒性、凉性，称寒凉药，如石膏、知母；能减轻或消除寒证的药物多属热性、温性，称温热药，如附子、干姜。此外，一些寒热性质不明显、作用平和的药物称为平性药，如山药、甘草等。一般来说，寒凉药具有清热泻火、解毒、凉血等作用，用于治疗热证、阳证；温热药具有温中散寒、补火助阳等作用，用于治疗寒证、阴证。

（二）五味

五味是指药物具有酸、苦、甘、辛、咸五种不同的味道因而具有不同的治疗作用。五味既是药物味道的真实反映，更是对药物作用的高度概括。现将五味所代表药物的作用及主治病证分述如下。

1. 辛　"能散能行"，即具有发散、行气、活血的作用。解表药、行气药、活血药多具有辛味。因此，辛味药多用治表证及气血阻滞之证。

2. 甘　"能补能和能缓"，即具有补益、和中、调和药性和缓急止痛的作用。一般来讲，滋养补虚、调和药性及制止疼痛的药物多具有甘味。甘味药多用治正气虚弱、身体诸痛及调和药性、中毒解救等几个方面。如人参大补元气、饴糖缓急止痛、甘草调和药性并解药食中毒等。

3. 酸　"能收能涩"，即具有收敛、固涩的作用。固表止汗、敛肺止咳、涩肠止泻、固精缩尿、固崩止带的药物多具有酸味。酸味药多用治体虚多汗、肺虚久咳、久泻肠滑、遗精、尿频、崩带不止等证。

4. 苦　"能泄、能燥、能坚"，即具有清泄火热、降泄气逆、通泄大便、泻火存阴等作用。清热泻火、下气平喘、降逆止呕、通利大便、清热燥湿、泻火存阴的药物多具有苦味。苦味药多用治热证、火证、喘咳、呕恶、便秘、湿证、阴虚火旺等证。

5. 咸　"能下、能软"，即具有泻下通便、软坚散结的作用。泻下或润下通便及软化坚硬、消散结块的药物多具有咸味。咸味药多用治大便秘结、痰核、瘿瘤、癥瘕痞块等证。

此外还有"淡"味药，本类药多无明显味道，具有"利水渗湿"，即具有渗湿利小便的作用。利水渗湿的药物多具有淡味，多用于治疗水肿、脚气、小便不利之证。"涩"与酸味药的作用相似，具有收敛固涩作用，多用于治疗虚汗、泄泻、尿频、滑精、出血等证。

（三）升降浮沉

升降浮沉是药物对人体作用的不同趋向性，即是指药物对机体有向上、向下、向外、向内四种不同作用趋向。它是与疾病所表现的趋向性相对而言的。按阴阳属性区分，则升浮属阳，沉降属阴。由于疾病在病势上常常表现出向上（如呕吐、呃逆、喘息）、向下（如脱肛、遗尿、崩漏）、向外（如自汗、盗汗）、向内（表证未解而入里）；在病位上则有在表（如外感表证）、在里（如里实便秘）、在上（如目赤肿痛）、在下（如腹水、尿闭）等的不同。因此，能够针对病情改善或消除这些病证的药物，相对来说也就分别具有升降浮沉的作用趋向了。

药物的升降浮沉与四气五味有关：凡味属辛、甘，气属温、热的药物，大都是升浮药，如麻黄、升麻等药；凡味属苦、酸、咸，性属寒、凉的药物，大都是沉降药，如大黄、芒硝等。

（四）归经

归经指药物对于机体某部分的选择性作用，即某药对某些脏腑经络有特殊的亲和作用，因而对这些部位的病变起着主要或特殊的治疗作用，药物的归经不同，其治疗作用也不同。桔梗、苏子能治愈喘咳胸闷，归肺经；朱砂、远志能治愈心悸失眠，归心经；白芍、钩藤能治愈胁痛抽搐,归肝经。归经理论是通过脏腑辨证用药,从临床疗效观察中总结出来的用药理论。

（五）毒性

历代本草书籍中,常在每一味药物的性味之下,标明其"有毒""无毒"。"有毒无毒"也是药物性能的重要标志之一,它是掌握药性必须注意的问题。

三、中药的用法

（一）配伍

配伍是按照病情的不同需要和药物的不同特点,有选择地将两种以上的药物合在一起应用。在长期临床用药实践中,把单味药的应用和药物的配伍关系总结为"七情",以表示药物之间的相互作用。现将"七情"配伍关系分述如下。

考点: 中药配伍

1. 单行　就是单用一味药来治疗某种病情单一的疾病。对那些病情比较单纯的病证,往往选择一种针对性较强的药物即可达到治疗目的。如独参汤,即单用一味人参,再如清金散治疗肺热出血。

2. 相须　就是两种功效类似的药物配合应用,可以增强原有药物的功效。如麻黄配桂枝,能增强发汗解表、祛风散寒的作用;知母配贝母,可以增强养阴润肺、化痰止咳的功效;陈皮配半夏以加强燥湿化痰、理气和中之功。

3. 相使　就是以一种药物为主,另一种药物为辅,两药合用,辅药可以提高主药的功效。如黄芪配茯苓治脾虚水肿,黄芪为健脾益气、利尿消肿的主药,茯苓淡渗利湿,可增强黄芪益气利尿的作用;大黄配芒硝治热结便秘,芒硝长于润燥通便,可以增强大黄峻下热结的作用。

4. 相畏　就是一种药物的毒副作用能被另一种药物所抑制。如半夏畏生姜,即生姜可以抑制半夏的毒副作用。

5. 相杀　就是一种药物能够消除另一种药物的毒副作用。如绿豆杀巴豆毒,防风杀砒霜毒等。

可见相畏和相杀没有质的区别,是同一配伍关系的两种不同提法。

6. 相恶　就是一种药物能破坏另一种药物的功效,使其作用减弱,甚至消失的一种配伍关系。如人参恶莱菔子,莱菔子能削弱人参的补气作用;生姜恶黄芩,黄芩能削弱生姜的温胃止呕的作用。

7. 相反　就是两种药物同用能产生剧烈的毒副作用。如甘草反甘遂,贝母反乌头等,详见用药禁忌"十八反"、"十九畏"中若干药物。

上述七情除单行外,相须、相使,可以起到协同作用,能提高药效;相畏、相杀,可以减轻或消除毒副作用;相恶,则是因为药物的拮抗作用,抵消或削弱其中一种药物的功效;相反,则是药物相互作用,能产生毒性反应或强烈的副作用。临床用药时,相须相使、相畏相杀是常用的配伍方法,而相恶相反则是配伍禁忌。

（二）用药禁忌

为了确保疗效、安全用药、避免毒副作用的产生,必须注意用药禁忌。中药的用药禁忌主要包括配伍禁忌、妊娠禁忌和服药的饮食禁忌三个方面。

1. 配伍禁忌　是指某些药物合用会产生剧烈的毒副作用或降低和破坏药效,因而应该避免配合应用。中药配伍禁忌的范围主要包括药物七情中的相反、相恶。历代医家对配伍禁忌药物的认识,都不一致,金元时期才把药物的配伍禁忌概括为"十八反""十九畏",并编成歌诀传诵至今。"十八反歌"最早见于金·张子和《儒门事亲》:"本草明言十八反,半蒌贝蔹及攻乌,藻戟遂芫俱战草,诸参辛芍叛藜芦。"

考点: "十八反"内容

链 接

"十九畏"歌诀

明·刘纯《医经小学》："硫黄原是火中精,朴硝一见便相争,水银莫与砒霜见,狼毒最怕密陀僧,巴豆性烈最为上,偏与牵牛不顺情,丁香莫与郁金见,牙硝难合京三棱,川乌、草乌不顺犀,人参最怕五灵脂,官桂善能调冷气,若逢石脂便相欺,大凡修合看顺逆,炮爁炙煿莫相依"。

2. 妊娠用药禁忌　是指妇女妊娠期治疗用药的禁忌。某些药物具有损害胎元以致堕胎的副作用,所以应作为妊娠禁忌的药物。根据药物对于胎元损害程度的不同,一般可分为慎用与禁用二大类。慎用的药物包括通经去瘀、行气破滞及辛热滑利之品,如桃仁、红花、牛膝、大黄、枳实、附子等;而禁用的药物是指毒性较强或药性猛烈的药物,如巴豆、牵牛、大戟、麝香、三棱、砒霜等。凡禁用的药物绝对不能使用,慎用的药物可以根据病情的需要斟酌使用。

3. 服药饮食禁忌　是指服药期间对某些食物的禁忌,也就是通常所说的忌口。在服药期间,一般应忌食生冷、油腻、腥膻、有刺激性的食物。此外,根据病情的不同,饮食禁忌也有区别。如热性病,应忌食辛辣、油腻、煎炸性食物;寒性病,应忌食生冷食物、清凉饮料等;胸痹患者应忌食肥肉、脂肪、动物内脏及烟、酒等;肝阳上亢头晕目眩、烦躁易怒等应忌食胡椒、辣椒、大蒜、白酒等辛热助阳之品;疮疡、皮肤病患者,应忌食鱼、虾、蟹等腥膻发物及辛辣刺激性食品。

四、常用中药

(一) 解表药

凡以发散表邪、解除表证为主要功效的药物,称为解表药。根据解表药药性及临床应用的不同,可分为辛温解表药和辛凉解表药两类。

1. 辛温解表药　本类药性味多属辛温,辛以发散,温可祛寒,故以发散肌表风寒邪气为主要作用。主治外感风寒表证,症见恶寒、发热、无汗、头痛、身痛、舌苔薄白、脉浮紧等。常用的药物有麻黄、桂枝、防风、荆芥、羌活、细辛、白芷等。

2. 辛凉解表药　本类药性味多辛苦而偏寒凉,辛以发散,凉可祛热,故以发散风热为主要作用。适用于外感风热或温病初起,症见发热、微恶风寒、咽干口渴、舌苔薄黄、脉浮数等。常用的药物有薄荷、牛蒡子、菊花、桑叶、柴胡等。

(二) 清热药

凡以清除里热、治疗里热证为主的药物,称为清热药。清热药药性寒凉,具有清热泻火、燥湿、凉血、解毒及清虚热等功效。本类药物主要用于表邪已解、里热炽盛、内无积滞的热病,瘟疫、热痢、痈肿疮疡以及目赤肿痛、咽喉肿痛等所呈现的各种里热证。根据清热药各自的主要性能可分为以下五种:清热泻火药、清热燥湿药、清热凉血药、清热解毒药、清虚热药。

1. 清热泻火药　本类药物性味多苦寒或甘寒,清热力强,用以治疗火热较盛的病证,故称为清热泻火药。此类药能清气分热,用于热病邪在气分、壮热、口渴、面赤、烦躁、汗出、舌苔黄燥、脉洪实有力等里热炽盛的证候。常用的药物有石膏、知母、栀子、天花粉等。

2. 清热燥湿药　本类药物性味多苦寒,清热之中燥湿力强,故称为清热燥湿药。此类药适用于湿热为患,如湿热黄疸、湿热泻痢、淋证、带下及痈肿疮疡等。常用的药物有黄芩、黄连、黄柏、龙胆草、苦参等。

3. 清热凉血药　本类药物性味多为苦甘咸寒,能清热凉血,以治疗营血分热为主要功效。此类药能清解营分、血分热邪,用于热入营血所致的斑疹隐隐或出血、烦躁、不寐、神昏谵语、舌绛及其他血热证。常用的药物有生地黄、玄参、赤芍、丹皮、犀角、水牛角、紫草等。

4. 清热解毒药　本类药物性味寒凉,清热之中更长于解毒,具有清解火热毒邪的作用。主要适用于痈肿疔疮、丹毒、瘟毒发斑、痄腮、咽喉肿痛、热毒下痢、虫蛇咬伤、癌肿、水火烫伤以及急性热病等。常用的药物有金银花、连翘、贯众、板蓝根、蒲公英、大青叶、青黛、紫花地丁、野菊花、白花蛇舌草、鱼腥草等。

5. 清虚热药　本类药物药性寒凉,主入阴分,以清虚热、退骨蒸为主要作用。此类药适用于午后潮热、低热不退等阴虚证。常用的药物有青蒿、白薇、地骨皮、银柴胡、胡黄连等。

（三）祛风湿药

凡以祛除风湿、解除痹痛为主要作用的药物,称为祛风湿药。根据其药性和功效的不同,可分为祛风寒湿药、祛风湿热药、祛风湿强筋骨药三类,主要适用治风湿痹痛、筋脉拘挛、屈伸不利及肝肾不足、筋骨萎软、腰膝痹痛等病证。常用的药物有独活、威灵仙、川乌、蕲蛇、木瓜、防己、秦艽、五加皮、桑寄生、狗脊等。

（四）泻下药

凡能引起腹泻或润滑大肠,促进排便的药物,称泻下药。泻下药的主要作用是通利大便,以排除肠道内的宿食积滞及燥屎,或清热泻火,使实热壅滞通过泻下而清解,或逐水退肿。根据其特点及使用范围不同,可分攻下药、润下药和峻下逐水药。

1. 攻下药　本类药物性味大多苦寒沉降,具有较强的泻下作用,主要适用于实热积滞、燥屎坚结、大便秘结等病证。常用的药物有大黄、芒硝、番泻叶、芦荟等。

2. 峻下药　本类药物性味大多苦寒有毒,药力峻猛,能引起剧烈的腹泻,适用于全身水肿、大腹胀满以及痰饮喘满等正气未衰之证。常用的药物有甘遂、大戟、芫花、巴豆、牵牛子、商陆等。

3. 润下药　本类药物多为植物种子或种仁,富含油脂,性味大多甘平,能润燥滑肠,使大便软化,易于排出,适用于年老津枯、产后血虚、热病津伤及失血等所致的肠燥津枯便秘。常用的药物有火麻仁、郁李仁、松子仁、蜂蜜等。

（五）化湿药

凡气味芳香,性偏温燥,具有化湿运脾作用的药物,称为化湿药,主要适用于湿浊内阻、湿困脾阳、运化失职而引起的脘腹胀满、吐泻泛酸、少食体倦、大便稀溏、舌苔白腻等。常用的药物有藿香、厚朴、佩兰、苍术、砂仁、白豆蔻、草豆蔻、草果等。

（六）利水渗湿药

凡以通利水道、渗泄水湿为主要功效的药物,叫利水渗湿药。根据药物作用特点及临床应用不同,分为利水消肿药、利尿通淋药、利湿退黄药,主要适用于小便不利、水肿、淋证、痰饮、湿温、黄疸、湿疮等水湿病证。常用药物有茯苓、猪苓、泽泻、薏苡仁、滑石、木通、车前子、海金砂、石韦、草薢、通草、茵陈蒿、金钱草、虎杖等。

（七）温里药

凡以温里祛寒,治疗里寒证为主要功效的药物,称为温里药,或叫祛寒药。适用于寒邪内侵,阳气受困;或阳气衰微,阴寒内盛引起面色苍白、畏寒肢冷、脘腹冷痛、呕吐呃逆、泄泻下痢、小便清长、舌淡苔白等,也用于阳脱证。常用的药物有肉桂、附子、干姜、吴茱萸、丁香、小茴香、高良姜、花椒等。

（八）理气药

凡以疏理气机、消除气滞或气逆为主的药物,称为理气药,又称行气药。适用于脾胃气滞所致脘腹胀痛、嗳气酸、恶心呕吐、腹泻或便秘等；肝气郁滞所致胁肋胀痛、抑郁不乐、疝气疼痛、乳房胀痛、月经不调等；肺气壅滞所致胸闷胸痛、咳嗽气喘等。常用的药物有陈皮、青皮、枳实、木香、沉香、檀香、香附、乌药、川楝子、佛手等。

（九）止血药

凡以制止体内外出血，治疗各种出血病证为主要功效的药物，称止血药。因其药性有寒、温、散、敛之异，可分为凉血止血药、温经止血药、化瘀止血药、收敛止血药。适用于各种内外出血病证，如咯血、衄血、吐血、尿血、便血、崩漏、紫癜及创伤出血。常用的药物有大蓟、小蓟、地榆、白茅根、槐花、侧柏叶、三七、茜草、蒲黄、白及、仙鹤草、艾叶、炮姜、灶心土等。

（十）活血化瘀药

凡以通利血脉、促进血行、消散瘀血为主要功效，用于治疗瘀血病证的药物，称为活血化瘀药。因其作用特点和临床应用的不同，分为活血止痛药、活血调经药、活血疗伤药、破血消癥药四类。适用于治疗血行不畅、瘀血阻滞引起的各种血瘀证，如创伤、癥瘕、血瘀经闭、产后瘀阻、痛经、胸痹等病证。常用药物有川芎、延胡索、乳香、没药、五灵脂、丹参、红花、桃仁、泽兰、牛膝、益母草、土鳖虫、莪术、三棱、水蛭等。

（十一）消食药

凡以消食导滞、促进消化、治疗饮食积滞为主要功效的药物，称为消食药。适用于饮食积滞、脘腹胀满、嗳腐吞酸、恶心呕吐、不思饮食、大便失常等脾胃虚弱的消化不良证。常用的药物有山楂、神曲、麦芽、鸡内金、莱菔子等。

（十二）化痰止咳平喘药

凡以祛痰或消痰为主要功效的药物，称为化痰药。根据药性、功能及临床应用的不同，分为温化寒痰药、清化热痰药、止咳平喘药三类。本类药物主要用于痰多咳嗽气喘等证。化痰药主要用于痰多咳嗽、咳痰不爽、痰饮眩悸，以及病机上与痰有关的癫痫惊厥、瘿瘤、瘰疬、阴疽流注、中风痰迷等症。止咳平喘药主要用于外感内伤、肺失宣降所引起的多种气喘咳嗽、呼吸困难的病症。常用药物有半夏、天南星、白芥子、白前、旋复花、桔梗、川贝母、浙贝、瓜蒌、竹茹、苦杏仁、紫苏子、百部、桑白皮、葶苈子、枇杷叶、款冬花等。

（十三）平肝息风药

凡以平肝潜阳或息风止痉为主，治疗肝阳上亢或肝风内动为主要功效的药物，称为平肝息风药。分为平抑肝阳药和息风止痉药两类。适用于肝阳上亢或肝风内动诸证。如头晕目眩、头痛、耳鸣、面红目赤、烦躁易怒等，以及项强肢颤、痉挛抽搐、癫痫、惊风抽搐等。还用于风毒侵袭引起内风之破伤风痉挛抽搐、角弓反张等证。常用的药物有石决明、牡蛎、代赭石、羚羊角、天麻、钩藤、全蝎、白蒺藜、地龙、白僵蚕等。

（十四）安神药

凡以安定神志、治疗心神不宁病症为主的药物，称为安神药。分为重镇安神药和养心安神药。适用于心神不宁、惊悸、失眠、健忘、多梦、惊风、癫狂、癫痫等。常用的药物有朱砂、磁石、龙骨、酸枣仁、柏子仁、远志等。

（十五）补益药

凡以补益正气，增强机质，提高抗病能力，消除虚弱证候为主要功效的药物，称为补益药，亦称补虚药或补养药。

1. 补气药　以补益脾气和肺气为主要作用，能消除或改善气虚证。适用于脾肺气虚诸症。常用的药物有人参、党参、西洋参、太子参、黄芪、白术、扁豆、山药、甘草、饴糖、大枣等。

2. 补阳药　以补肾壮阳、强筋健骨为主要作用。适用于肾虚肢冷,腰膝酸软,阳痿遗精,不育不孕,性欲减退,尿频遗尿,崩漏带下,五更泻泄等。常用的药物有鹿茸、补骨脂、杜仲、肉苁蓉、续断、狗脊、骨碎补、益智仁、补骨脂、冬虫夏草、紫河车、菟丝子等。

3. 补血药　以补益血虚为主要作用的药物。适用于心肝血虚所致的面色萎黄,唇爪苍白,眩晕耳鸣,心悸怔忡,失眠健忘,或月经短期,量少色淡,甚至经闭,脉细弱等证。常用的药物有当归、阿胶、熟地黄、何首乌、白芍、龙眼肉等。

4. 补阴药　以养阴清热、润燥生津为主要作用。适用于热病后期及一些慢性病。如肺、胃、肝、及肾阴虚证。常用的药物有沙参、麦门冬、石斛、百合、枸杞子、墨旱莲、女贞子、龟板、鳖甲等。

（十六）收涩药

凡以收敛固涩,用以治疗各种滑脱病证为主要功效的药物,称为收涩药。可分为固表止汗药、敛肺涩肠药、固精缩尿止带药三类。适用于久病体虚、正气不固脏腑功能衰退所致的自汗、盗汗、久咳虚喘、久泻久痢、遗精、滑精、遗尿、尿频、崩漏、带下不止等滑脱不禁的病症。常用的药物有麻黄根、浮小麦、五味子、乌梅、肉豆蔻、山茱萸、桑螵蛸、海螵蛸等。

（十七）开窍药

凡具辛香走窜之性,以开窍醒神为主要作用,治疗闭证神昏的药物,称为开窍药。适应于温病热陷心包、痰浊蒙蔽清窍所致的神昏谵语,以及惊风、癫痫、中风等卒然昏厥、痉挛抽搐等内闭实证。常用的药物有麝香、冰片、石菖蒲、苏合香等。

（十八）驱虫药

凡以驱除或杀灭人体内寄生虫、治疗虫证为主要作用的药物,称为驱虫药。适应于肠道寄生虫病。如蛔虫病、蛲虫病、绦虫病、钩虫病、姜片虫病等。常用的药物有使君子、槟榔、南瓜子、雷丸、贯众等。

（十九）涌吐药

凡以促使呕吐为主要作用的药物,称为涌吐药。适应于误食毒物,宿食停滞不化,痰涎壅盛,以及癫痫发狂等证。常用的药物有瓜蒂、常山等。

（二十）外用药

外用药指常以外用为主的一部分药物。适应于痈疽疮疔、疥癣、外伤、蛇虫咬伤以及五官疾患等。常用的药物有硫黄、雄黄、马钱子、大蒜等。

 链　接

中药识别步骤简图

备齐物品→ 衣帽口罩整洁,洗手→ 教师讲解药物的名称、用药部位、颜色、形状、气味→ 学生自身体会和辨别(重复以上两个步骤)→ 学生自行辨识认药→ 去除药物名称标签察学生认药能力

第 2 节　中成药基本知识

案例 10-1

患者,女,22 岁,大学生,12 月 11 日初诊。主诉月经错后,痛经 4 年,加重 2 个月。月经每次后错5~10 天,经行第一天小腹疼痛明显,上个月痛经剧烈而晕倒,经行不畅,有血块,色暗红,量少,月经期约 3 天,痛经剧烈时伴呕吐,腰以下发凉,喜温热。舌淡,舌尖有瘀点 3 块,脉细涩。曾服中西药,稍有缓

解。她问:"老师,我得的是痛经吗?我吃不进去中药汤,太苦了,吃点中成药行吗?吃点啥中成药呀?"
问题:在座的"大夫"们,你们认为该患者"吃点啥中成药"?服中成药有效吗?

(一) 中成药概述

1. 概念　中成药简称成药,是在中医药理论指导下,以方剂理论为依据,以中药饮片为原料,经过药物学和临床研究,获得国家食品药品监督管理局的批准,按照规定生产工艺和质量标准制成一定剂型、剂量、质量可控、安全有效、可供临床医生辨证使用、患者根据需要可直接购买的一类药品。

中成药是中医药学的重要组成部分,其历史悠久而内容丰富,是历代医家在几千年的临床实践中总结配制而成,具有效佳、方便、价廉、副作用小和可长期服用的特点。

2. 中成药的命名

(1) 按处方来源,如"金匮肾气丸"等。

(2) 按药物组成,如"麻子仁丸""银翘解毒丸"等。

(3) 按药味数目,如"六味地黄丸""七宝美髯丹"。

(4) 按功能主治,如"开胸顺气丸""清热解毒口服液""归脾丸""逍遥丸""肥儿丸""白带丸"等。

(5) 其他方法,如"川芎茶调散""云南白药""七厘散""鸡鸣散"等。

3. 中成药的分类

(1) 按功效分类,如解表类、补益类等。

(2) 按病证分类,如感冒类、便秘类等。

(3) 按剂型分类,如蜜丸类、片剂类等。

(4) 按笔画拼音分类,如《中华人民共和国药典》的分类等。

(5) 按临床各科分类,如内科类、妇科类、外科类、儿科类等。

4. 中成药的处方来源

(1) 传统方,如"六味地黄丸"。

(2) 经验方,如"除湿丸"(来源北京中医医院皮科)。

(3) 科研方,如"摩罗丹"(来源河北省中医医院)。

链接

六味地黄丸最早是儿科用药,你知道吗?

相传有一次宋代名医钱乙被召到汴京,治好了太子的病,得到了皇帝的重用,声名大振,因而招致太医嫉妒。一天,一位太医带了钱乙开的一个儿科处方来"讨教"。他略带嘲讽地问:"钱太医,张仲景的八味丸(金匮肾气丸),除了这六味,似乎还有附子、肉桂呀?!你这方子好像少开了两味药,是忘了吧?"钱乙笑道:"没忘。仲景的八味丸,是给大人用的。小孩子稚阳之体,阳气旺盛,故减桂附辛热燥亢之品,制成六味地黄丸,免得孩子吃了过于燥热而流鼻血,你看对吗?"这位太医听了心服口服,连称钱乙用药灵活精妙。其弟子阎孝忠将这事记载,后又将六味地黄丸编入《小儿药证直诀》,流传至今;并将它用来治疗小儿先天不足、发育迟缓等病证。

5. 中成药的组方原则　中成药的配方与方剂一样,遵循《黄帝内经》"君臣佐使"的组方原则进行配伍。《素问·至真要大论》曰:"主病之谓君,佐君之谓臣,应臣之谓史。"现亦称之为"主辅佐使"。

(1) 君药(主药):针对主证或主病起主要治疗作用的药物。

(2) 臣药(辅药):①辅助君药加强治疗主证或主病的药物;②针对重要的兼证或兼病起主要治疗作用的药物。

（3）佐药：①佐助药；②佐制药；③反佐药。

（4）使药：①引经药；②调和药。

6. 中成药的常用剂型

（1）剂型：为了适应药物治疗和预防的需要而制备的药物应用形式,称药物剂型,简称剂型。

（2）中成药传统剂型：丸、散、膏、丹、酒剂等。

（3）中成药现代剂型：颗粒剂、片剂、注射剂、胶囊剂、酊剂、气雾剂等。

其中,丸剂有蜜丸、水蜜丸、水丸、糊丸、蜡丸、浓缩丸等。

7. 中成药的合理应用　中成药的合理用药原则应安全、有效、经济,包括以下内容。

（1）正确选药：每种中成药都有特定功效和相应的适应证,所以选药时要对证、对病、对症、辨证与辨病相结合。

（2）合理配伍：每种中成药都有一定的适应范围,而临床疾病的表现却错综复杂。有时,单独使用一种中成药难以达到理想的治疗效果,或由于病证的复杂,可能对人体其他方面产生不良影响,所以在使用过程中,应在辨证施治和组方原则的指导下,合理配伍使用。如气阴两虚证,可选补中益气丸补气,六味地黄丸滋阴,达气阴双补功效。

8. 中成药的用法用量

（1）中成药的使用方法

1）内服法：包括直接服用、液体送服、含化法、吸入法、鼻饲法等。

2）外用法：外用膏剂、酊剂可直接涂敷于患处;外用散剂多采用将药粉直接均匀撒布患处,可用消毒敷料或外贴膏剂固定。

3）注射法：中成药注射剂可用于皮下、肌肉、静脉、穴位及患处局部注射等。

（2）中成药的使用剂量：①按说明书所标剂量服用;②结合患者个体特点,确定最佳用量;③对含有毒成分的中成药要严格控制使用剂量;④儿童用药,按年龄缩减比例。

9. 中成药的用药禁忌　为了保证用药安全有效,避免对机体产生不良影响,在用药时,对饮食、人体特殊生理时期及中成药配伍应有所禁忌。

（1）证候禁忌：坚持辨证用药。

（2）饮食禁忌：即忌口。如服含人参的药物(人参健脾丸、人参生脉饮等),不宜同吃萝卜。

（3）妊娠禁忌：包括禁用药和慎用药(说明书上有)。

（4）配伍禁忌：中成药与其他药物(汤药、中成药、西药)配伍时,受中药配伍禁忌的影响,配伍西药尽量间隔使用。

（5）特殊人群禁忌：儿童按体重给药,避免滥用滋补药、注射剂、含毒性较大成分的中成药;老年人避免使用对心、肝、肾、血管等有害的药物;运动员避免含兴奋性成分的药物。

10. 中成药的不良反应与预防　中成药的不良反应是指合格中成药在正常用法用量下出现的与用药目的无关的有害反应。

（1）不良反应的表现：包括副作用、毒性作用、过敏反应(变态反应),还包括依赖性、致畸、致癌、致突变及特异质反应等。

（2）不良反应的原因：药物质量欠佳(品种混乱、炮制不当、药材成分理化性质认识不清和生产工艺不稳定);用药不当(药证不对、用量用法违规等);疗程不当(用药时间过长等);配伍不当(如配伍了有配伍禁忌的药物、中西药配伍应用不当等);个体差异(如儿童、老人、孕妇、过敏体质者发生概率较大)。

（3）不良反应的预防：强管理,保证质量;药证相符,合理用药;严控剂量,规范用法;特殊人群,尤须重视;加强监控,合理用药。

（二）常用中成药举例（与中成药说明书近似）

感冒退热颗粒

【出处】　《中国药典》2010 年版一部。

【处方】　大青叶、板蓝根、连翘、拳参。

【功能】　清热解毒,疏风解表。

【主治】　外感风热,热毒壅盛证。症见发热,咽喉肿痛,咽干口渴,咳嗽,舌红苔黄,脉浮数。

【临床应用】

1. 外感风热,热毒壅盛证。

2. 现代应用　上呼吸道感染、急性咽喉炎和急性扁桃体炎等证属外感风热,热毒壅盛者。

3. 应用注意　本药风寒外感及脾胃虚寒外感者慎用。服药期间,忌食辛辣、油腻食物;不宜同服滋补类中药。

【药理研究】　主要有抗病毒、抗菌、抗炎等作用。

【用法用量】　开水冲服。一次 1～2 袋,一日 3 次。

小柴胡颗粒

【出处】　《中国药典》2010 年版一部。

【处方】　柴胡、黄芩、姜半夏、党参、生姜、甘草。

【功能】　和解少阳。

【主治】　伤寒少阳证。症见往来寒热,胸胁苦满,默默不欲饮食,心烦喜呕,口苦,咽干,目眩,苔薄白,脉弦。妇人伤寒,热入血室,及疟疾、黄疸等杂病见少阳证者。

【临床应用】

1. 伤寒少阳证。

2. 现代应用　感冒、流行性感冒、疟疾、慢性肝炎、急慢性胆囊炎、胆石症、中耳炎、急性乳腺炎、胆汁反流性胃炎、胃溃疡等证属少阳证者。

3. 应用注意　本药阴虚血少者禁用。

【药理研究】　主要有保肝、利胆、解热、抗炎、调节机体免疫力、促进脑垂体-肾上腺皮质功能、抑制血小板聚集等作用。

【用法用量】　开水冲服。一次 1～2 袋,一日 3 次。

【其他剂型】　冲剂、泡腾片、胶囊、片剂、丸剂。

柴胡注射液

【出处】　《中国药典》2000 年版。

【处方】　柴胡。

【功能】　退热解表。

【主治】　外感发热证。

【临床应用】

1. 外感发热证。

2. 现代应用　感冒、流行性感冒等证属外感发热者。

3. 应用注意　本药阴虚、气虚发热者禁用。

【药理研究】　主要有解热、抗炎、增强机体免疫力等作用。

【用法用量】　肌内注射。一次 2～4ml,一日 1 次。

【其他剂型】　口服液。

逍　遥　丸

【出处】　《中国药典》2010 年版一部。

【处方】　柴胡、当归、白芍、炒白术、茯苓、炙甘草、薄荷。

【功能】　疏肝解郁,养血健脾。

【主治】　肝郁血虚脾弱证。症见心烦易怒,胸胁胀痛,头晕目眩,神疲食少,或月经不调,乳房胀痛,舌淡,苔薄白,脉弦而虚。

【临床应用】

1. 肝郁血虚脾弱证　以胸胁胀痛,神疲食少,月经不调,脉弦而虚为辨证要点。

2. 现代应用　慢性肝炎、肝硬化、胆石症、胃及十二指肠溃疡、慢性胃炎、胃肠神经官能症、经前期紧张症、乳腺小叶增生、盆腔炎、不孕症、子宫肌瘤等证属肝郁血虚脾弱者。

3. 应用注意　肝阴不足,胁肋胀痛你,舌红无苔者,不宜使用。

4. 不良反应　临床报道连续服用后出现头晕、嗜睡、恶心呕吐、心慌、大汗淋漓等。

【药理研究】　主要有调节内分泌、调节中枢神经系统、保肝、增加肠蠕动等作用。

【用法用量】　口服。大蜜丸,一次 1 丸,一日 2 次。

【其他剂型】　水丸、颗粒剂、浓缩丸、片剂、胶囊、软胶囊、合剂。

牛黄解毒片

【出处】　《中国药典》2010 年版一部。

【处方】　人工牛黄、雄黄、石膏、大黄、黄芩、桔梗、冰片、甘草。

【功能】　清热解毒。

【主治】　火热内盛证。症见咽喉牙龈肿痛,口舌生疮,目赤肿痛,口渴,大便秘结,小便短赤,舌红苔黄,脉数。

【临床应用】

1. 火热内盛证。

2. 现代应用　急性咽炎、急性喉炎、急性扁桃体炎、急性牙龈炎、急性口腔溃疡、急性角膜炎、带状疱疹、药物性皮炎等属火热内盛者。

3. 应用注意　虚火上炎所致口疮、牙痛、喉痹者慎用;脾胃虚弱者慎用;孕妇慎用;本品含雄黄,不宜过量、久服。

4. 不良反应　临床报道,服用后的不良反应涉及循环、神经、消化、呼吸、泌尿、血液等系统,出现皮疹、过敏性休克、肝损害、砷中毒等症状。

【药理研究】　主要有抗炎、抑菌、解热镇痛、抗惊厥等作用。

【用法用量】　口服。一次 3 片,一日 2 次。

【其他剂型】　丸剂、胶囊、软胶囊。

小　结

1. 药性理论是我国历代医家在长期医疗实践中,以阴阳、脏腑、经络学说为依据,根据药物的各种性质及所表现出来的治疗作用总结出来的用药规律。中药性能包括四气、五味、升降浮沉、归经、毒性等。

2. 为了确保疗效、安全用药、避免毒副作用的产生,必须注意用药禁忌。中药的用药禁忌主要包括配伍禁忌、妊娠禁忌和服药的饮食禁忌三个方面。

3. 学会看中成药说明书。

实训 2 中 药 识 别

【实训目的】

1. 认识常见药用植物的整株标本。

2. 识别常见中药饮片的颜色、形状、气味、质地、用药部位等,做到见物知名。

【实训用具】 中药腊叶标本、饮片标本、广口瓶。

【实训内容】

1. 教师逐一讲解腊叶标本和广口瓶内金银花、桑叶、陈皮、肉桂、鸡血藤、狗脊、西洋参、当归、阿胶、枸杞子等 10 种药物的名称、来源、用药部位、颜色、形状、气味等。

2. 学生在教师指导下逐一进行实训锻炼和辨识。

3. 去除药物标签,保留瓶号,考查学生认药能力。

4. 总结实训过程,分析讨论。

【注意事项】

1. 观察中药标本及饮片时,注意观察药物的品种、用药部位、颜色、形状、气味等。

2. 观察时注意功效相近、用药部位相同的、颜色相近的、外形相近的药物饮片的鉴别。

3. 有毒药物禁止触摸品尝。

4. 观察完毕放回原处。

5. 注意保护药物标本。

【作业】 能识别 10 种中药,做到见物知名。

实训 3 中 成 药

(情景训练)

教师先示范。然后按"案例引导"模拟门诊经过。

两人一组,请有需求(各种病证如痛经、咳嗽等)的同学做患者,另一同学做医者。

【实训目的】

1. 通过角色扮演,学会识别中成药的丸、散、膏、丹、酒剂、口服液、注射剂、颗粒剂等。

2. 学会看中成药说明书及掌握其功效、适应证、禁忌证等。

【实训用具】

中成药的丸、散、膏、丹、酒剂、口服液、注射剂、颗粒剂、酊剂等样品。

【情景模拟】

患者(女生于某):您好大夫!

医生:您好!

患者:我来月经时肚子疼,已经 4 年了,上个月疼地晕倒了,还吐了。怎么办呀?

医生:(望闻问切,如"案例引导"所示后)你得的是月经错后、痛经。需要服中药汤剂,会好的快些,可以吗?但你这是慢性病,三五天是好不了的,需要调理 3 个月左右,能做到吗?

患者:啊?我真的喝不下药汤,太苦了!有其他的药吗?

医生:好吧,那我给你开中成药吧。不过,这会慢些。

患者:没关系,我多坚持几个月。

医生:你的这个月经不调和痛经,辨证属于气血不足,冲任虚寒,兼瘀血内阻,就用艾附暖宫丸合复方益母草膏吧,每次在经前 7 天开始服用;经后服安坤赞育丸 7 天,先吃 1 个月,下个月再来看看。

患者:记住了,可怎么吃呀?

医生:按说明书吃就行啦。

患者:好吧。谢谢大夫!

医生:不客气。

【实训步骤】

1. 老师先进行讲解、示教。

2. 学生观摩老师操作及自行相互练习。

3. 老师个别指导。

【注意事项】

1. 根据辨证,选择适合的剂型。如有外伤,应配合膏药或酊剂等。

2. 一般不需长期服用,病愈则止。某些慢性病需长期服用,告知患者注意观察毒副作用,一旦发现,立即停药,并请教医生。

3. 注意告知患者饮食宜忌。

4. 如有皮肤出现瘙痒、起疹等过敏现象,立即停止应用,同时及时看医生,必要时抗过敏治疗。

【作业】

1. 中成药的剂型有哪些?哪种剂型疗效最好?

2. 学会看中成药说明书。

链　接

中成药识别步骤简图

准备中成药样品→教师分别讲解、示教→学生观摩→学生学会识别中成药的剂型→学会看中成药说明书及掌握其功效、适应证、禁忌证等→写出实训报告

目 标 检 测

A_1 型题

1. 下列除哪项外均为苦味药的作用

　　A. 清热泻火　　　　　B. 泄降逆气

　　C. 引药下行　　　　　D. 通泄大便

　　E. 燥湿坚阴

2. 酸味药的作用是

　　A. 止汗平喘　　　　　B. 止泻止痢

　　C. 固崩止带　　　　　D. 固崩止遗

　　E. 收敛固涩

3. 按照药性升降浮沉理论,具有升浮药性的药是

　　A. 重镇安神药　　　　B. 平肝息风药

　　C. 开窍药　　　　　　D. 清热药

　　E. 泻下药

4. 下列不属于"十八反"的药物是

　　A. 甘草反甘遂　　　　B. 乌头反贝母

　　C. 藜芦反半夏　　　　D. 甘草反大戟

　　E. 乌头反瓜蒌

5. 甘草与芫花配伍,属于

　　A. 相须　　　　　　　B. 相使

　　C. 相畏　　　　　　　D. 相杀

　　E. 相反

6. 在中药的配伍关系中,黄连配木香是

　　A. 相须关系　　　　　B. 相使关系

　　C. 相畏关系　　　　　D. 相杀关系

　　E. 相反关系

7. 妊娠禁用的药物是

　　A. 大黄　　　　　　　B. 芒硝

　　C. 青皮　　　　　　　D. 麝香

　　E. 附子

8. 患者,女,20 岁。诉月经错后,量少有血块,伴
   经行小腹冷痛,喜温喜暖,腰膝酸痛,舌暗红,苔
   薄白,脉细涩。最佳选方是
   A. 艾附暖宫丸　　　　　B. 益母草膏
   C. 健脾丸　　　　　　　D. 金匮肾气丸
   E. 归脾丸
9. 患者,男,23 岁。主诉昨晚与同学聚会吃饭。

饭后患者回到家,感觉脘腹痞满、胀痛,嗳腐吞
酸,恶食,恶心,今晨起床则感腹痛,大便泄泻 1
次,其气臭秽,泻后腹痛稍减,不思饮食,舌苔厚
腻,脉滑有力。最佳选方是
A. 健脾丸　　　　　　　B. 槟榔四消丸
C. 保和丸　　　　　　　D. 枳实导滞丸
E. 越鞠丸

（范文杰）

下 篇 中医特色护理技术

第 11 章 中医用药护理

中药治疗是中医治疗疾病常用的一种方法,中医用药护理是护理工作的主要任务之一,此工作任务完成的好坏将直接影响医疗护理质量。因此,护理人员必须掌握中药汤剂的煎服法、中药内服法与外治法的护理,才能为患者提供正确的、优质的用药护理。此外,护理人员还需对患者及家属进行积极的健康宣教,以期充分发挥药物的最大作用,减少不良反应,提高中医药治疗的效果。

第 1 节 中药汤剂的煎服法

中药煎服法是将药材加水煎煮、去渣取汁成汤剂(以供患者内服或外用)的方法。中药汤剂是中医临床最常用的剂型,其煎煮方法正确与否,直接影响治疗效果和用药安全。为了保证汤剂能获得预期疗效,护理人员应将中药汤剂的正确煎服法向患者或家属交代清楚,正如清代医家徐灵胎在《医学源流论》中所说:"煎药之法,最宜深讲,药之效不效,全在乎此。"因此,我们必须对中药汤剂的煎服法认真研究,高度重视。

(一) 汤剂的煎煮法

1. 用具 以陶瓷砂锅、瓦罐为最好。搪瓷罐、不锈钢、玻璃器皿也可用于煎药,但这些器具传热较快,不利于药物有效成分的析出,且散热较快。忌用铜、铁、铝锅,以免发生化学反应而影响疗效。容器大小要适宜,如过大,水量相对较少,药味的煎出受到影响;如过小,水沸后药液易溢出,也会影响药效。煎药时还应加盖,防止有效成分挥发和煎液量减少。

链 接

曹操刀斩陆矜

三国时候,有一个庸医叫陆矜,因久混江湖,收集了一些医家的验方,随即到处行医卖药。有一年,陆矜来到许昌,他听说曹操患偏头疼,正到处查访名医。陆矜一听,认为这是天赐给他巴结权贵、升官发财的良机,便决定邀功献技。他兼程赶到军营,许下"包治"的诺言。粗略切脉后便开出处方,取来一铜器为曹操熬药。药熬好后,他亲自捧给曹操,不料曹操服药后病情反而加重。这时,随军医生告诉曹操:"铜器熬药乃医家大忌"。曹操听罢,连呼:"庸医害我也!"盛怒之下,让士兵推出陆矜斩了。

2. 浸泡 中药煎前浸泡有利于有效成分的充分溶解,还能缩短煎煮时间,避免中药有效成分耗损或破坏过多。煎药用水必须无异味、洁净、含矿物质及杂质少,古时曾用井水、雨水、泉水煎煮,现在多用自来水、井水等水质洁净新鲜的水。一般煎煮前药物宜用凉水浸泡,其中花茎叶宜浸泡20～30分钟,根、根茎、种子、果实宜浸泡40分钟,一般药剂以浸泡20～30分钟为宜,夏日可酌减,冬日可酌加。

3. 加水 用水应根据药物的重量、药物质地、吸水能力、煎煮时间、火候等因素而定,加水量的多少对煎出量及药物有效成分的析出都有重大影响。传统加水量一般以浸泡后淹没药材 2~3cm,二煎浸面与药材表面相平为度,水应一次加足,不能中途加水,更不能煎干了加水重煎,煎干的中药应丢弃,不可加水再煎后服用。

4. 火候 中药煎煮有文火及武火之分。文火即"慢火"、"小火",使温度上升及水液蒸发缓慢的火候称文火;武火即"急火"、"大火",使温度上升及水液蒸发迅速的火候谓武火。一般先武火煎至微沸,再用文火煎煮以免药汁溢出或过快熬干。

5. 时间 煎煮时间是以文火时间计算。一般中药煎煮两次,滋补药物可增加一次,中药煎好后用纱布过滤并混合,取汁总量 200~300ml。煎药火候的控制根据药物性能而定。一般而言,解表药、清热药、芳香类药物宜武火急煎,第一煎 10~15 分钟,二煎 10 分钟,以免药性挥发,降低药效;滋补类药需文火慢煎宜煎 30~40 分钟,使药效尽出;一般药物宜煎 20~25 分钟。

考点:特殊药物的煎煮法

6. 特殊煎法 有些药物因质地不同、成分特殊,煎煮时需要特殊处理,介绍如下。

(1) 先煎:介壳、矿石类药,如龟甲、鳖甲、代赭石、石决明、牡蛎、龙骨、磁石及生石膏等应打碎先煎,煮沸 20~30 分钟后,再下其他药物同煎,以使有效成分完全析出。对乌头、附子等毒副作用较强的药物,宜先煎 45~60 分钟,以降低毒性,保证用药安全。

(2) 后下:薄荷、青蒿、香薷、木香、砂仁、沉香、豆蔻、草豆蔻等气味芳香,久煮有效成分易于挥发;钩藤、大黄及番泻叶等,久煎有效成分破坏,故此两类药物均宜后下。

(3) 包煎:对于蛤粉、滑石、青黛、旋覆花、车前子、蒲黄及灶心土等黏性强、粉末及带有绒毛的药物,宜先用纱布包好,再与其他药物同煎,可避免药液混浊,或刺激咽喉引起咳嗽,或沉于锅底焦化。

(4) 另煎:对于人参、羚羊角、鹿角等贵重药品,往往单独另煎 2~3 小时,以便能更好地煎出有效成分。

(5) 烊化:又称溶化。如阿胶、龟胶、鹿角胶、鳖甲胶、鸡血藤胶及蜂蜜、饴糖等为避免入煎粘锅,往往用水或黄酒加热溶化兑服。

(6) 冲服:某些贵重药、细料药、量少的药和汁液性的药,如三七、牛黄、琥珀、沉香、竹沥等,不需煎煮,冲服即可。

(7) 泡服:某些挥发性强、易出味的药,不宜煎煮,泡服即可,如番泻叶、胖大海等。一般是将药物放入杯中,加开水泡 10~15 分钟,出味后服用,也有将药物放入刚煎煮好的中药汁液中泡服。

(二) 服药方法

服药方法恰当与否,也对疗效有一定影响。其中包括服药时间、服药方法、服药温度及药后调理。

1. 服药时间 应根据胃肠状况、病情需要及制剂的用药途径而定。急病、重病可不拘时服,慢性病应定时服。一般而言,滋补药宜饭前服,消食药和对胃肠刺激性大的药物宜饭后服,安神药宜睡前 0.5~1 小时服,驱虫药和攻下药宜清晨空腹服用,特殊药物的服用时间应遵医嘱。

2. 服药方法 汤剂一般每日 1 剂,分 2~3 次服。急症、高热和危重病人可每 4 小时服一次,昼夜不停,使药力持续或遵医嘱;解表药和泻下药应中病即止;呕吐病人宜少量频服;对于峻烈或毒性药品,宜先少量试服,而后逐渐增加,有效则止,慎勿过量,以免中毒。

3. 服药温度 一般药物宜温服,寒证用热药宜热服,热证用寒药宜凉服,凉血止血药宜冷服,发汗解表药宜热服。服用丸、散剂均可用温开水吞服。

4. 药后调理　一般服药期间应忌食生冷、油腻、辛辣之品。服解表药后应取微汗,且应汗后避风寒或加衣盖被,以免重感;服泻下药后,不宜进生冷、油腻等难消化之物,以免影响脾胃的运化。

第 2 节　中药内服法与护理

中药内服法是中药治疗疾病的常用途径,如果只重视药物的作用而忽视护理,往往收不到预期效果,甚至出现不良反应。因此,在患者服药期间,护理人员应了解患者的诊断、治法、病情变化及所用药物的性能、剂量、功效等,采取相应的护理措施,才能收到事半功倍的效果。

(一) 解表药的服法与护理

凡以发散表邪、解除表证为主要作用的药物,称为解表药。本类药主要用于六淫病邪侵袭肌表、肺卫所致的表证,亦可用于麻疹、疮疡、水肿、痢疾等病初起而兼有表证者。

1. 煎服方法　解表药多选用辛散轻扬的药物,宜武火轻煎,煮沸后用文火煮 5 ~ 10 分钟,不宜久煎,芳香药宜后下,以免有效成分挥发而降低药效;汤剂应取汁温服,服药后静卧,温覆取汗或饮热粥、热汤助汗驱邪。 *考点:解表药的煎服方法*

2. 病情观察　注意观察出汗特点:有无汗出、出汗时间、遍身出汗还是局部出汗等。临床发汗以微汗为宜,切不可大汗,以免耗伤阳气,损及津液,造成"亡阳""伤阴"的弊端。若大汗不止,易导致伤阴亡阳,应立即通知医师,及时采取措施。对老幼及重症患者使用汗法要慎重,防止虚脱或其他并发症。

3. 生活起居护理　保持病室安静、通风、空气新鲜。寒冷季节,室温应保持在 10 ~ 15℃ ,气温过低不利于发汗。汗止后及时更换衣被,并注意避风寒,以防复感。

4. 饮食护理　饮食宜清淡、细软、易于消化,多饮开水,不宜进辛辣、油腻之物,忌食酸性和生冷食物。

5. 注意事项　应用解表药宜毒透表,护理着眼点不在汗出多少,应观察疹点的隐现、色泽、发热等情况,如疹点透出,色泽鲜红,体温渐降,精神好转,为热毒外透之征,病情向愈;反之,则为药物无效或病情加重。

(二) 清热药的服法与护理

凡以清解里热为主要作用,具有清热、泻火、燥湿、解毒、凉血、清虚热等功效的药物称为清热药。本类药主要用于里热证,如外感热病、高热烦渴、温毒发斑、痈肿疮毒及阴虚发热等。

1. 煎服方法　清热剂一般煮沸后 10 ~ 15 分钟,即可服用。若为清热解毒或清热解暑等辛凉之品,煎煮时间要求稍短。凡清热解毒之剂,宜凉服或微温服。

2. 病情观察　注意观察发热的规律、特点及伴随症状,密切观察患者体温、呼吸、脉搏、神志等变化,并正确记录。对疮疡肿毒之证,应注意观察肿毒消、长之势,若肿消热退,为病退之象。若已成脓,则应切开排脓。

3. 生活起居护理　病房要有良好的通风和降温设备,室温宜偏凉,衣被宜轻薄透气。热盛动风者床边应加床栏,严防坠床。汗出较多者,及时更换衣被。

4. 饮食护理　宜采用清补之类膳食,可多饮清凉饮料、果汁等,或以凉性瓜果蔬菜等为辅食;中暑及高热汗出较多者,宜让患者多饮含盐饮料。忌用辛辣、油腻之品。 *考点:清热药的注意事项*

5. 注意事项　清热类药物,药性寒凉,易伤阳气,故脾胃虚弱、阳虚及寒证忌用;苦燥之剂又易伤津液,阴虚者慎用或辅以补阴药。使用清热药应中病即止,不可过用,以免克伐太过,损伤正气。疫疬病人,要隔离消毒,特别是病室及病人食用餐具、器具、衣被等要注意消毒,防止相互传染。病人的衣被枕席等要及时更换,保持整洁、舒适。

(三) 泻下药的服法与护理

凡能攻积、逐水,通利大便的药物,称为泻下药。本类药物具有泻下通便、清热泻火、逐水退肿等作用,主要用于大便秘结、胃肠积滞、实热内结、水肿停饮等里实证。

考点: 泻下药的煎服方法及注意事项

1. **煎服方法** 攻下药中的大黄要后下或泡服,芒硝宜冲服,番泻叶宜泡服,芦荟宜入丸散剂。润下药多制成丸剂。攻下逐水药多用散剂或胶囊,巴豆多与他药制成丸剂。泻下药一般宜空腹服用,因其药性苦寒,易伤胃气,应得泻即止,不宜多服。

2. **病情观察** 服药后密切观察病人的脉象、血压、神志等变化及腹痛、腹泻情况。如泻下太过,出现虚脱,应及时报告医生,配合抢救。若出现腹痛剧烈,腹泻不止,大汗淋漓,或腹泻不多,但呕吐频繁、气短心慌等为中毒,应立即报告医生进行处理,以防发生意外。

3. **生活起居护理** 根据患者寒热病性的不同,护理要求亦有不同。里实热患者应安排在通风良好的病室,使患者感到凉爽、舒适,利于静心养病。里实寒患者应注意保暖,病室安排在向阳面。习惯性便秘的患者不应只依赖药物,还应养成定时排便的习惯,可配合腹部按摩疗法以助排便。

4. **饮食护理** 饮食调理因病证而异,有寒凉、温热性味之别。实热证宜清补,忌辛辣之物;里寒证宜甘温平补,忌寒凉滋腻。此外,宜多食蔬菜等含粗纤维的食物,戒烟酒。

5. **注意事项** 攻下药的作用较猛,峻下逐水药尤为峻烈。这两类药物,奏效迅速,但易伤正气,宜用于邪实正气不虚之证,对久病正虚、年老体弱以及妇女胎前产后、月经期等均应慎用或禁用。润下药的作用较缓和,能润肠通便,且不致引起大泻,故对老年虚弱患者,以及妇女胎前产后等由于血虚或津液不足所致的肠燥便秘,均可应用。

📚 **链 接**

中药之毒性

中药虽然毒副作用少,但并不等于没有不良反应。不少中草药含有不同程度的毒性,若药量过大,或配伍不当,或使用范围不对,不但达不到治病的目的,甚至会危及生命。中药毒性在我国历代中药文献中早有记载。汉代《神农本草经》中将所载365种中药分为"上、中、下"三品,有"有毒无毒"之分;我国历代本草及现行国家药典中将部分有毒药标明"大毒小毒",在认识上具有现代意义上的毒性和不良反应的药物特性。

(四) 祛湿药的服法与护理

凡以祛除风寒湿邪,解除痹痛为主要功效的药物,称为祛湿药。本类药主要用以治疗水湿内停引起的水肿、泄泻、风湿、暑湿、淋浊、癃闭、黄疸、湿疹等证。

1. **煎服方法** 蕲蛇、乌头等毒性较大的药物应先煎2小时,以降低毒性。某些芳香化湿药富含挥发油,气味芳香,入汤剂不宜久煎。本类药物对胃肠道有刺激,宜在饭后服用。

2. **生活起居护理** 病室要温暖向阳、干燥通风。忌居住潮湿之地,淋雨涉水。

3. **饮食护理** 宜进食易消化、营养丰富的食物,忌生冷油腻之品。

4. **注意事项** 祛风湿药性多偏燥,易耗伤阴血,阴虚血亏者慎用。

(五) 温里药的服法与护理

凡能温里祛寒,用以治疗里寒证的药物,称为温里药。本类药主要用于里寒证及心肾阳虚所引起的亡阳证。

1. 煎服方法　附子有毒宜先煎、久煎；肉桂含挥发油，宜后下；若阴寒太盛、药物入口即吐者，宜采用冷服或少佐苦寒之品。

2. 病情观察　使用回阳救逆法时，注意观察患者的面色、汗出、寒热、肢体温凉、口渴与否等情况。温法使用，必须针对寒证，对真热假寒之证须仔细辨别寒热真假，以免妄用温热护法，导致病势逆变。

3. 生活起居护理　病室宜朝阳，冬天室内要备有取暖设备。平时注意防寒保暖，多添加衣被。服药后，宜卧床休息，加厚衣被，以助药力透达四肢。

4. 饮食护理　宜进食温性、热性食物，冬天多食羊肉、狗肉、桂圆等温阳之品，可酌用桂皮、姜、葱等调味品，以助药物温中散寒之功效。忌食瓜果生冷等凉性之物。

考点： 温里药的饮食护理

5. 注意事项　温里药性多辛热燥烈，易耗阴助火，故凡实热之证、阴虚火旺、津血亏虚者忌用。孕妇慎用。

（六）理气药的服法与护理

凡具有疏畅气机、消除气滞的药物，称为理气药，主要治疗气滞、气郁和气逆等证。

1. 煎服方法　本类药大多含挥发油，不宜久煎，以免影响疗效。

2. 生活起居护理　病室要安静、整洁、温度适宜、空气新鲜，使病人心情愉悦，生活起居有节，注意休息。

3. 饮食护理　宜温通类膳食；忌生冷油腻厚味、不易消化之品。

4. 用药护理　本类药物多辛温香燥，易耗气伤阴，故血虚、阴虚火旺者慎用。破气药孕妇应忌用。

链　接

"逗笑"疗法

清代有一位巡按大人，患有精神抑郁症，终日愁眉不展，闷闷不乐，几经治疗，终不见效，病情一天天严重起来。经人举荐，一位老中医前往诊治。老中医望闻问切后，对巡按大人说："你得的是月经不调症，调养调养就好了。"巡按听了捧腹大笑，感到这是个糊涂医生怎么连男女都分不清。此后，每想起此事，仍不禁暗自发笑，久而久之，抑郁症竟好了。一年之后，老中医又与巡按大人相遇，这才对他说："君昔日所患之病是'郁则气结'，并无良药，但如果心情愉快，笑口常开，气则疏结通达，便能不治而愈。你的病就是在一次次开怀欢笑中不药而治的。"巡按这才恍然大悟，连忙道谢。

（七）消导药的服法与护理

凡以消化饮食，导除积滞为主要作用的药物，称消食药。本类药主要用于饮食不消、宿食停留所致的脘腹胀闷、嗳腐吞酸、恶心呕吐、不思饮食、大便失调，以及脾胃虚弱、食少纳呆、消化不良等症。

1. 煎服方法　药味清淡者，煎药时间宜短；药味厚重者，煎药时间宜长些。煎剂宜在饭后服用。

2. 病情观察　应用消食导滞剂，注意观察患者大便的性状、次数、质、量、气味和腹胀、腹痛及呕吐情况等；应用消痞化积药，注意观察患者的局部症状，如疼痛、肿胀、包块等。若患者突然出现腹部疼痛、恶心、吐血、便血、面色苍白、汗出、四肢厥冷、脉微而细等危重症状时，应立即报告医生，对症处理。

3. 饮食护理　饮食应以清淡、易消化、富营养为原则。忌冷、硬、肥甘厚味之品。肝气郁滞者可配合情志护理。

4. 注意事项　本类药物一般有泻下或导滞之功效，只作暂用，不可久服，中病即止，年老体弱者慎用,脾胃虚弱者及孕妇禁用。服药期间,不宜服补益药和收敛药,以免影响药效的发挥。此外,人参恶莱菔子,授乳期妇女忌用麦芽、神曲。

(八) 止血药的服法与护理

凡能制止体内外出血的药物,称为止血药。本类药主要适用于各部位出血病证,如咯血、衄血、吐血、尿血、便血、崩漏、紫癜及创伤出血等。

1. 煎服方法　止血药多炒用,炒炭后其性苦涩,可加强止血之效。

2. 病情观察　注意观察出血的部位、颜色、次数,定时测量记录血压、脉搏、呼吸等,如有变化,及时报告医生;大出血时,要及时采取急救措施。

3. 生活起居护理　出血期应注意卧床休息。大出血者绝对卧床,减少说话和活动,以免耗气动血。

4. 饮食护理　饮食应富含营养,易于消化。禁烟酒,忌辛辣刺激性食物及饮料,以免辛辣动火,迫血妄行。呕血患者,应禁食 8 ~ 24 小时。

5. 情志护理　护理人员应耐心细致地向患者及其家属解释、劝慰与疏导,情志调护的重点是解除患者紧张和恐惧的心理,保持安静,放松身心,有利于治疗。

6. 注意事项　使用凉血止血药、收敛止血药时,应中病即止,多服、久用易凉遏恋邪留瘀,故使用止血药,应以止血而不留瘀、血止而无复出为原则。

(九) 活血化瘀药的服法与护理

凡以通畅血行、消散瘀血为主要作用的药物,称活血化瘀药。本类药物主治范围很广,遍及内科、妇科、儿科、外伤科等各科。如内科之胸、腹、头诸痛,而痛如针刺,痛处固定者;体内之癥瘕积聚;中风半身不遂;关节痹痛日久;血证之出血色紫,夹有血块;外伤科之跌扑损伤,瘀肿疼痛,痈肿疮疡等。凡一切瘀血阻滞之证,均可用之。

1. 煎服方法　入药以丸散为佳。活血止痛类药物,宜酒、醋制以增强活血止痛的功效。本类药宜饭后服用,或适当配伍消食健胃药,以助药物吸收。

2. 病情观察　注意观察病人疼痛的程度、肿块的颜色、大小、软硬度的变化等。

3. 饮食护理　治疗外科疮疡肿毒证,宜清补,忌公鸡、鲤鱼及辛辣之品;治疗外科跌打损伤证,饮食宜平补。

4. 注意事项　本类药物易耗血动血,妇女月经过多、出血证无瘀血现象者忌用,孕妇慎用或忌用。

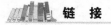 **链　接**

中华瑰宝——"云南白药"

云南白药是驰名世界的中成药,于 1902 年由汉族民间医生曲焕章创制。它由名贵药材制成,具有化瘀止血、活血止痛、解毒消肿之功效。问世百年来,云南白药以其独特、神奇的功效被誉为"中华瑰宝,伤科圣药",也由此成名于世、蜚声海外,"云南白药"已成为中国中药的第一品牌。1955 年曲焕章妻子缪兰英将配方献给中华人民共和国中央人民政府,之后一直在中华人民共和国前卫生部绝密为其保存。随着国内外医疗科研机构对云南白药的研究不断深入,云南白药的应用领域也不断扩大,被广泛应用于内科、外科、妇科、儿科、五官科、皮肤科等多种疾病的治疗,并被制成散剂、胶囊剂、气雾剂、贴膏剂、酊水剂、创可贴等多种剂型。

(十) 止咳化痰平喘药的服法与护理

凡以祛痰或消痰为主要功效的药物称为化痰药,能缓和或制止咳嗽喘息的药物称止咳平喘药。化痰药主要用于痰多咳嗽、咳痰不爽以及与痰有关的病证。止咳平喘药主要用于治疗咳嗽、气喘等多种疾患。

1. 煎服方法　半夏、南星、白芥子、皂荚等大多有毒,内服剂量不宜过大。祛痰药宜饭后温服,平喘药宜在哮喘发作前 1~2 小时服用。治疗咽喉疾患,药物宜多次频服,缓缓咽下,使药液与病变部位充分接触,迅速反射性引起支气管分泌物增加,从而稀释痰液,便于排痰。

2. 病情观察　注意观察咳喘的变化及痰的质、量、色、味及咳痰是否通畅。痰多咳出无力的病人,可给予翻身拍背,必要时用吸痰器以助排痰;痰稠者,可让病人吸入水蒸气或雾化吸入,使痰液易于咯出;呼吸困难者,应给予氧气吸入。若患者突然感觉咳嗽增剧、胸痛等症状时,则提示病情加重,应及时报告医生,对症处理。

3. 饮食护理　饮食应富含营养,易于消化,忌食生冷、辛辣、鱼腥、刺激性食物,戒烟忌酒。

4. 注意事项　咳嗽兼有咯血者,不宜用温燥之性强烈而有刺激性的化痰药,以防加重咯血。对麻疹初起的咳嗽,不要急于止咳,尤其不要用温燥性或收涩性的止咳药,以免助热或影响麻疹透发。

考点：止咳化痰平喘药的煎服方法及注意事项

(十一) 平肝息风药的服法与护理

凡具有平肝潜阳、息风止痉作用的药物,称为平肝息风药。主要适用于肝阳上亢、头晕目眩,以及肝风内动、惊痫抽搐等症。

1. 煎服方法　本类药中的动物甲壳、金石矿物药质地坚硬,有效成分难以煎出,在煎药时应打碎先煎;有些虫类药物有毒,用量不宜过大,以免中毒;昆虫类药宜研末冲服;钩藤有效成分易被高温破坏,入汤剂宜后下;贵重药品,一般入丸、散剂服用。平肝息风药宜饭后服用,并注意保护胃气。

考点：平肝息风药的煎服方法

2. 病情观察　对癫痫患者注意观察血压、脉搏、神志、瞳孔等变化,出现异常,应立即报告医生。

3. 饮食护理　饮食以清淡、营养丰富、易消化流食为主。

4. 注意事项　药性寒凉的息风药,脾虚慢惊者当慎用;药性温燥的息风药,阴亏血虚者当慎用。

(十二) 开窍药的服法与护理

凡具有辛香走窜之性,以开窍醒神为主要功效的药物,称为开窍药。主要适用于热病神昏,以及惊风、癫痫、中风等病出现卒然昏厥的症候。临床常用以作为急救之品。

1. 煎服方法　本类药多辛香走窜,其有效成分易于挥发,内服只入丸、散剂。

2. 病情观察　密切观察患者体温、脉搏、呼吸、血压、面色、汗出、舌脉象等变化。昏迷患者要保持呼吸道通畅,并及时清除口腔、鼻腔内的分泌物。

3. 饮食护理　高热昏迷者应禁食,并予以静脉输液补充足够的水分和营养。一般患者给予营养丰富、易消化的流质或半流质饮食。

4. 注意事项　本类药物为救急、治标之品,因其能耗伤正气,故只可暂用,不宜久服。对于大汗亡阳引起的虚脱及肝阳上亢所致的昏厥,都应慎用。

📚 链　接

凉开三宝

"凉开三宝"是指安宫牛黄丸、紫雪丹和至宝丹三种中成药。所谓凉开,是指具有清热解毒、芳香开窍等作用,它们是中医开窍剂凉开法中最具代表性方剂,其药专效宏、济危救急而为临床医家所称道,誉为"凉开三宝",广泛地应用于各种急性热病、温邪热毒内陷之闭证,症见高热、神昏、谵语、抽搐、痉厥等。

"凉开三宝"都能治疗热闭证,都有清热开窍的功效,但因其组方不同,治疗重点不同,所以在临床应用上要加以区别。其中安宫牛黄丸药性最凉,长于清热解毒;紫雪丹凉性次之,而镇痉之力最强;至宝丹性较紫雪丹为次,但化浊开窍之力较优。故古人云"乒乒乓乓紫雪丹,不声不响至宝丹,稀里糊涂牛黄丸。"在服用"三宝"时,宜用温开水化服;对神志不清者,可采用鼻饲,或以化开的药水滴舌,每小时一次。

(十三) 安神药的服法与护理

凡以镇静安神为主要功效的药物,称为安神药。主要用来治疗心神不宁的心悸怔忡、失眠多梦,亦可作为惊风、癫痫、狂妄等病症的辅助药物。

1. 煎服方法　矿石、介壳类药物,质地沉重,研粉服用,宜做丸、散剂;入汤剂则应打碎先煎、久煎。

2. 病情观察　注意了解病人失眠的特点及伴随症状,结合心理疗法,观察病人的睡眠情况及用药后的反应等。

3. 生活起居护理　保持病室的安静及通风。

4. 饮食护理　以清淡可口为原则。晚餐不宜过饱,避免辛辣厚味等不易消化的食物,忌烟酒。

5. 注意事项　矿石、介壳类药物,易损胃气,不宜多服久服,脾胃虚弱者更须慎用。朱砂具有毒性,应当慎用,以防中毒。

(十四) 补益药的服法与护理

凡能补益人体气血阴阳之不足,以增强抗病能力,消除虚弱证候的药物,称为补益药。本类药主要用于气虚、血虚、阴虚、阳虚等证。

考点:补益药的煎服方法及注意事项

1. 煎服方法　本类药宜饭前空腹服用,以利药物吸收,但急证不可受限于此。虚弱证一般病程较长,故补益类方药宜作蜜丸、煎膏、片剂、口服液、颗粒剂或酒剂等,以便长期保存和服用。如作汤剂,以文火久煎为好,阿胶、鹿角胶、人参等贵重药物必须另煎或冲服。

2. 生活起居护理　起居有常,适当锻炼,避免重体力劳动,保持充足的睡眠,节制房事等。

3. 饮食护理　饮食以平补膳食缓缓调理为要,忌生冷、油腻、辛辣等不易消化的食物。冬季宜温补,夏季宜清补。

4. 情志护理　虚证患者大多处在大病初愈或久病不愈等状态,由于病程较长,常易产生急躁、悲观、忧虑等情绪,应对患者做好开导和劝慰工作,引导患者正确对待疾病,保持乐观情绪,鼓励坚持服药,有利于疾病的治疗。

5. 注意事项　凡脾胃虚弱而食滞不化、舌苔腻厚者,不宜服用。补益药虽能增强体质,误投错用,危害亦大,应在辨证的基础上,以平补之品缓缓调理为要,切忌大量峻补导致阴阳失调,骤生他疾。本类药物需长期服用方能见效,故应指导患者坚持用药,服药期间,如遇外感,当停服补益之剂,先解表,表解后再继续服用。

(十五) 收涩药的服法与护理

凡具有收敛固涩作用的药物称为收涩药。主要用于治疗久病体虚、元气不固所致的自汗、盗汗、久泻久痢、遗精、滑精、遗尿、尿频、崩漏、带下不止、脱肛等各种滑脱不禁的证候。

1. 煎服方法　本类药物的煎服方法同一般药物,无特殊要求。

2. 饮食护理　饮食应富于营养,宜消化之品。忌食生冷寒凉的食物。

3. 注意事项　罂粟壳易成瘾,不宜常服久服。凡属外感邪实者,应当禁用或慎用,以免留邪;而虚极欲脱之证亦非收涩药所能奏效,治当求本。

第 3 节　中药外治法与护理

中药外治法因其历史悠久、操作简便、方法独特、疗效显著、适用面广、安全可靠等特点，备受历代医家的重视与推崇。在现代医学中，中药外治法在临床中要发挥最大疗效，与护理人员对疾病相关治疗的认识和操作方法的掌握程度有密切关联。因此，护理工作者必须对外治疗法认真研习，全面掌握。

（一）膏药的用法与护理

膏药，古代称之为薄贴，现称硬膏，是按配方将若干药物置于植物油中煎熬去渣，存油加入黄丹再煎，利用黄丹在高温下经过物理变化，凝结后将熬成的药膏摊在布上或纸上而成。具有消肿止痛、通血活络、软坚散结、拔毒透脓、祛腐生新、祛风胜湿等作用。清代著名外治法医家吴尚先在《理瀹骈文·略言》中说："膏药治病，无殊汤药，用之得法，其响立应。"

1. 适应证　用于外科痈疡疔肿，已成脓未溃，或已溃脓毒未尽和瘰疬、痰核、风湿、跌打损伤等病证。

2. 禁忌证　局部有破损者，不可将膏药直接贴在破损处，以免发生化脓性感染。凡是含有麝香、乳香、红花、没药、桃仁等活血化瘀成分的膏药，孕妇均应禁用。如果贴膏药后局部皮肤出现丘疹、水疱，自觉瘙痒剧烈，说明对此膏药过敏，应立即停止贴敷，进行抗过敏治疗。

3. 用物准备　膏药（按医嘱）、75% 乙醇、高锰酸钾溶液、镊子、棉球、酒精灯等。

4. 操作方法　使用前先将膏药四角剪去，清洁局部皮肤，将膏药放在热源上烘烤加温，使膏药软化后敷贴患处。加温时应注意不宜过热，以免烫伤皮肤。膏药敷贴后，应加以适当固定。

5. 护理及注意事项　膏药制剂有厚薄之分，薄型的膏药，多适用于溃疡，宜勤换；厚型的膏药，多适用于肿疡，宜少换，一般 5～7 天调换 1 次。使用后，应注意观察皮肤反应，如局部出现丘疹、水疱、红肿或瘙痒感较重，应随时取下膏药，一般可自行恢复，少数重者可涂抗过敏药膏，如维生素 B_6 软膏、复方醋酸氟轻松酊等。去除膏药后，局部可用松节油擦拭干净。由于膏药不能吸收脓水，若溃疡脓水过多，可以改用油膏或其他药物。此外，膏药不可去之过早，否则疮面不慎受伤，再次感染，复致溃腐，或使疮面形成红色瘢痕，不易消退，有损美观。

考点：膏药的护理及注意事项

链 接

"狗皮膏药"

相传"狗皮膏药"出自古代八仙之一铁拐李，过去民间特别是医药行把他作为狗皮膏药的发明者和祖师爷。

其实，"狗皮膏药"是中医外用药的一种俗称，它是依据中医内病外治、中药归经等原理，将药物直接敷于患处，具有消肿止痛、活血化瘀、祛风散寒等功效。这种方法早在帛书《五十二病方》里就有记载，狗皮膏药因其起效快速，且无毒副作用，一直沿用至今。

随着现代医学的发展，科学技术又赋予了它新的内涵，"狗皮膏药"被现代医学概括为透皮给药或透皮缓释给药等名称，透皮缓释技术已经成为医学界研究的热门课题，在欧美的发达国家，这种给药方式已经越来越成为主流的给药方式。

"狗皮膏药"在医学界已经得到正名，由于给药的安全性和无毒副作用，它正在成为一个最具潜质的明星外用药而备受推崇。

（二）熏蒸疗法与护理

熏蒸疗法是以中医学基本理论为指导，用煮沸后产生的气雾进行熏蒸，借药力和热力直接作用于所熏部位,达到扩张局部血管、促进血液循环、温通血脉、祛毒杀菌、止痒、清洁伤口、消肿止痛,最后达到治病、防病、保健、美容的目的。熏蒸疗法包括熏法和蒸法两种。

1. 适应证 熏法常用于治疗室、病室内的空气消毒,或用于皮肤疾患的治疗。蒸法常用于类风湿关节炎、强直性脊柱炎、腰椎间盘突出症、骨性关节炎、肩周炎及各种皮肤病、中风偏瘫的治疗。

2. 禁忌证 高血压、心绞痛、急性脑出血、急慢性心功能不全、孕妇及体质虚弱者不宜使用熏蒸法。

3. 用物准备 药液、浴盆、木桶、座架、木凳、毛巾、水温计、屏风等。

4. 操作方法 熏法是将药物置于抗热容器内,用火点燃产生烟雾后直接熏蒸患者全身、局部或病室;蒸法是将药物煎成汤液,置于贮药容器内,加热产生药物蒸气后直接熏蒸全身或局部,以皮肤感觉舒适为度。每次熏蒸 20 ~ 30 分钟,每日 1 ~ 2 次。

5. 护理及注意事项 患者进餐前后半小时或空腹不宜熏蒸,熏蒸前让患者喝 500ml 左右的糖水或淡盐水,以防出汗太多出现虚脱。临床治疗过程中应注意观察患者有无恶心、呕吐、胸闷、气促、心跳加快等不适。水温以 38 ~ 42℃ 为宜,严防烫伤皮肤、汗出虚脱或头晕,若有不适立即停止熏蒸,及时请医生诊治。熏蒸后让患者注意保暖,卧床休息 30 分钟左右,同时补充水分,不要求冲洗。

(三) 熨敷疗法与护理

熨敷疗法是将药物或其他物体炒热热熨或冷敷患处,借助药性及温度等物理作用,使气血流通,以达到治疗目的的一种方法。熨敷疗法包括热熨法和冷敷法两种。热熨法具有行气活血、散寒止痛、活血化瘀等功用,包括药熨法、盐熨法、醋熨法等。冷敷法具有清热解毒、消肿止痛、凉血止血等功用,包括干冷敷法和湿冷敷法两种。

1. 适应证 热熨法常用于虚寒性脘腹疼痛、跌打损伤、寒湿痹痛、泄泻、呕吐等。冷敷法常用于高热晕厥、急性热病、阳证痈疖红肿热痛较重者。

2. 禁忌证 各种实热证、出血性疾病及孕妇腹部不宜使用热熨法。水肿、角膜发炎、外伤处已出现红肿热痛时不宜使用冷敷法。

3. 用物准备

(1) 热熨法准备:药物(按医嘱)、治疗盘、大毛巾、双层纱布袋或布袋、凡士林、棉签、炒锅、竹铲或竹筷、电磁炉、屏风等。

(2) 冷敷法准备:冰袋、冷水、冰块、毛巾等。

考点: 熨敷疗法的操作方法、护理及注意事项

4. 操作方法 热熨法按医嘱备好热熨所需药物,将药物加热装入双层纱布袋或布袋中,温度要适宜,在需热熨部位涂上少许凡士林,将热熨袋放置于相应部位,来回推熨,用力均匀,速度适中,以患者能耐受为宜。操作过程 30 ~ 50 分钟,每天 1 ~ 2 次,热熨袋温度不足时可加热复用。冷敷法用冰袋或冷毛巾敷于患者额头、四肢、背部、腋下、腹股沟等处,或敷于红肿热痛的痈疖患处,每 4 ~ 6 分钟更换 1 次冷毛巾,以保证冷敷效果,每次敷 15 ~ 20 分钟,冷敷完毕后,用毛巾将冷敷部位的皮肤擦干。

5. 护理及注意事项 在热熨前嘱患者排空小便。热熨期间要注意保暖,室内温度要适宜,以免感受风寒。掌握热熨温度,成人一般不可超过 70℃,年老者和婴幼儿不宜超过 50℃。热熨过程中要注意随时听取病人对热感的反应,观察局部情况有无潮红、水疱,以免烫伤皮肤,必要时可随时停止热熨,局部涂以烫伤药物。冷敷时,要注意观察局部皮肤颜色,出现发紫、麻木时要立即停用。冷敷一般不在肢体的末端进行,且时间不宜过长,以免引起循环障碍,而发生组织缺血缺氧。对有伤口或手术后以及眼部冷敷,冷敷用具一定要严格消毒使用,以防止污染,引起交叉感染。出现挫伤、肌肉撕裂伤、内出血等症状时,开始用冷敷,2 ~ 3 天后

恢复期时,为了促进血液循环,应使用热熨。

(四) 掺药疗法与护理

掺药疗法,古时称之为散剂,现称粉剂,是将药物制成极细粉末,根据制方规律,并按其不同的作用配伍成方,用时掺于膏药或油膏上,或直接掺布于病变部位,或散布于创面局部,以达到祛腐生新、清热止痛、生肌收口、促进创面愈合的目的。

1. 适应证　疮疡创面、皮肤溃烂或湿疹、口腔黏膜炎症、溃疡等均可使用,其他如皮肤病、肛肠疾病也可应用。

2. 禁忌证　皮肤过敏者慎用。

3. 用物准备　药粉、75% 乙醇、棉球、镊子、消毒纱布等。

4. 操作方法　清洁创面后,可将药粉直接掺布于疮面上,也可掺布于膏药上合油膏上,或黏附在纸捻上再插入疮口内,或将药粉均匀撒布于创面上,用消毒纱布或油膏纱布覆盖,一般1~2 天换药一次。

5. 护理及注意事项　掺药配制时应研极细,研至无声为度。植物类药品宜另研过筛;矿物类药品宜水飞;麝香、樟脑、冰片、朱砂粉、牛黄等香料贵重药品宜另研后再与其他药物和匀,制成散剂方可应用,否则用于肿疡药性不易渗透,用于溃疡容易引起疼痛。有香料的药粉最好以瓷瓶贮藏,塞紧瓶盖,以免香气走散。应用祛腐拔毒药粉时,有时会刺激创面,引起疼痛,应告知病人,以便取得合作。

(五) 药物洗浴疗法与护理

药物洗浴疗法是在辨证论治的基础上,将药物煎煮后进行全身或局部洗浴,从而达到疏通经络、消肿止痛、活血化瘀、祛风散寒、杀虫止痒等功用。

1. 适应证　湿疹、风湿痹痛、跌打损伤、疮疡等。

2. 禁忌证　2 级以上高血压、心脏功能不全、严重哮喘、皮肤有较大面积创口、妇女月经期间及孕妇等。

3. 用物准备　药物(按医嘱)、浴盆、木桶、毛巾等。

4. 操作方法　将药物研细后用纱布包好加热水溶解成药液,或直接把药物放在锅内加清水适量,浸泡20 分钟,然后再煮30 分钟,将药液倒入浴盆或木桶内,待温度下降至40~50℃时,将身体浸泡于药液中,即可洗浴,每次20~30 分钟。洗浴结束时用温水冲去全身药液,擦干皮肤,及时穿衣服,卧床休息,盖被发汗。

5. 护理及注意事项　饭前饭后半小时内不宜洗浴,洗浴期间要注意保持药液温度,随时测量水温,并询问患者对药液温度的感觉,防止烫伤,药液偏凉时,要及时更换。洗浴结束后,不可蓄意吹风,以免受寒。如在洗浴过程中出现心悸或呼吸急促等症状时,应立即停止洗浴,报告医生,对症处理。

(六) 灌肠疗法与护理

灌肠疗法是将中药药液或掺入散剂,自肛门灌入直肠至结肠,使药液保留在肠道内,通过肠黏膜吸收,祛除体内病邪,从而达到治疗疾病的一种方法,具有润肠通腑、清热解毒、凉血活血、消癥散结等功用。

1. 适应证　溃疡性结肠炎、慢性肾衰竭、带下病、高热持续不退、大便秘结、慢性盆腔炎、慢性痢疾等。

2. 禁忌证　肛门、直肠和结肠手术或大便失禁患者,下消化道出血,孕妇等。

3. 用物准备　中药汤剂(按医嘱)、治疗盘、灌肠器、弯盘、纱布、肛管(14~16 号)、液状石蜡、棉签、一次性手套、止血钳、水温计、输液架、橡胶单、治疗巾、卫生纸、量杯、便盆、屏风等。

4. 操作方法　先备以肛管,外面涂少量液状石蜡,使之滑润,以便插入时不致对肛门及肠黏膜产生刺激或损伤;然后将肛管插入肛门,其插入深度则根据所患疾病及病变部位不同而定,一般10~30cm,接着将已配制好的药液加温至40℃左右,经灌肠器滴入,灌肠液的多少及保留时间长短亦需根据病情而定。药液灌完后,轻轻拔出肛管,嘱患者卧床休息,让药液保留1小时以上,以利药物的充分吸收。

5. 护理及注意事项　灌肠前嘱患者排便排尿,排便后休息30~60分钟,再行灌肠。每次灌肠的药液不应超过200ml,配制灌肠液时应避免使用对肠黏膜有腐蚀作用的药物。肠道疾病以晚间睡前进行为宜,此时活动减少,将臀部抬高10cm,以利药液保留,发挥疗效。肛管插入肛门时不可用力过猛,以免损伤肠道。保留灌肠时,为保留药液,减轻肛门刺激,应做到肛管细、插入深、注入药液速度慢、药量小、压力低(液面距肛门不超过30cm)。患者灌肠后有腹胀感、欲便感时嘱其要侧卧休息,肛门上提,尽量忍耐,不要运动,以利于药物的吸收。患者排便后,需观察大便色、质、量及次数,如有特殊腥臭味或夹有脓液、血液等,应及时留取标本送检,并做记录和报告医生。

链　接

张仲景蜂蜜治便秘

张仲景年少时随同乡张伯祖学医,由于他聪颖博达,旁学杂收,学识长进很快。

一天,来了一位唇焦口燥、高热不退、精神委靡的病人。老师张伯祖诊断后认为属于"热邪伤津,体虚便秘"所致,需用泻药帮助病人解出干结的大便,但病人体质极虚,用强烈的泻药病人身体受不了。张伯祖沉思半响,一时竟没了主张。张仲景站在一旁,见老师束手无策,便开动脑筋思考。他灵机一动,想到一个法子,并告诉了自己的老师。张伯祖听着听着,紧锁的眉头渐渐舒展开来。张仲景取来一勺黄澄澄的蜂蜜,放进一只铜碗,就着微火煎熬,并不断地用竹筷搅动,渐渐地把蜂蜜熬成黏稠的团块。待其稍冷,张仲景便把它捏成一头稍尖的细条形状,然后将尖头朝前轻轻地塞进病人的肛门。一会儿,病人拉出一大堆腥臭的粪便,热象顿时减轻了。由于热邪随粪便排出,病人不几天便康复了。张伯祖对这种治法大加赞赏,逢人便夸。

以后,张仲景在总结自己治疗经验,著述《伤寒杂病论》时,将这个治法收入书中,取名叫"蜜煎导方",用来治疗伤寒病津液亏耗过甚,大便结硬难解的病证,备受后世推崇。这就是有文字记载的世界上最早使用的药物灌肠法。

(七) 坐药疗法与护理

坐药疗法,是将药物制成丸剂、栓剂、片剂,或用纱布包裹药末,塞入阴道或肛门内,或直接坐到药物上,以治疗疾病的一种方法,具有清热解毒、杀虫止痒、行气活血等功用,主要用于治疗妇科疾病。

1. 适应证　阴道瘙痒、带下病、宫颈糜烂、阴道炎、痛经、产后恶露不绝等妇科疾患。

2. 禁忌证　月经期间及妊娠期间禁止施用阴道坐药。

3. 用物准备　药物(按医嘱)、无菌手套、纱布、棉球、棉线绳、窥器、镊子、冲洗液和容器、0.9%氯化钠溶液棉球、橡皮单、治疗巾、卫生纸等。

4. 操作方法　坐药前先嘱患者排尿,注意保暖。施用阴道坐药时,先用冲洗液将阴道冲洗干净,或用消毒药棉或消毒纱布将阴道内分泌物拭净,然后将药物裹于棉花或纱布内,用棉线绳扎紧,用镊子轻轻置入阴道深部或子宫颈处,留15cm左右的长线头于阴道外,取出棉球或纱布时,应轻拉线头。如使用丸剂、栓剂或片剂时,不用包裹棉花或纱布,直接置于阴道内不用再取出。

5. 护理及注意事项　注意清洁卫生,无论是所用药物,还是治疗器械,都要经过严格消毒。塞药时要将手冲洗干净,或戴橡皮手套。施用坐药期间戒房事。施用阴道坐药后数天,如阴道内有坚韧的块状物脱落,不要紧张,不要恐惧,这是正常现象。

(八) 吹药疗法与护理

吹药疗法,是将药物制成精细粉末,利用细竹管或喷药管,将药物吹入病变部位的一种给药方法。具有清热解毒、消肿止痛、祛腐收敛、芳香开窍等功用。

1. 适应证　主要用于掺药法难于达到的部位,如咽喉、口腔、耳鼻等处的炎症、溃疡等。

2. 禁忌证　神志不清者及婴幼儿禁用。

3. 用物准备　药粉(按医嘱)、喷药管、吹药器、压舌板等。

4. 操作方法　准备好药粉和喷药管。吹口腔、咽喉时,嘱病人洗漱口腔后,取坐位或半卧位,头向后仰,张口屏气,查清部位,用压舌板压住舌根,手持吹药器,将适量药物均匀吹入患处。吹药完毕后,令病人闭口,半小时内不要饮水进食,一般每天可吹 2 ~ 4 次。吹鼻时,令患者口含水或吹时暂时屏气,以防药物误入气道,引起呛咳或喷嚏。

5. 护理及注意事项　吹药动作要轻柔敏捷,药末要均匀撒布于整个病变部位。向咽喉部吹药时,气流压力不可过大过猛,以防药末直接吹入气管引起呛咳。口腔、咽喉吹药后半小时不要喝水、进食和吞咽,以提高疗效。小儿禁用玻璃管作为吹药工具,以防吹碎损伤口腔。吹耳时,当先清洗外耳道,揩干后进行。第二次吹药时,必须取出原有药粉,防止堵塞外耳道。

(九) 中药离子导入法

中药离子导入法是利用直流电场的作用,将浸有中药药液的电极板,放在极性与该离子电性相同的直流电电极下,根据电荷同性相斥、异性相吸的原理,通电时离子产生定向运动,使中药离子经皮肤汗腺管导入人体组织间隙,从而达到治疗疾病目的的一种外治法。具有活血化瘀、软坚散结、温中止痛等作用。

1. 适用证　风寒湿痹、关节肿痛、骨质增生、神经痛、盆腔炎、中耳炎、角膜混浊等。

2. 禁忌证　高热、出血性疾病、活动性结核、妊娠、严重心功能不全等,或治疗部位有金属异物或带有心脏起搏器患者。

3. 用物准备　直流感应电疗机、药物、治疗碗、衬垫、镊子、纱布、绷带、塑料薄膜、乙醇、棉球等。

4. 操作方法　按医嘱选用药物,配制药液,根据病证选择一定部位,将敷电极的部位进行消毒。将衬垫吸湿药物拧至不滴水,置于患处,紧贴皮肤,根据导入药物的极性选择电板,带负离子的药物衬垫放上负极板(黑色导线),带正离子的药物衬垫放上正极板(红色导线)。隔上塑料薄膜,用纱布或绷带固定,将直流感应电疗机电位器输出端调节到"0",再接通电源,根据治疗部位调节电流量,一般局部电流量不超过 40mA,全身电流量不超过 60mA,小部位、指关节电流量不超过 10mA,面部电流量不超过 5mA。治疗时间一般每次 15 ~ 20 分钟,儿童不宜超过 15 分钟。治疗结束时,先将输出电位调节器调至"0",再关电源。拆去衬垫,擦净皮肤,协助患者恢复体位。

5. 护理及注意事项　操作前嘱患者排空小便,告诉患者在治疗过程中可能出现的感觉,嘱咐患者在治疗过程中不要移动体位。检查设备是否完好,各部件连接是否正确。衬垫须有标识,正负极要分开,要求一个垫供一种药使用,用后以清水(不含任何洗涤剂)洗净,并消毒,防止寄生离子互相沾染。治疗过程中随时观察患者的反应,及时调节电流量,注意电流应由小逐渐增至所需量,以免病人有电击感,电极板不能直接接触皮肤,必须安放在衬垫上,防止电灼伤。多次治疗后,若局部皮肤出现瘙痒、脱屑、皮疹等症状,可用青黛膏或皮炎平霜外用药涂擦或暂时不使用本法。

实训 4　中药保留灌肠法

【目的要求】

1. 掌握中药保留灌肠法的概念。
2. 掌握中药保留灌肠法操作方法。
3. 熟悉中药保留灌肠法的适应证和禁忌证。

【实训内容】

1. 中药保留灌肠法的概念。（约 5 分钟）
2. 中药保留灌肠法的适应证和禁忌证。（约 5 分钟）
3. 中药保留灌肠法操作步骤及注意事项讲解。（约 15 分钟）
4. 中药保留灌肠法操作方法实践。（约 55 分钟）

【注意事项】

1. 操作前先了解患者的病变部位，以便掌握灌肠的卧位和肛管插入的深度。
2. 配制灌肠液时应避免使用对肠黏膜有腐蚀作用的药物。
3. 插入肛管时手法应轻柔，以免擦伤黏膜。如有痔疮者，更应审慎。
4. 灌肠前排便排尿，排便后休息 30～60 分钟，再行灌肠。灌肠液应根据病情保留一段时间，如某些病人不能保留，可采取头低足高仰卧位，灌肠液亦宜减少剂量。
5. 肠道疾病患者应在夜间睡前灌入，灌肠后有腹胀感、欲便感时要尽量憋着，肛门上提，侧卧休息，不要运动。
6. 清热解毒药温度应偏低，以 10～20℃ 为宜；清热利温药温度则稍低于体温，以 20～30℃ 为宜；补气温阳，温中散寒之药以 38～40℃ 为宜；老年人药温宜稍偏高。冬季药温宜偏高，夏季可偏低。

【实训用具】 治疗盘内备灌肠筒、量杯、中药药液、温水、水温计、弯盘、止血钳、小号肛管、液状石蜡、棉签、卫生纸、橡胶单与治疗巾、便盆、屏风、一次性手套。

【操作方法】

1. 备齐用物至患者所在治疗室或病房，核对患者姓名、床号、药名、用药方法。
2. 根据病情选择适宜体位（左侧或右侧卧位），双膝屈曲，脱裤至膝部，臀移至床沿，上腿弯曲，下腿伸直微弯。垫橡胶单与治疗巾于臀下。
3. 将药液倒入灌肠筒内，测量药液温度，当温度适宜时，连接肛管，用液状石蜡润滑肛管前端，排气，夹紧肛管并放入清洁弯盘内，将弯盘放于臀下。
4. 左手戴好手套将臀部分开，暴露肛门，右手用止血钳夹住肛管前端轻轻插入 15cm，松开止血钳，缓慢滴入药液，液面距肛门不超过 30cm，注入时间宜在 15～20 分钟（注入速度视病情而定）。
5. 药液灌毕，夹紧肛管。再将温水 10ml 倒入灌肠筒内，松开肛管注入。
6. 抬高臀部，反折或捏紧肛管，将肛管拔出放于弯盘内。
7. 用卫生纸轻揉肛门处，嘱患者保留 1 小时以上，使药液充分吸收。
8. 整理用物，观察患者反应，洗手，记录灌肠量和患者的排便情况。

【实训步骤】

1. 老师进行讲解、示教。
2. 学生观摩老师操作及自行相互练习。
3. 老师个别指导。

链 接

中药保留灌肠法的操作步骤简图

备齐物品→核对姓名,解释目的、方法→根据病情选择适宜体位→药液导入灌肠筒,插管→注入药液,药毕后,继续注入 10ml 温水→卫生纸包住肛管前段,拔管→整理

实训 5 熨 敷 法

【目的要求】

1. 掌握熨敷法的概念。

2. 掌握熨敷法操作方法。

3. 熟悉熨敷法的适应证和禁忌证。

【实训内容】

1. 熨敷法的概念。(约 5 分钟)

2. 熨敷法的适应证和禁忌证。(约 5 分钟)

3. 熨敷法操作步骤及注意事项讲解。(约 15 分钟)

4. 熨敷法操作方法实践。(约 55 分钟)

【注意事项】

1. 操作时要注意室内温度要适宜,以免感受风寒。

2. 热熨前向患者做好解释,嘱患者排空小便。

3. 热熨过程中要随时观察皮肤变化,预防烫伤,热熨袋内温度应保持在 50～60℃,一般不超过 70℃,年老、婴幼儿不宜超过 50℃。热熨过程中若冷却后应更换或加热。

4. 若患者反应局部疼痛或出现水疱应停止操作,并进行适当处理。

【实训用具】 治疗盘、治疗碗、竹铲或竹筷、棉签、凡士林、双层纱布袋或布袋;另备大毛巾、炒锅、电炉、凡士林,根据医嘱准备药物及白醋或盐等。

药熨袋制作:将药物放入电炒锅内,用文火炒,炒时用竹铲或竹筷翻拌,至药物温度达60～70℃时将其装入双层纱布袋中,用大毛巾包裹后保温备用。

【操作方法】

1. 备齐用物至患者床前,做好解释工作,再次核对。

2. 取适宜体位,暴露药熨部位,冬季注意保暖。

3. 患处涂少许凡士林,将药熨袋放于患处或相应部位,用力来回推动。用力均匀,开始时温度较高,用力要轻,速度要快,随着药熨袋温度的降低,用力可渐增大,同时速度减慢。热熨袋温度过低时,应及时更换,操作过程 15～30 分钟,每日 1～2 次。

4. 热熨过程中应观察局部皮肤情况,防止烫伤。

5. 热熨后清洁局部皮肤,协助穿衣,安置舒适体位。

6. 整理用物,洗手,记录。

【实训步骤】

1. 老师进行讲解、示教。

2. 学生观摩老师操作及自行相互练习。

3. 老师个别指导。

链接

热敷法的操作步骤简图

备齐物品→核对姓名,解释目的、方法→按病情选择舒适体位,充分暴露热熨部位→患处涂少许凡士林→将药熨袋放于患处或相应部位,用力来回推动→操作过程15～30分钟→观察患者有无不适→热熨后清洁局部皮肤,协助患者穿衣→整理

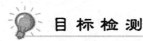 目 标 检 测

A₁ 题型

1. 煎药用具首选下列何者为佳
   A. 铝制器具
   B. 铁制器具
   C. 有盖的陶瓷砂锅、瓦罐
   D. 铜制器具
   E. 无盖的陶瓷砂锅、瓦罐

2. 一般药物在煎药时宜
   A. 武火急煎　　　B. 文火久煎
   C. 先文后武　　　D. 先武后文
   E. 武火文火交替煎

3. 气味芳香的药,在煎药时宜
   A. 包煎　　　　　B. 后下
   C. 烊化　　　　　D. 另煎
   E. 先煎

4. 使用泻下药时,下列护理措施描述不正确的是
   A. 对久病正虚、年老体弱以及妇女胎前产后、月经期等均应慎用或禁用
   B. 服药宜空腹温开水送下
   C. 服药期间应多食蔬菜水果
   D. 服药后可有剧烈腹痛
   E. 服药后中病即止,不可久服

5. 关于清热药的护理措施中,下列哪种说法不正确
   A. 应保持空气凉爽清新,温度适宜
   B. 应安定病人情绪,以利康复
   C. 饮食调护方面,以血肉有情之品补养为佳
   D. 药物宜凉服或微温服
   E. 汗出较多者,应及时更换衣被

6. 关于灌肠疗法,下列哪种说法不正确
   A. 灌肠疗法是以中药药液或掺入散剂灌肠,以治疗疾病的一种方法
   B. 灌肠疗法适用于溃疡性结肠炎、尿毒症、麻痹性肠梗阻等病证
   C. 在灌肠操作前,应了解病变的部位,以便掌握灌肠的卧位和肛管插入的深度
   D. 灌肠液只能用中药煎煮,不能用散剂调匀加入
   E. 灌肠前,应嘱患者先排便

(黄　萍)

第 12 章　中医传统疗法与护理

第 1 节　针灸与护理

一、腧穴概论

腧穴是人体脏腑经络之气输注于体表的特殊部位。它既是疾病的反映点,又可以作为针灸的施术部位。

(一)腧穴的分类

人体腧穴可归纳为十四经穴、经外奇穴、阿是穴三类。

1. 十四经穴　指归属于十二经、任脉、督脉的腧穴,有固定的位置和名称,具有治疗本经和所属脏腑病证的作用。

2. 经外奇穴　指具有固定名称和位置,但未列入十四经穴的腧穴。

3. 阿是穴　是以压痛点作为腧穴,既无固定名称又无固定位置。

(二)腧穴的主治作用

1. 近治作用　指腧穴能治疗所在部位及邻近组织、器官的病证,是所有腧穴主治作用的共同特点。

2. 远治作用　指在十四经穴中,尤其是十二经脉在肘膝关节以下的腧穴,不仅能治疗局部病证,还可治疗本经循行所过处的组织器官脏腑病证。如委中不仅可治疗下肢病,还可治疗腰背部疾患。

3. 特殊作用　指某些腧穴具有双向的良性调节作用和相对特异性。如腹泻时针天枢可止泻,便秘时针天枢可通便;心动过速时针内关可减慢心率,心动过缓时针内关又可提高心率。特异性如大椎退热,至阴矫正胎位等。

(三)腧穴的定位法

1. 体表标志法

(1)固定标志:指不受人体活动影响而固定不移的标志,包括五官轮廓、头发边际、指(趾)甲、乳头、肚脐及各处骨节突起和凹陷部。如两眉之间定印堂;脐中定神阙等。

(2)活动标志:指必须采取相应的动作才能出现的标志,包括关节的屈伸、皮肤的皱褶、肌肉或肌腱因动作而凹陷或隆起等。如张口于耳屏前方凹陷处取听宫;肘横纹外侧端取曲池等。

2. 骨度分寸法　以体表骨节为主要标志,折量全身各部的长度和宽度,定出分寸,用于定位腧穴的方法。不论男女、老少、高矮、肥瘦都是一样。本法是临床应用最多最合理的方法。常用骨度分寸见表 12-1 及图 12-1。

表 12-1 常用骨度分寸表

分部	起止点	骨度分寸	度量法	说明
头部	前发际至后发际	12 寸	直量	如前后发际不明,从眉心至大椎穴作 18 寸,眉心至前发际 3 寸,大椎至后发际 3 寸
	前额两鬓角之间	9 寸	横量	用于测量头部的横寸
	耳后两乳突之间	9 寸		
胸腹	两乳头之间	8 寸	横量	胸部与胁肋部取穴直寸,一般根据肋骨计算,每一肋两穴间作 1 寸 6 分
	胸剑联合至脐中	8 寸	直量	
	脐中至耻骨联合上缘	5 寸		
背腰	大椎以下至尾骶	21 椎	直量	背部直寸根据脊椎定穴,肩胛骨下角相当第七胸椎;两髂嵴最高点之间的水平线,相当第四腰椎棘突或其下缘。
	两肩胛骨脊柱缘之间	6 寸	横量	
上肢	腋前纹头至肘横纹	9 寸	直量	用于手三阴、手三阳经的骨度分寸
	肘横纹至腕横纹	12 寸		
下肢	耻骨上缘至股骨内上髁上缘	18 寸	直量	用于足三阴经的骨度分寸
	胫骨内侧髁下缘至内踝尖	13 寸		
	股头大转子至膝中	19 寸		用于足三阳经的骨度分寸;"膝中"前面相当犊鼻穴,后面相当委中穴;臀横纹至膝中,作 14 寸折量
	膝中至外踝尖	16 寸		

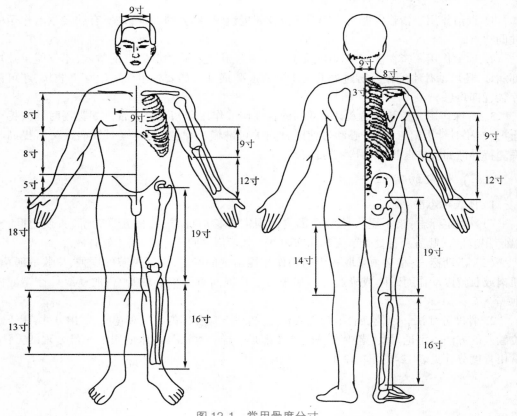

图 12-1 常用骨度分寸

3. 手指同身寸　以患者的手指为标准,进行测量定穴的方法。

（1）中指同身寸:以患者的中指中节屈曲时,桡侧两端横纹头之间的距离作为1寸。

（2）拇指同身寸:以患者拇指指间关节的横度作为1寸。

（3）横指同身寸:又名"一夫法",是令患者将2、3、4、5指并拢,以中指中节横纹为标准,四指宽度为3寸(图12-2)。

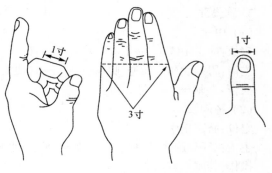

图 12-2　手指同身寸

（四）护理常用腧穴

1. 头面部穴位

（1）地仓

定位:面部口角外侧,上直对瞳孔。

主治:面瘫、牙痛、三叉神经痛。

操作:直刺0.2寸,或向颊车方向斜刺或平刺0.5~1寸。可灸。

（2）颊车

定位:下颌角前上方约一横指,当咬紧牙齿时咬肌隆起,按之凹陷处。

主治:牙痛、三叉神经痛、面瘫、失音、腮腺炎。

操作:直刺0.3~0.4寸,或向地仓方向斜刺或平刺0.5~1寸。可灸。

（3）迎香

定位:在鼻翼外缘旁开0.5寸,当鼻唇沟中。

主治:鼻塞、鼻渊、面瘫、三叉神经痛、胆道蛔虫病。

操作:直刺0.1~0.2寸或向鼻孔斜刺0.3~0.5寸。不宜灸。

（4）百会

定位:前发际正中直上5寸,当两耳尖连线的中点处。

主治:头痛、眩晕、失眠、健忘、癔症、癫痫、昏厥、内脏下垂。

操作:向前或向后平刺0.5~1寸。可灸。

（5）水沟

定位:人中沟上1/3与中1/3交点处。

主治:休克、中暑、昏厥、面瘫、癫狂痫、癔症、小儿惊风、急性腰扭伤、晕车、晕船。

操作:向上斜刺0.3~0.5寸,或用指甲按掐。不灸。

考点:常用腧穴的定位及主治作用

链　接

急救掐人中穴

人中穴又名水沟穴,具有醒脑开窍、镇静安神的作用,是昏迷急救的重要穴位。很多老百姓都知道,紧急情况下,对于昏迷的病人可用指甲掐按人中穴,有促使患者苏醒的作用。

（6）太阳

定位:眉梢和目外眦之间,向后约1横指的凹陷处。

主治:头痛、面瘫、三叉神经痛、牙痛、目赤肿痛。

操作:直刺或向后斜刺0.3~0.5寸。禁灸。

2. 胸腹部穴位

（1）中脘

定位：前正中线上，脐上 4 寸。

主治：胃痛、呕吐、呃逆、腹泻、食欲不振、便秘、黄疸。

操作：直刺 0.5~1 寸。可灸。

（2）神阙

定位：脐窝正中。

主治：肠鸣、腹胀、腹痛、泄泻、虚脱、脱肛、水肿。

操作：禁刺。宜灸。

（3）气海

定位：前正中线上，脐下 1.5 寸。

主治：遗精、阳痿、早泄、遗尿、尿潴留、腹胀、腹痛、腹泻、痢疾、脱肛、胃下垂、月经不调、痛经、子宫脱垂、休克、中暑、肾虚气喘。

操作：直刺 0.5~1 寸。可灸。

（4）关元

定位：前正中线上，脐下 3 寸。

主治：遗精、阳痿、早泄、遗尿、尿潴留、腹痛、腹泻、月经不调、痛经、盆腔炎、子宫脱垂、休克、中暑、肾虚气喘、全身衰弱。

操作：直刺 0.5~1 寸，需排尿后进行针刺。可灸。

（5）中极

定位：前正中线上，脐下 4 寸。

主治：月经不调、痛经、盆腔炎、子宫脱垂、外阴瘙痒、遗尿、尿潴留、尿路感染。

操作：直刺 0.5~1 寸，需排尿后进行针刺。可灸。

（6）天枢

定位：脐中旁开 2 寸。

主治：腹痛、腹胀、肠鸣、泄泻、痢疾、便秘、月经不调、肠痈。

操作：直刺 0.5~1 寸。可灸。

3. 腰背部穴位

（1）大椎

定位：第七颈椎棘突下凹陷中。

主治：热证、疟疾、中暑、癫狂痫、感冒、咳嗽、哮喘、荨麻疹、颈椎病、小儿惊风。

操作：向上斜刺 0.5~0.8 寸。可灸。

（2）至阳

定位：第七胸椎棘突下凹陷中。

主治：肝炎、胆囊炎、疟疾、咳嗽、腰背疼痛。

操作：向上斜刺 0.5~0.8 寸。可灸。

（3）命门

定位：第二腰椎棘突下凹陷中。

主治：脊强反折、腰痛、遗精、阳痿、早泄、月经不调、带下、泄泻、小儿惊风。

操作：直刺 0.5~0.8 寸。可灸。

（4）腰阳关

定位：第四腰椎棘突下凹陷中。

主治:腰痛、下肢瘫痪、月经不调、遗精、阳痿。

操作:直刺 0.5~0.8 寸。可灸。

(5) 肺俞

定位:第三胸椎棘突下,旁开 1.5 寸。

主治:咳嗽、哮喘、肺结核、肺炎、胸膜炎、背部软组织损伤。

操作:斜刺 0.5 寸。可灸。

(6) 膈俞

定位:第七胸椎棘突下,旁开 1.5 寸。

主治:慢性出血性疾病、膈肌痉挛、呕吐、呃逆、咳嗽、哮喘、肺结核。

操作:斜刺 0.5 寸。可灸。

(7) 脾俞

定位:第十一胸椎棘突下,旁开 1.5 寸。

主治:腹胀、泄泻、呕吐、水肿、痢疾、便血。

操作:斜刺 0.5 寸。可灸。

(8) 肾俞

定位:第二腰椎棘突下,旁开 1.5 寸。

主治:遗精、阳痿、早泄、不孕、不育、遗尿、月经不调、白带、腰痛、头昏、耳鸣、耳聋、小便不利、水肿、喘咳少气。

操作:直刺 0.5~1 寸。可灸。

(9) 定喘

定位:第七颈椎棘突下,旁开 0.5 寸。

主治:哮喘、咳嗽、肺结核、落枕、荨麻疹。

操作:直刺 0.5~1 寸。可灸。

4. 上肢部穴位

(1) 肩髃

定位:肩部三角肌上,当上臂外展平举时,肩峰前下方的凹陷处。

主治:肩臂疼痛、上肢瘫痪、肩周炎。

操作:直刺或向下斜刺 0.8~1.5 寸。可灸。

(2) 曲池

定位:屈肘成直角,在肘横纹外侧端与肱骨外上髁连线的中点。

主治:发热、咽喉肿痛、上肢瘫痪、高血压、皮肤瘙痒、湿疹。

操作:直刺 1~1.5 寸。可灸。

(3) 尺泽

定位:在肘横纹中,肱二头肌腱的桡侧凹陷处。

主治:咳嗽、气喘、咯血、潮热、胸部胀满、咽喉肿痛、急性腹泻、肘臂痛。

操作:直刺 0.5~1 寸或点刺出血。可灸。

(4) 曲泽

定位:在肘横纹中,当肱二头肌腱尺侧缘。

主治:心痛、心悸、胃痛、呕吐、泄泻、高热、肘臂痛。

操作:直刺 0.5~1 寸或点刺出血。可灸。

(5) 内关

定位:腕横纹上 2 寸,掌长肌腱与桡侧腕屈肌腱之间。

主治:心痛、心悸、胸痛、胃痛、呕吐、呃逆、癫痫、哮喘、失眠、休克、高血压。

操作:直刺0.5~1寸。可灸。

链 接

内关与心律失常

内关常用于治疗胃、心、胸的病变,如胃痛、心悸、胸痛等;还可理脾调气、清肝解郁,如呕吐、腹泻、胁痛、疟疾等。临床研究表明,针内关可使心动过速患者心率减慢而心动过缓者心率加快,还可调节心律失常。

(6)外关

定位:腕背横纹上2寸,桡骨与尺骨之间。

主治:感冒、发热、耳鸣、耳聋、偏头痛、目赤肿痛、胁痛、肩背痛。

操作:直刺0.5~1寸。可灸。

(7)列缺

定位:在桡骨茎突上方,腕横纹上1.5寸,侧掌取穴。简便取穴法,两手虎口交叉,当食指尖端所至凹陷处。

主治:头痛、项痛、咳嗽、气喘、咽喉肿痛、口眼歪斜、牙痛。

操作:向上或向下斜刺0.3~0.8寸。可灸。

(8)合谷

定位:在手背第一、二掌骨之间,当第二掌骨桡侧的中点处。简便取穴法,一手的拇指横纹放在另一手虎口的指蹼缘上,拇指尖所在处。

主治:感冒、头痛、面瘫、目赤肿痛、牙痛、耳聋、疟腮、咽喉肿痛、发热、多汗、无汗、腹痛、便秘、滞产。

操作:直刺0.5~1寸。可灸。孕妇慎用。

(9)中渚

定位:手背第四、五掌指关节凹陷处。

主治:耳鸣、耳聋、头痛、目赤、咽喉肿痛、肩背疼痛、落枕。

操作:直刺或斜刺0.3~0.5寸。可灸。

5. 下肢部穴位

(1)犊鼻

定位:髌骨下缘,髌韧带外侧凹陷中。

主治:膝关节肿痛、麻木、屈伸不利,脚气。

操作:直刺0.5~1寸。可灸。

(2)足三里

定位:犊鼻下3寸,胫骨外侧一横指处。

主治:胃痛、呕吐、腹胀、泄泻、肠鸣、便秘、痢疾、乳腺炎、高血压、失眠、休克、昏厥、瘫痪、下肢疼痛等。本穴有强壮作用,为保健按摩要穴。

操作:直刺0.5~1.5寸。可灸。

链 接

神奇的"足三里"

足三里为足阳明胃经腧穴,具有补益气血、调理脾胃、豁痰宁神、强壮保健的作用。古人云"要得一身安,三里水不干",意思是长期灸足三里能益后天而养先天之气,使身体强壮。现代研究表明:刺激足三里既能增强胃肠蠕动功能,帮助消化,又能促进白细胞吞噬指数上升,增强机体的免疫力。

（3）三阴交

定位：足内踝尖上 3 寸,胫骨内侧缘后方。

主治：肠鸣、腹胀、泄泻、月经不调、崩漏、痛经、经闭、带下、滞产、遗尿、尿潴留、子宫脱垂、遗精、阳痿、外阴部瘙痒、下肢瘫痪、高血压、失眠、湿疹、荨麻疹。

操作：直刺 0.5～1 寸。可灸。孕妇慎用。

（4）悬钟

定位：足外踝尖上 3 寸,腓骨前缘。

主治：落枕、胸胁痛、足内翻、下肢瘫痪、风湿痛、踝关节痛、脚气。

操作：直刺 0.5～1 寸。可灸。

（5）阴陵泉

定位：胫骨内侧髁后下方凹陷处。

主治：腹胀、腹泻、痢疾、水肿、尿潴留、尿路感染、遗尿、遗精、阳痿、膝痛、黄疸。

操作：直刺 0.5～1 寸。可灸。

（6）阳陵泉

定位：腓骨小头前下方凹陷处。

主治：口苦、呕吐、半身不遂、胸胁痛、下肢瘫痪、坐骨神经痛、黄疸、高热抽搐。

操作：直刺 1.5～3 寸。可灸。

（7）委中

定位：腘窝横纹中点,当股二头肌腱与半腱肌肌腱的中间。

主治：腰痛、坐骨神经痛、急性腰扭伤、下肢瘫痪、膝关节及周围软组织疾患、急性吐泻、高热抽搐、中风昏迷、遗尿。

操作：直刺 1～1.5 寸或点刺出血。

（8）血海

定位：髌底内侧端上 2 寸。简便取穴法：术者面对病人,用左（右）手掌心按在患者右（左）膝髌骨上,拇指尖所在处。

主治：月经不调、崩漏、痛经、闭经、贫血、湿疹、荨麻疹、高血压、膝关节痛。

操作：直刺 0.5～1 寸。可灸。

二、针　　法

针法,又称刺法,是指使用不同针具刺激人体腧穴并施以各种手法,以激发经络之气,达到调整阴阳、防治疾病的一种方法。

（一）毫针的结构、规格、检查

1. 毫针的结构　毫针分为五个部分。以金属丝紧密缠绕的一端称针柄;针柄的末端多缠绕成圆筒状称针尾;针的尖端锋锐的部分称针尖;针柄与针尖之间的部分称针身;针柄与针身的连接之处称针根。

2. 毫针的规格　毫针的长短、粗细规格,是指针身而言(其规格见表 12-2 和表 12-3)。

表 12-2　毫针的长短规格

寸	0.5	1.0	1.5	2.0	2.5	3.0	3.5	4.0	4.5	5.0
毫米	15	25	40	50	65	75	90	100	115	125

表 12-3　毫针的粗细规格

号数	26	27	28	29	30	31	32	33	34	35
直径(毫米)	0.45	0.42	0.38	0.34	0.32	0.30	0.28	0.26	0.23	0.22

3. 毫针的检查　针身要光滑、坚韧而富有弹性,针尖要圆而不钝,不能有倒钩。

（二）针刺前的练习和准备

1. 针刺练习

（1）纸垫练针法:用松软的纸张,折叠成长约 8cm,宽约 5cm,厚约 3cm 的纸块。用线如"井"字形扎紧,做成纸垫。练针时,左手执垫,右手拇、食、中指前后交替地捻动针柄,穿透纸垫,反复练习。

（2）棉团练针法:用布将棉花扎紧,做成直径约 6cm 的棉团,练针方法同纸垫练针法。所不同的是棉团松软,可做提插、捻转等多种基本手法的练习。

2. 针刺前的准备

（1）针具的选择:应根据病人的性别、年龄、胖瘦、体质、病情、病位及所取腧穴选择长短、粗细适宜的针具。

（2）体位的选择:选择能使患者在治疗中较为舒适并能充分暴露施术部位的体位,常用的体位有仰卧位、侧卧位、俯卧位、仰靠坐位、侧伏坐位、俯伏坐位。

（3）消毒:包括针具消毒、腧穴部位的消毒和医者手指的消毒。针具一般都使用一次性无菌毫针,同时应做到一穴一针。腧穴部位可用 75% 乙醇棉球擦拭消毒,或先用 2.5% 碘酒棉球擦拭后再用 75% 乙醇棉球涂擦消毒。医者的手应先用肥皂水洗净,再用 75% 乙醇棉球擦拭。

（三）针刺方法

1. 进针法　在针刺时,一般用右手持针,称"刺手";左手爪切按压穴位或辅助针身,称"押手"。具体方法有以下几种(图 12-3)。

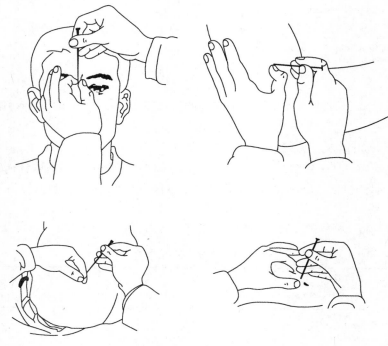

图 12-3　进针方法

（1）指切进针法：用左手拇指、示指或中指的指甲切按在穴位旁，右手持针紧靠左手指甲面将针刺入。此法适宜于短针的进针。

（2）夹持进针法：用左手拇、示二指持捏消毒干棉球夹住针身下端，将针尖固定在穴位表面，右手持针柄在右手指力下压时左手拇、示二指同时用力，两手协同将针刺入穴位。此法适用于长针的进针。

（3）舒张进针法：用左手拇、示二指将所刺穴位部位的皮肤向两侧撑开绷紧，右手持针从左手拇、示二指的中间刺入。此法主要用于皮肤松弛部位的腧穴。

（4）提捏进针法：用左手拇、示二指将针刺部位的皮肤捏起，右手持针从捏起部的上端刺入。此法主要用于皮肉浅薄部位的进针。

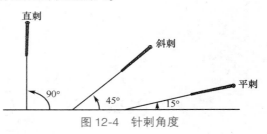

图 12-4　针刺角度

2. 针刺的角度和深度

（1）针刺角度：指进针时针身与所刺部位皮肤表面形成的夹角，主要根据腧穴所在位置而定（图 12-4）。

1）直刺：针身与皮肤呈 90°角垂直刺入。此法适用于大部分腧穴。

2）斜刺：针身与皮肤呈 45°角倾斜刺入。此法适用于肌肉较浅薄处或内有重要脏器不宜直刺、深刺的部位。

3）平刺：针身与皮肤呈 15°角沿皮刺入。此法适用于皮薄肉少的部位。

（2）针刺深度：指针身刺入腧穴部位的深浅程度。一般身体瘦弱、年老体弱、小儿、头面胸背及皮薄肉少处浅刺；体型肥胖、身强体壮及肌肉丰满处宜深刺。

3. 行针与得气

（1）行针：又称运针，是指将针刺入腧穴后，为了使之得气而施行的各种针刺手法，分为基本手法和辅助手法两大类。

1）基本手法（图 12-5）

提插法：是将针刺入腧穴的一定深度后，使针在穴内进行上提下插的操作方法。把针从浅层刺入深层为插；由深层退到浅层为提。

捻转法：是将针刺入腧穴的一定深度后，以右手拇指和中、示二指持住针柄，进行顺时针、逆时针来回旋转捻动的操作方法。

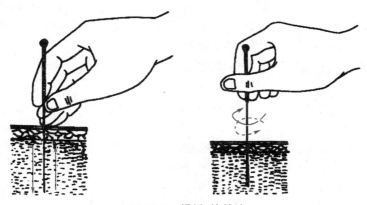

图 12-5　提插、捻转法

以上两种手法,既可单独应用,也可相互配合运用,应根据病人的具体情况灵活运用。

2）辅助手法(图 12-6)

循法:用手指在所刺腧穴的四周,沿经脉的走向轻轻地循按。

刮柄法:用拇指指腹抵住针尾,以示指或中指指甲由下而上刮动针柄。

弹柄法:用手指轻弹针柄,使针身产生轻微的震动。

摇柄法:手持针柄进行摇动。

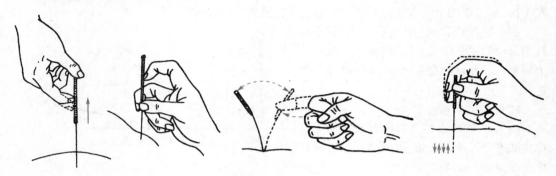

图 12-6　行针的辅助手法

震颤法:右手持针柄,用小幅度、快频率的提插捻转动作,使针身产生轻微的震颤。

（2）得气:也称"针感",是指将针刺入腧穴后所产生的经气感应。得气时,医者会感到针下有沉紧的感觉,同时患者也会在针刺部位出现酸、麻、胀、重的感觉。针刺疗效与得气密切相关。

4. 针刺补泻　针刺补泻是根据《灵枢·经脉》:"盛则泻之,虚则补之,热则疾之,寒则留之,陷下则灸之"的针灸治疗原则而确立的两种不同的治疗方法。补法是泛指能鼓舞人体正气,使低下的功能恢复旺盛的方法。泻法是泛指能疏泄病邪,使亢进的功能恢复正常的方法。常用的针刺补泻手法有:捻转补泻、提插补泻、平补平泻等。

（四）留针与出针

1. 留针　是指进针后,将针留置于腧穴内一定时间,以加强针感和针刺的疗效。一般病证,针下得气后可留针 15～30 分钟。但对一些慢性、顽固性、疼痛性、痉挛性病证,可适当增加留针时间。

2. 出针　是指行针完毕后,将针拔出的操作方法。出针时左手拇、示指按住针孔周围皮肤,右手持针轻微捻转提至皮下,然后迅速拔出,或者直接将针轻轻拔出,并用消毒干棉球按压针孔防止出血。出针后要核对针数,防止遗漏。

（五）针刺异常情况的预防和处理

1. 晕针

（1）原因:患者精神紧张;体质虚弱、饥饿、疲劳,大汗,大泻,大出血后;体位不当;医者手法过重,刺激量过大等。

（2）症状:患者突然出现头晕目眩、面色苍白、恶心欲呕、多汗、心慌、四肢发冷、血压下降、脉象沉细或神志昏迷、唇甲青紫、二便失禁、脉微细欲绝等。

（3）处理:首先将针全部取出,使患者平卧,注意保暖。轻者在饮温开水或糖水后可恢复正常;重者在上述处理的基础上,可指掐人中,或灸百会、气海、关元等穴,必要时应配合其他急救措施。

（4）预防:对于初次接受针刺治疗和精神紧张的患者,应先做好解释工作,消除顾虑;正确选择舒适持久的体位(尽可能采取卧位),取穴宜少,手法宜轻;对于过度饥饿、疲劳者不予针刺。针刺和留针过程中,医者应随时注意观察病人的神色,出现头晕心慌应立即拔针,让病人卧床休息。

2. 滞针

(1)原因:患者精神紧张,局部肌肉痉挛收缩使针难以拔出;医者行针时捻转提插幅度过大或连续进行单向捻转使肌纤维缠绕针身引起滞针。

(2)现象:进针后,出现提插捻转及出针困难,同时患者感到局部疼痛。

(3)处理:嘱患者消除紧张情绪,按摩穴位四周或在附近部位浅刺一针,使局部肌肉放松,随之将针取出;因单向捻转而致者,需反向捻转。

(4)预防:对精神紧张者,先做好解释工作,消除顾虑;避免连续单向捻转。

3. 弯针

(1)原因:医者进针时用力过猛或针下碰到坚硬组织;留针过程中患者改变体位;针柄受到外物的压迫和碰撞以及滞针未得到及时正确地处理。

(2)现象:针身弯曲,针柄改变了进针或留针时刺入的方向和角度,提插捻转及出针均感到困难,同时患者感觉局部疼痛。

(3)处理:出现弯曲后,不能再行提插捻转等手法,应顺着弯曲方向将针退出;如因患者改变体位而致,嘱患者恢复原体位,再顺着弯曲方向退针,切忌强行拔针。

(4)预防:医生进针手法要熟练,指力要轻巧;患者要选择舒适体位,留针期间不得随意变换体位;针刺部位和针柄避免外物压迫和碰撞。

4. 断针

(1)原因:针具质量欠佳,针身或针根有损坏;行针时,提插捻转用力过猛;滞针和弯针时用力抽拔。

(2)现象:针身折断留在患者体内。

(3)处理:嘱患者不要紧张,不要移动体位,以防断端向深层陷入。如断端还在体外,可用手指或镊子取出;如断端与皮肤相平,可下压针孔两旁,使断端暴露体外,用镊子或止血钳拔出;如断端完全陷入肌肉,应在 X 线透射定位下做手术取出。

(4)预防:针刺前认真检查针具,有损坏的针具应取出不用;进针时不要将针身全部刺入,应留一部分在体外;留针时嘱患者不要改变体位;发生滞针和弯针时不可强行拔出。

5. 血肿

(1)原因:针尖弯曲带钩刺伤皮下组织或针刺时刺伤血管。

(2)现象:出针后,针刺部位肿胀疼痛继而呈青紫色。

(3)处理:针刺部位小块青紫,一般不必处理,可自行消退;如青紫面积较大,可以先冷敷止血,24 小时后再行热敷或按揉局部,以促使局部瘀血吸收。

(4)预防:针刺前仔细检查针具;针刺时应避开大血管;出针后用消毒干棉球按压针孔。

三、针 灸 治 疗

(一) 针灸治疗作用

1. 疏通经络　是针灸治病最主要、最直接的作用。中医理论认为"不通则痛",即指经络不通,气血运行受阻,临床表现出疼痛、麻木等,针灸治疗可通过刺激腧穴,使经络通畅、气血正常运行,达到防病治病的目的。

2. 扶正祛邪　是针灸治病的根本法则和手段。扶正是指扶助正气,增强机体抗病能力;祛邪是指祛除病邪,消除致病因素。针灸治疗通过扶正祛邪使疾病朝好的方向转归发展。

3. 调和阴阳　是针灸治病的最终目的。阴阳失调是疾病发生发展的根本原因,针灸治疗可使失调的阴阳向着调和方面转化,阴阳达到相对平衡,恢复脏腑经络的正常功能,从而达到治愈疾病的目的。

（二）针灸选穴配穴

临床上进行针灸处方时,依据辨证论治的原则,通过分析病因病机,明确辨证立法,选取适当的腧穴加以配伍,是针灸治病的关键步骤。包括选穴和配穴两个方面的内容。

1. 选穴方法

（1）局部选穴:是选取病痛所在部位的腧穴。多用于治疗病变部位比较明确和局限的病证。例如,头痛选百会、太阳,面瘫选颊车、地仓等。

（2）邻近选穴:是在距离病变部位比较近的范围内选穴。例如,目疾、耳疾取风池,牙痛取太阳、上关等。

（3）循经远取:是在距离病变部位较远的部位选穴。这种选穴方法紧密结合经脉的循行路线,体现"经脉所过,主治所及"的治疗规律。适用于十四经在肘膝关节以下腧穴。

（4）辨证选穴:是针对某些全身症状或疾病的病因病机而选取穴位。临床上有许多病证难以明确病变部位,如发热、昏迷、虚脱、癫狂、失眠、健忘、嗜睡、多梦、高血压、月经不调等,对于这一类病证须进行辨证分型,将其归属于某一脏腑或经脉,然后按经选穴。例如,失眠若属心肾不交者,归心、肾两经,在心、肾两经选穴;属心胆气虚者又归心、胆两经,则在心、胆两经选穴。

（5）经验选穴:对于个别突出的症状,也可以结合临床经验而选穴。例如,发热选大椎、曲池,痰多选丰隆,崩漏选隐白等。

2. 配穴方法　是在选穴的基础上,将两个或两个以上主治作用类似且具有协同作用的腧穴加以配伍应用的方法。具体配穴方法如下。

（1）上下配穴法:指将腰部以上腧穴和腰部以下腧穴配合应用的方法。例如,风火牙痛,上取合谷,下配内庭;胃痛,上取内关,下配足三里;子宫脱垂,上取百会,下配气海。

（2）前后配穴法:是以身体前后部位所在腧穴相互配伍的方法。例如,迎风流泪,前取睛明、承泣,后配风池、翳明;胃脘疼痛,前取中脘、梁门,后配胃俞、筋缩;咳嗽气喘,前取天突、膻中,后配肺俞、定喘。

（3）左右配穴法:指选取肢体左右两侧腧穴配合应用的方法。左右配穴法既可以左右交叉取(即左病取右或右病取左),也可以左右对称取(左右同取)。此法对于治疗头痛、牙痛、扭伤、面瘫、半身不遂等常有独到之处。

（4）表里经配穴法:是以脏腑、经脉的阴阳表里关系为依据的配穴方法。即某一脏腑经脉有病,除选本经腧穴以外,同时配以表里经相关腧穴。例如,心绞痛以内关(手厥阴心包经)配外关(手少阳三焦经)。

四、灸　　法

考点:灸法的操作　灸法是以艾绒为主要材料制成艾条或艾炷,点燃后在体表的特定部位进行熏灼和温熨。它是借助灸火的热力和药物的作用,通过经络腧穴刺激机体,达到防治疾病的一种方法。

（一）艾灸的作用

艾灸具有温经散寒、扶阳固脱、消瘀散结、防病保健等作用,主要用于寒湿性病证、慢性病和顽固性疾病的治疗。

（二）艾灸的种类和方法

1. 艾炷灸　是用纯净的艾绒捏成不同大小的圆锥形艾炷,大小可如麦粒、莲子或半截枣核,根据艾灸部位的不同来选择(图 12-7)。施灸时,将艾炷置于腧穴上点燃,每燃完一个艾炷叫做一壮。艾炷灸包括直接灸和间接灸。

(1) 直接灸:直接将艾炷置于所选腧穴的皮肤上施灸。根据灸后对皮肤的刺激程度不同,又可分为瘢痕灸和无瘢痕灸两种。

1) 瘢痕灸:又称化脓灸,是指将局部皮肤烧伤,使其化脓,愈后留有瘢痕的灸法。因施灸过程患者感到灼痛难忍,故临床上使用较少。此法适用于哮喘、肺痨等慢性顽固性疾病。

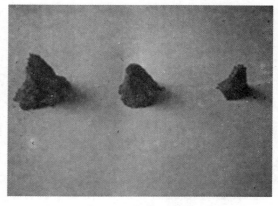

图 12-7　圆锥形艾炷

2) 无瘢痕灸:又称非化脓灸,是指施灸时当病人感到皮肤灼痛,即用镊子取走未燃完的艾炷,再更换新炷,灸后局部皮肤出现红晕而不留瘢痕。此法适用于慢性腹泻、眩晕等病证。

(2) 间接灸:又称"隔物灸",即在艾炷与皮肤之间垫上某种物品而施灸的方法。其名称由间隔的物品不同而异,常用的有以下四种。

1) 隔姜灸:将生姜切成直径 2~3cm,厚 0.2~0.3cm 的姜片,中间以针刺数孔,上置艾炷灸之。此法适用于一切虚寒性病证。

2) 隔蒜灸:用鲜蒜头切片,中间以针刺数孔,上置艾炷灸之。此法适用于肺结核、未溃疮疡等。

3) 隔附子饼灸:用附子末和酒做成直径约 3cm、厚约 0.8cm 的附子饼,以针刺孔,上置艾炷灸之。此法适用于命门火衰而致的阳痿、早泄、疮疡久溃不敛的病证。

4) 隔盐灸:用细净食盐敷于脐部(神阙穴),上置艾炷施灸。此法适用于寒性腹痛、中风脱证等。

2. 艾条灸　用纯净的艾绒(或加入中药),平铺在细草纸上将其卷成直径约 1.5cm 的圆柱形艾卷(条),点燃后在人体腧穴部位施灸的一种治疗方法(图 12-8)。按其操作方法可分为以下三种。

(1) 温和灸:将艾条的一端点燃,在距离腧穴皮肤 2~3cm 处进行熏烤,一般每处灸 10 分钟左右,至患者皮肤红润,有温热感而无灼痛感为宜。此法适用于慢性虚寒性病证。

(2) 雀啄灸:将艾条的一端点燃,与施灸部位不固定距离,象鸟雀啄食一样,一上一下不停地移动,反复熏灸。此法适用于急性病证。

(3) 回旋灸:将点燃的艾条一端在距离施灸穴位皮肤约 3cm 处,反复地回旋移动或左右方向移动施灸。此法适用于急性病证。

3. 温针灸　是针刺与艾灸结合使用的一种治疗方法。针刺得气后,留针,将艾绒搓团捻于针柄上,或剪一段 2cm 的艾条插在针柄上,点燃施灸,通过针身使热力透入体内,加强疗效。此法适用于既需留针,又需施灸的病证,如寒湿痹痛等(图 12-9)。

(三) 施灸的护理及注意事项

1. 施灸部位应按照先上后下的次序进行,即头、胸背、腰腹、四肢。

2. 施灸中要随时询问病人局部皮肤有无灼热感,以便及时调整,防止灼伤皮肤。

3. 施灸完毕应立即熄灭艾火,避免余灰烫伤病人皮肤或烧毁衣被床单。

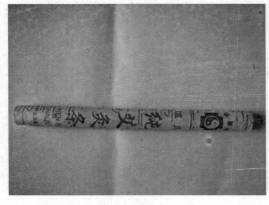

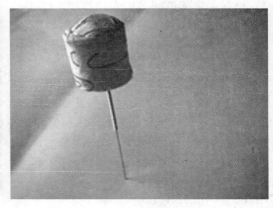

图 12-8　艾灸条　　　　　　　　　　图 12-9　温针灸

4. 施灸后局部皮肤呈潮红灼热属正常现象。若出现小水疱无需特殊处理,待自行吸收;若水疱较大,应用无菌注射器抽出泡内液体,并覆盖消毒纱布,防止感染。

5. 凡实证、热证、阴虚发热者以及五官、大血管、孕妇腰骶腹部不宜施灸。

第 2 节　其他中医传统疗法与护理

一、拔　　罐

考点: 拔罐
的护理

拔罐疗法是以罐为工具,借助热力排出罐内空气形成负压,使罐吸附于腧穴或应拔部位的体表,使局部皮肤充血、瘀血,以达到防治疾病的目的。此法具有温通经络、行气活血、祛风散寒、消肿止痛、吸毒排脓等作用。常用罐具有竹罐、陶罐、玻璃罐、真空抽气罐等(图 12-10)。

(一) 拔罐的适应证

拔罐的适应范围广泛,如各种风寒湿痹痛、胃痛、腹痛、感冒、头痛、咳嗽、哮喘、痛经、软组织

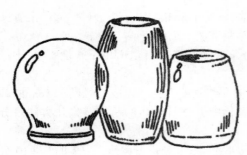

图 12-10　玻璃罐、竹罐、陶罐

损伤、肢体麻木、丹毒、疮疡初起未溃等。

(二) 拔罐的操作方法

1. 拔罐方法

(1) 火罐法:常用玻璃罐,让火在罐内燃烧,排去空气,使罐内形成负压,借以将罐吸附于皮肤上。有闪火法、投火法等。

1) 闪火法:用镊子或止血钳夹住 95% 酒精棉球,点燃后在火罐内壁中段快速绕 1~2 圈(不可用火焰烧罐口边沿,以免灼热的罐口烫伤皮肤),立即退出,迅速将罐吸附在施术部位。此法是最常用的拔罐方法(图 12-11)。

2) 投火法:将纸片点燃后,投入罐内,然后迅速将火罐吸附在施术部位。病人应根据应拔部位选择合适的体位,使罐体横放,以免因燃烧物落下而烫伤皮肤(图 12-12)。

(2) 煮罐法:又称水罐法,一般使用竹罐。先将竹罐倒置在沸水或药液之中,煮沸 1~2分钟,然后用镊子挟住罐底,颠倒提出液面,甩去水液,迅速用湿冷的毛巾紧扣罐口,立即将罐

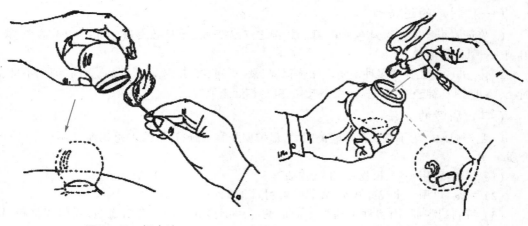

图 12-11　闪火法　　　　　　　　　　　图 12-12　投火法

扣在所拔部位,使之吸附在皮肤上。

（3）抽气罐法:用抽气筒套在塑料杯罐活塞上,将空气抽出产生负压,使罐体吸附于施术部位的方法。

2. 拔罐法的应用

（1）留罐:指罐体吸附在选定的部位或穴位上留置 10～15 分钟,待局部皮肤呈紫红色时,将罐取下的方法。此法最为常用。

（2）走罐:选口径较大的玻璃罐,先在罐口或所拔部位的皮肤上涂上润滑油,再将罐拔住,然后用右手握住罐体,上下往返推移,至所拔皮肤潮红、充血或瘀血时,将罐取下。一般适用于肌肉丰厚的部位,如腰背、大腿等。

（3）闪罐:是将罐拔住后,又立即取下,再迅速拔住,如此反复多次的拔上取下,直至局部皮肤潮红为度。

（4）留针拔罐:是将针刺与拔罐相结合的一种方法。即先针刺得气后留针,再以针为中心点将罐拔上,留置 10～15 分钟,然后起罐起针(图 12-13)。

3. 起罐方法　起罐时,一手扶住罐体,另一手的拇指或示指按压罐口皮肤,使空气进入罐内,即可将罐取下。切不可硬行上提或旋转提拔,以免拉伤皮肤。

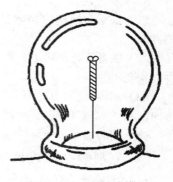

图 12-13　留针拔罐

（三）拔罐的护理及注意事项

1. 拔罐时要选择适当体位和肌肉丰满的部位。

2. 拔火罐或水罐时,应注意防止烧伤或烫伤皮肤。

3. 起罐后,如局部出现小水疱无需处理,待自行吸收;若水疱较大,应用无菌注射器抽出疱内液体,并覆盖消毒纱布,防止感染。

4. 骨骼凹凸不平、毛发较多处,高热抽搐者,皮肤有红肿、溃烂及大血管分布处,孕妇腹部和腰骶部均不宜拔罐。

二、刮　　痧

刮痧疗法是用边缘钝滑的器具,如硬币、瓷匙或水牛角等特制的刮痧板,在患者体表一定部位反复刮动,至局部出现紫红色的斑点,以达到防病治病的目的。

考点:刮痧的护理

（一）刮痧的适应证

1. 痧证　指夏秋之季因感受风、寒、暑、湿之气或疫疠之邪所致发热、头昏、胸闷、腹痛、腹泻、呕吐、晕厥等症状。

2. 内、外、妇、儿科的多种疾病　如感冒、咳嗽、头痛、哮喘、风寒湿痹痛、腹痛、消化不良、痛经、小儿惊风、神经麻痹、丹毒、毒蛇咬伤、疮疡初起未溃等。

（二）刮痧的方法

1. 刮痧介质　为了减少刮痧时的阻力,保护皮肤和增强疗效,在刮痧时常使用以下几种介质。

（1）油剂:可用香油、植物油、正红花油等。

（2）水剂:可用清水或凉开水,发热时可用温开水。

（3）特制刮痧剂:用多种中药加工而成的专用刮痧介质。具有活血通络、调理脏腑等作用。

2. 刮痧部位

（1）头部:眉心、太阳穴。

（2）颈项部:颈部喉头左右两侧、项部。

（3）胸部:沿肋间隙方向、胸骨中线。

（4）肩背部:两肩部、背脊部。

（5）四肢部:肘窝、腘窝、大腿内侧、足后跟跟腱外侧。

3. 操作方法

（1）根据病情确定施术部位并选择合适的体位,用温水洗净局部或用 75% 乙醇擦拭消毒。

（2）医者手持刮痧工具醮适宜刮痧介质,从上至下、由内向外刮动,刮具与皮肤之间的角度以 45° 为宜。

（3）刮痧时,用力要均匀,由轻而重,以患者能耐受为度,刮拭面应尽量拉长。要顺一个方向刮动,一个部位刮 20 次左右,直至皮下出现紫红色斑点。

（4）刮痧顺序一般是先刮头颈部、背部,再刮胸腹部,最后刮四肢和关节。

（三）刮痧疗法的护理及注意事项

1. 医者要清洁双手,不留指甲,手上不佩戴手表、戒指等物件。

2. 每次刮痧时间以 30 分钟为宜,最长不超过 50 分钟。严重糖尿病、肾病、心脏病的患者,每次刮痧时间应控制在 15 分钟内。

3. 刮痧部位皮肤表面出现红、紫、黑斑或起疱的现象称为“出痧”,是一种正常的刮痧反应,数天后可自行消失,不必作特殊处理。

4. 刮痧后嘱患者喝一杯温水,避风稍作休息,禁食生冷、油腻、辛辣之品。

5. 形体过于消瘦、有出血倾向者及皮肤红肿溃烂处禁用此法。

三、推　　拿

案例 12-1

患者,女,49 岁。颈项疼痛伴头晕 5 年,加重 1 月。5 年前患者开始出现颈项疼痛伴头晕,经治疗后缓解。1 月前因受凉出现头晕、视物旋转、恶心、呕吐,体位改变时上述症状加重,遂来求诊。舌苔薄白,脉弦滑。颈椎 X 线片示:颈椎骨质增生。经颅多普勒 TCD 示:双侧椎-基底动脉供血不足。诊断为:颈椎病,椎动脉型。

问题： 1. 可选用哪些基本推拿手法进行治疗？

　　　2. 各手法的动作要领是什么？

推拿又称按摩，属中医外治疗法，是在中医基础理论指导下，在体表特定部位或腧穴上，运用各种手法以及特定的肢体活动，以调节机体功能状态，防治疾病的一种方法。具有疏通经络、滑利关节、舒筋整复、活血祛瘀、调整脏腑气血功能、增强人体抗病能力等作用。

考点： 常用推拿手法的动作要领及临床应用

（一）推拿的适应证

推拿疗法适应证相当广泛，可用于治疗骨伤科疾病中的腰椎间盘突出症、颈椎病、肩周炎、软组织损伤、慢性劳损、骨质增生、骨折脱位的恢复期等；外科疾病中的术后软组织粘连、瘢痕等；内科疾病中的感冒、哮喘、胃痛、腹泻、便秘、失眠、瘫痪等；妇科疾病中的痛经、闭经等；儿科疾病中的消化不良、小儿麻痹后遗症、腹泻、遗尿、斜颈等。

（二）推拿手法

推拿手法是指用手或肢体其他部分，按各种特定的规范动作，在体表操作的方法。其基本要求是：持久、有力、均匀、柔和。推拿时常用各种介质，如滑石粉、麻油、冬青膏、松节油、红花油等，可起到保护皮肤和提高疗效的双重作用。根据手法的动作形态，归纳为七类手法。

1. 摆动类手法　是指以手指、手掌或腕关节作协调的连续摆动。

（1）一指禅推法：手握空拳，腕掌悬屈，拇指伸直，盖住拳眼，用拇指指端、螺纹面或桡侧峰着力于体表，运用前臂、腕关节连续的来回摆动带动拇指关节的屈伸活动，使之产生的力量轻重交替、持续不断地作用于施术部位上（图 12-14）。

动作要领：沉肩，肩关节放松，不要抬肩用力。垂肘，上肢肌肉放松，肘关节自然下垂，略低于腕部。悬腕，手腕自然放松、悬垂。指实，拇指要着力吸定于施术部位，不可来回滑动。掌虚，除拇指外的其余四指及手掌要放松，握成空拳状。施术过程中，频率、摆动幅度要均匀，动作要灵活。宜紧推慢移，即腕关节摆动频率要快，每分钟120 ~ 160 次，而拇指着力点的移动要缓慢，移动幅度要小。

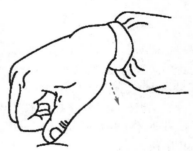

图 12-14　一指禅推法

临床应用：本法接触面积较小，但渗透度力大，可适用于全身各部穴位。具有舒筋活络、调和营卫、行气活血、健脾和胃的功能，主治头痛、失眠、胃痛、腹痛、关节痹痛等病证。

（2）擦法：通过腕关节的伸屈和前臂的旋转、协调运动，带动小指掌指关节背侧及部分小鱼际在体表一定部位往返滚动的一种手法（图 12-15）。

动作要领：肩臂放松，沉肩、垂肘，肘关节微屈约130°。前臂的内旋、外旋及腕关节的屈伸运动要协调，压力、频率、腕臂摆动幅度要均匀，动作要有节律，来回摆动频率约每分钟140次。小指掌指关节背侧及部分小鱼际要紧贴体表，动作过程中不可有移动或跳动现象。

临床应用：擦法接触面积广，渗透力强，常用在颈项、肩背、腰臀及四肢等肌肉较丰厚的部位。具有舒筋活血、祛风散寒、解痉止痛等功能，主治风寒湿痹痛、肢体麻木、中风瘫痪、软组织损伤等病证。

2. 挤压类手法

（1）按法：以手指或手掌着力于一定部位或穴位上，沿体表垂直方向向深部逐渐用力，按而留之称为按法。分指按法和掌按法两种（图 12-16）。

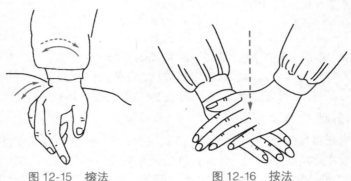

　　　　图 12-15　擦法　　　　　　　　　图 12-16　按法

　　动作要领:操作时着力部位要紧贴体表,不可移动,用力要由轻而重,不可使用暴力。
　　临床应用:按法在临床上常与揉法组合成"按揉"复合手法。指按法适用于全身各部穴位;掌按法常用于腰背和腹部。本法具有理筋整复、开通闭塞、活血止痛的作用。主治风寒湿痹痛、胃脘痛、头痛、月经不调等病证。

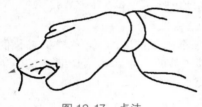

　　　　　　图 12-17　点法

　　(2)点法:用指端或指间关节突起部或肘尖着力于施术部位或穴位上,垂直下压的一种手法。用指端点称指点法;屈指用指间关节突起部点称屈指法;用肘尖部点称肘点法(图 12-17)。
　　动作要领:操作时要求做到深透,用力大小视受术部位肌肉厚薄程度而定,用力由弱渐强再由强而弱,反复用力,不可用暴力点压。

　　临床应用:浅表穴位用指点法,较深的穴位用屈指法,肌肉丰厚的部位用肘点法。点法作用面积小,刺激量大,具有通经活络、消积破结、调整脏腑功能、解痉止痛等功能。主治脘腹挛痛、腰腿疼痛、肢体麻木等病证。
　　(3)捏法:用手指挤捏受术部位称为捏法。分三指捏和五指捏两种。三指捏是用大拇指与示、中两指夹住受术部位,相对用力挤压;五指捏是用大拇指与其余四指夹住受术部位,相对用力挤压。
　　动作要领:着力于指腹,动作均匀、有节律性,用力由轻到重。
　　临床应用:捏法常用在头颈部、四肢及背脊处,具有调和阴阳、健脾和胃、疏经通络、行气活血等功能。主治小儿疳积、厌食、肢体麻木、体虚、腰腿疼痛等病证。
　　(4)拿法:用拇指与其余四指对合呈钳形,夹提受术部位的一种手法。"捏而提之",称为拿法(图 12-18)。
　　动作要领:用力由轻而重,动作要缓和连贯。
　　临床应用:临床常配合其他手法使用于颈项、肩部和四肢等部位。具有祛风散寒、开窍止痛,疏经通络等作用。主治颈椎病、腰腿痛、肌肉疲劳等病证。

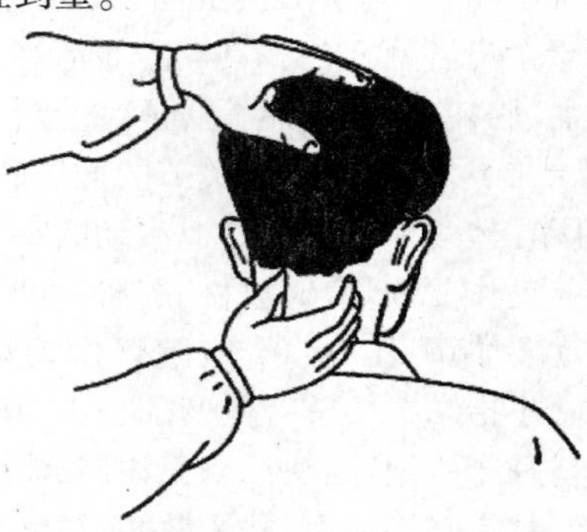

　　　　　　　　　　　　　　　　　　　　　图 12-18　拿法

　　3. 摩擦类手法
　　(1)摩法:分掌摩、指摩两种。掌摩法是用掌面附着于施术部位上,以腕关节为中心,连同前臂作节律性的环旋运动;指摩法是用食指、中指、无名指面附着于施术部位上,以腕关节为中心,连同掌、指作节律性的环旋运动(图 12-19)。

动作要领:沉肩,垂肘,肘关节自然屈曲,腕部放松,指掌自然伸直,动作缓和而协调。频率每分钟 120 次。

临床应用:本法刺激量较轻,常用于胸腹、胁肋等部位。具有理气和中、消积导滞、调理脾胃、消肿止痛等功能。主治腹痛、消化不良、胸胁胀痛等病证。

(2)擦法:用手掌的大鱼际、小鱼际或掌根部在施术部位上进行直线来回摩擦的一种手法。分为大鱼际擦法、小鱼际擦法和掌擦法(图 12-20)。

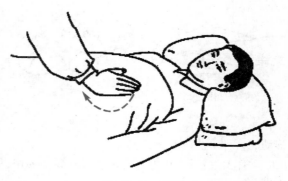

图 12-19　摩法

动作要领:沉肩,屈肘,腕关节伸直,手指自然分开。以肩关节为支点,上臂带动手掌做前后或上下往返移动。频率每分钟 160 次。用力适中、持续、均匀,动作仅在体表皮肤,不可带动深层组织,以局部皮肤潮红为度。

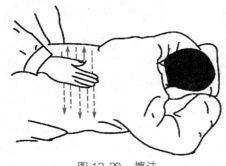

图 12-20　擦法

临床应用:多用于胸腹、腰背、四肢等部位。具有温经通络、行气活血、消肿止痛、祛风散寒、宽胸理气等作用。主治腰背酸痛、胸胁胀痛、肢体麻木、神经衰弱等病证。

(3)推法:用指、掌或肘着力于施术部位上,进行单方向直线移动的一种手法。用指称指推法;用掌称掌推法;用肘称肘推法(图 12-21)。

动作要领:指、掌或肘要紧贴体表,用力要稳,速度要缓慢、均匀。

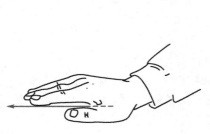
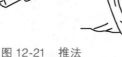

图 12-21　推法

临床应用:本法可在人体各部位使用,具有温经通络、活血止痛、健脾和胃、调和气血等功能。主治肝郁气滞、头晕头痛、胁肋胀满、肩背酸痛、脘腹胀痛等病证。

4. 揉搓类手法

(1)揉法:用掌根、大鱼际或手指指腹吸定于施术部位,在体表作环转运动,以带动皮下组织回旋运动的一种手法。分掌揉法和指揉法两种。用手掌大鱼际或掌根称掌揉法;用手指称指揉法(图 12-22)。

动作要领:沉肩,垂肘,腕部放松,以肘关节为支点,前臂主动摆动,带动腕部,使掌或指作环转运动。操作过程要持续、均匀、柔和而有节律,频率每分钟 120～160 次。

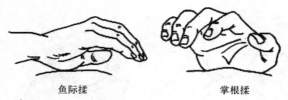

鱼际揉　　　　　掌根揉

图 12-22　揉法

临床应用:本法着力面积大,刺激量小,轻柔舒适,可用于全身各部。具有宽胸理气、消积导滞、温经散寒、活血祛瘀、消肿止痛等作用。主治脘腹痛、胸闷胁痛、便秘、腹泻、风寒湿痹痛、耳鸣耳聋等病证。

(2)搓法:用双手掌面或掌指部挟住施术部位,双手用力作快速搓揉,同时上下移动的一种手法(图 12-23)。

动作要领:双手用力要对称、均匀;搓动要快,移动要缓,上下来回 3～5 遍;动作要协调、连贯、有节律。

临床应用:本法常用于四肢、腰背及胁肋部,以上肢最为常用。具有祛风散寒、解痉止痛、疏经通络、调和气血等作用。主治肩腰背疼痛、肢体麻木、胸胁胀闷等病证。

5. 击打类手法

(1)击法:用拳背、掌根、小鱼际、指尖或桑枝棒等击打体表的一种手法。用拳背叩击称拳击法;用掌根叩击称掌击法;用掌侧小鱼际叩击称侧击法;用指尖叩击称指尖击法;用桑枝棒等器械叩击称棒击法(图 12-24)。

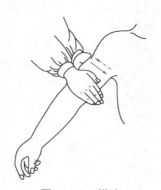
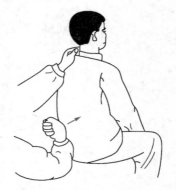

图 12-23　搓法　　　　　　　图 12-24　击法

动作要领:应垂直叩击体表,用力快速而短暂、力量均匀、速度适中有节奏。

临床应用:本法适用于全身各部位。具有舒松筋骨、调和气血、祛风散寒、解痉止痛等作用。主治风寒湿痹痛、肢体麻木、肌肉痉挛、半身不遂、腰腿疼痛等病证。

(2)拍法:将手指自然并拢、掌指关节微屈形成虚掌拍打体表的一种手法(图 12-25)。

动作要领:用力均匀,拍打要平衡、有节律性,频率为每分钟 80～140 次。

临床应用:常用于肩背、腰臀及下肢部,多作为中医推拿

图 12-25　拍法

的结束性手法之一。具有舒松筋骨、行气活血等作用。主治风寒湿痹痛、四肢麻木、肌肉痉挛、半身不遂、腰背疼痛等病证。

(3)弹法:用一手指的指腹紧压另一手指的指甲,用力将被压手指弹出,连续弹击施术部位的一种手法(图 12-26)。

动作要领:弹击力量均匀适中,动作流畅,频率为每分钟 120～160 次。

临床应用:本法常用于头面及颈项部。具有疏经通络、祛风散寒、醒脑开窍等功能。主治项强、头晕、头痛等病证。

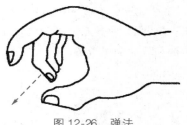

图 12-26　弹法

6. 振动类手法

(1) 抖法:用双手握住患者肢体远端,用力使肢体产生连续的、小幅度的、上下抖动(图 12-27)。

动作要领:抖动幅度要小,频率要快。频率为每分钟 200 次左右。

临床应用:本法多用于四肢部,尤其常用于上肢,常作为治疗的结束手法之一。具有调和气血、解除粘连、通利关节、疏经通络等功能。主治肩周炎、肢体麻木、屈伸不利等病证。

(2) 振法:用手指或手掌着力于施术部位,前臂和手部的肌肉强力而静止性的收缩,从而产生振颤动作的一种手法。用手指着力称指振法;用手掌着力称掌振法(图 12-28)。

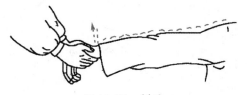

图 12-27　抖法

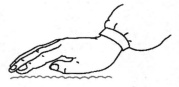

图 12-28　振法

动作要领:力量要集中于指端或手掌上,要求深透,不可摆动手臂或移动手指掌。

临床应用:指振法适用于人体穴位;掌振法适用于全身各部。具有活血祛瘀、理气和中、消食导滞、温经止痛等作用。主治肝郁气滞、胃肠功能紊乱、月经不调、痛经等病证。

7. 运动关节类手法

(1) 摇法:医者一手握持关节近端,另一手握持关节远端,使施术关节作被动环转运动的一种手法。

动作要领:动作要缓和,用力要稳,摇动方向及幅度须在患者生理许可范围内进行,由小到大。①颈项部摇法:用一手扶住患者头顶后部,另一手托住下颌,作环转摇动。②肩关节摇法:用一手扶住患者肩部,另一手握住腕部或托住肘部,作环转摇动(图 12-29)。③髋关节摇法:患者仰卧位,屈髋屈膝。医者一手托住患者足跟,另一手扶住膝部,作髋关节环转摇动。④踝关节摇法:一手托住患者足跟,另一手握住大踇趾部,做踝关节环转摇动。

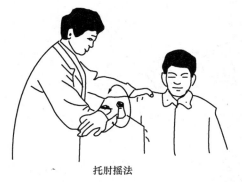

托肘摇法

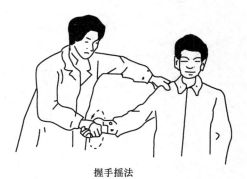

握手摇法

图 12-29　肩关节摇法

临床应用:具有疏经通络、活血化瘀、改善关节运动功能等作用。适用于颈、肩、髋、踝部,临床常用于颈椎病、肩周炎、腰腿疼痛等病证。

（2）背法：医者和患者背靠背站立，医者用两肘挽住患者肘弯部，然后弯腰屈膝推臀，将患者反背起，使其双足离开地面，以牵伸患者腰、脊柱，再作快速伸膝挺臀动作，同时以臀部用力颤动或摇动患者腰部的一种推拿方法（图12-30）。

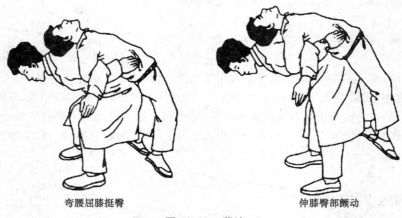

弯腰屈膝挺臀　　　　　　　伸膝臀部颤动

图12-30　背法

动作要领：要求医者臀部的颤动与两膝的屈伸动作要协调。

临床应用：本法具有使患者腰、脊柱及其两侧伸肌过伸的作用，可促进扭错的小关节复位，有助于腰椎间盘突出的还纳。主治急性腰扭伤、腰椎间盘突出症等。

（3）拔伸法：医者固定肢体或关节的一端，牵拉另一端的手法（图12-31）。

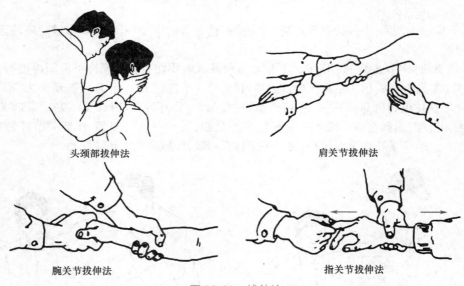

头颈部拔伸法　　　　　　　　肩关节拔伸法

腕关节拔伸法　　　　　　　　指关节拔伸法

图12-31　拔伸法

动作要领：①头颈部拔伸法：患者坐位，医者站在其身后，用双手拇指顶其枕骨下方，掌指部托住两侧下颌部，两手用力向上拔伸，并可用两前臂压住患者双肩，以增加拔伸力量；②肩关节拔伸法：患者坐位，医者用双手握住其腕部或肘部，逐渐用力牵拉拔伸，同时嘱患者身体向另一侧倾斜以对抗牵拉；③腕关节拔伸法：医者一手握持患者前臂中端，另一手握住其手掌部，两手同时用力作相反方向牵拉拔伸；④指间关节拔伸法：医者一手握住被拔伸关节的近侧端,另一手握住其远侧端,两手同时作相反方向牵拉拔伸。

临床应用:本法常用于颈椎、脊柱及四肢关节。具有疏经通络、理筋整复、松解关节粘连等作用。主治颈椎病、腰椎间盘突出症、肩周炎、关节错位等病证。

(三) 推拿疗法的护理及注意事项

1. 医者双手保持清洁,不留指甲。

2. 给患者安排舒适体位,嘱其放松。

3. 治疗中如出血头晕、胸闷等不适,应立即停止推拿,予以卧床休息。

4. 年老体弱者或重手法治疗后,应在床上休息片刻,以防立即起床产生头晕、血压波动现象,并要加盖衣被以免受凉。

5. 急性传染病、感染性疾病、皮肤病的病变部位,骨折移位、关节脱位及出血部位,严重心脏病、精神病患者,妇女月经期或妊娠期,酒醉、饥饿、剧烈运动后均不宜进行推拿。

四、刺 络 疗 法

刺络疗法是指用三棱针、粗毫针等刺破络脉(浅表静脉),放出少量血液,达到治疗疾病的目的,又称"放血疗法"。

(一) 刺络疗法适应证

刺络疗法具有通经活络、开窍泻热、清热解毒、调和气血、消肿止痛等作用,用于治疗高热、中暑、昏厥、中风、目赤红肿、急性咽喉肿痛、丹毒等病证。

(二) 刺络疗法的操作方法

1. 点刺法　又称"速刺法",指在施术部位迅速点刺出血的方法。针刺前在施术部位上下推按,使血液聚集于局部,然后用 75% 乙醇棉球消毒皮肤,医者左手夹紧被刺部位,右手持三棱针对准施术部位迅速刺入 0.3~0.5cm,立即出针,轻轻挤压针孔周围皮肤,使其出血少许,最后用消毒干棉球按压针孔。本法具有活血散瘀、开窍醒神、泻热的作用。主治急性腰扭伤、中风闭证、昏厥、发热等病证。

2. 缓刺法　指用三棱针缓缓刺入浅表静脉,使之少量出血的方法。针刺前先用止血带结扎在针刺部位近心端使静脉充盈,然后常规消毒,医者左手拇指压在针刺部位下端,右手持三棱针对准静脉刺入 0.5cm 左右,刺入后拔针,使其少量出血,最后用消毒干棉球按压针孔。具有泻热、活血通络的作用。主治急性吐泻、中暑、发热等病证。

3. 散刺法　又称"豹纹刺"或"围刺",指由病变部位外缘环形向中心点刺的一种方法。具有祛瘀生新、活血通经的作用。主治局部瘀血、血肿、水肿、顽癣等病证。

(三) 刺络疗法的护理及注意事项

1. 操作前对患者做好解释工作,消除紧张情绪。

2. 手法宜轻、稳、准,防止刺入过深。

3. 给患者安排舒适的体位,谨防晕针。

4. 注意严格消毒,避免感染。

5. 有出血倾向者禁用;孕妇、年老体弱、贫血者慎用。

6. 每日或隔日放血一次,1~3 次为一个疗程。一般每次放血宜 3~5ml。

考点: 刺络的护理

五、水 针 疗 法

水针疗法又称穴位注射法,是将针刺与药物结合起来,利用穴位的刺激作用和药物的药理作用,发挥其综合效应,达到防治疾病的一种方法。

（一）水针疗法的适应证

水针疗法的适应范围很广,针灸治疗的适应证大部分都可采用本法,比较常用的有中风偏瘫、痹症、腰腿痛等病证。

（二）水针疗法的操作方法

1. 针具的选择　可根据针刺深度及注射药物用量选择不同型号的一次性无菌注射器和针头。使用最多的是 1ml、2ml 和 5ml 的注射器。

2. 常用药物、注射剂量和疗程

（1）常用药物:常用的中成药注射液有黄芪、丹参、川芎等;西医注射液有维生素 C、B 族维生素、利多卡因等。

（2）注射剂量:一般根据穴位部位来分,耳穴 0.1ml,头面部 0.3～0.5ml,四肢部 1～2ml,胸背部 0.5～1ml,腰臀部 2～5ml。

（3）疗程:每日或隔日一次,6～10 次为一疗程。穴位可左右交替使用。每个疗程间隔 3～5 天。

3. 操作　患者取舒适体位,选择合适的注射器、针头和相应药物。常规消毒后,医者右手持注射器对准穴位迅速刺入皮下,然后将针缓慢推进,待得气后回抽,如无回血,便可推注药物。

（三）水针疗法的护理及注意事项

1. 操作前对患者做好解释工作,包括治疗目的、注射后的局部反应,以消除患者紧张情绪。

2. 给患者安排舒适的体位,谨防晕针。

3. 注意严格消毒,避免感染。

4. 选穴宜少而精,一般以 2～4 穴为宜。

5. 选穴要准确、深浅适宜,药物不可注入血管、脊髓腔,避免损伤神经。

6. 孕妇、年老体弱者慎用。

六、穴位埋线疗法

穴位埋线是将羊肠线埋入人体穴位内,利用羊肠线对穴位的持续刺激作用,治疗疾病的一种方法。具有疏经活络、调和气血、补虚泻实的作用。

（一）穴位埋线的适应证

穴位埋线的治疗范围比较广泛,常用于治疗哮喘、面肌痉挛、顽固性面瘫、三叉神经痛、中风后遗症、腰椎间盘突出症、颈椎病、过敏性鼻炎、肥胖症、痤疮等。

（二）穴位埋线的操作方法

1. 术前准备　埋线针或经改制的 9～12 号腰椎穿刺针(将针芯前端磨平)、三角针、尖头手术刀片、0～1 号消毒羊肠线、缝合丝线、血管钳、注射器、镊子、持针器、剪刀、2% 盐酸利多卡因、消毒纱布及敷料等。

2. 埋线方法

（1）横埋法(三角针埋线法):在距离穴位两侧 1～2cm 处,用甲紫点出针刺进出标记。皮肤消毒后,用 2% 利多卡因局部浸润麻醉,用持针器夹住带羊肠线的三角针,从一侧局麻点刺入,穿过穴位下方的肌肉组织,可利用缝针对肌层加压刺激,使有酸胀感后,从对侧局麻点穿出,然后紧贴皮肤剪去两端外露线头,轻轻按揉局部,使羊肠线完全埋入皮下组织内,最后用碘酊点压针孔消毒并覆盖无菌纱布。

（2）直埋法(穿刺针埋线法):常规消毒局部皮肤,用 2% 利多卡因做局部浸润麻醉,取一段约 1cm 长的羊肠线,放置在腰椎穿刺针针管的前端,后接针芯,右手持针,刺入到所需深度,得气后,边推针芯,边退针管,使肠线埋入穴位的皮下组织内。起针后,用碘酊点压针孔消毒并覆盖无菌纱布。

（3）切开埋线法:用尖刀片在局麻皮丘上切开皮肤长约 0.5cm,用弯止血钳探入穴位深处按摩弹拨,使产生酸麻胀热感,然后用 1cm 长的羊肠线 4~5 根埋于肌层内。切口处用丝线缝合,覆盖无菌纱布,7 天后拆线。

3. 疗程　每次埋 1~3 穴,每隔 20~30 天埋线 1 次,4 次为一个疗程。

（三）穴位埋线的护理及注意事项

1. 严格无菌操作,防止感染。

2. 所埋羊肠线不可暴露在皮肤外面。

3. 皮肤局部溃烂、肺结核活动期、严重心脏病、妊娠期、年老体弱者禁用。

4. 注意术后反应,有异常现象应及时处理。埋线后 2~5 天可能出现局部红肿热痛、全身疲乏、低热、埋线处少量渗液等属正常反应,不需处理;若渗液较多,局部显著隆起,红肿疼痛加剧,可予热敷及抗感染处理;如有局部明显瘙痒、红肿及全身发热等过敏反应,可予抗过敏治疗。

考点: 穴位埋线的护理

七、中医美容疗法与护理——粉刺的中药面膜疗法与护理

案例 12-2

患者,男,21 岁,大学生。间断面部散在绿豆大小红丘疹、脓疱,伴疼痛 4 年,加重 1 个月。曾服中西药,稍有缓解。现在面部"痘痘"增多,伴面部油腻,大便干结,2~3 天一次,舌红,苔黄腻,脉滑数。他问"大夫,我得的是痤疮吗? 吃药的同时,能不能用点外用药?"

问题: 在座的"大夫"们,你们认为该怎么办?

（一）概述

中医美容学,是在中医药理论和中国特色美学理论指导下,研究损容性疾病的防治和损容性生理缺陷的掩饰和矫正,以达到防病健身、延年驻颜、维护和创塑人体神形之美为主要目的的专门学科。

损容性疾病是指对人体外表美有较大影响的疾病,如鼾黑斑（黄褐斑）、痤疮、酒渣鼻、肥胖症等。本节主要以痤疮为例来讨论。

中药面膜疗法属于中医外治法,是将中药研磨成极细粉末,加基质调成稀膏状,敷于面部,以达到治疗和美容效果。

（二）粉刺概述

1. 概念　粉刺好发于青年颜面、上胸部及背部,呈散在发生针尖或米粒大小的丘疹,或见黑头,能挤出白色粉渣样物,中医称"肺风粉刺"。类似于现代医学的"寻常性痤疮",俗称"痤疮"。多见于青年男女。

2. 病因病机　素体血热偏盛,是粉刺发病的根本;饮食不节、外邪侵袭是致病的条件;迁延日久,血郁痰结,使病情复杂深重。

现代医学认为其发病机制尚未完全明了,主要与雄激素、皮脂腺和毛囊内微生物密切相关。此外,与过食甜食、便秘、精神紧张、遗传因素、锌缺乏、使用化妆品或某些药物等有关。

3. 临床表现　好发于青年面部、上胸部及背部等皮脂腺丰富的部位。损害初起皮疹为与毛囊一致的芝麻到绿豆大小、散在性的黑头或白头粉刺,可挤出黄白色粉渣样物。继发感染可见绕有红晕的丘疹,或见顶端有脓疱,或有炎性结节、囊肿,呈暗红色,对称分布,消退后形

成萎缩性瘢痕或瘢痕疙瘩。伴有面部脂溢,出油多,毛孔大。一般无明显自觉症状。继发感染时有疼痛感。

辨证分型如下。①肺经风热:皮疹小而红或淡红,顶有黑头,可挤出黄白色粉渣;或见脓头;颜面皮肤油亮。兼见口干渴,大便秘结,小便短黄,舌质红,苔薄黄,脉滑数。②肺胃湿热:皮疹红肿疼痛,或有脓疱,口臭,便秘,尿黄。舌红,苔黄腻,脉滑数。③瘀热痰结证:颜面、下颌部皮疹反复发作,经久不消,渐成黄豆或蚕豆大小肿物,肿硬疼痛或按之如囊,日久融合,凹凸不平,瘢痕叠起,皮肤粗糙。舌淡胖或淡暗,苔滑腻,脉濡或滑。

4. 治疗方法　辨证内服中药加外治法。

中医辨证分型为肺经风热、肺胃湿热、瘀热痰结,给予相应的中药汤剂内服;配合适宜的饮食疗法(如药膳、饮食忌口等)。

外治法有外敷中药面膜、针灸、刺络拔罐等。本节主要介绍中药面膜疗法。

考点:中药面膜的制作及操作方法

(三) 中药面膜与操作步骤

1. 中药面膜处方按辨证分为

(1) 肺经风热证和肺胃湿热证:选加味颠倒散。

处方:大黄、硫黄、丹参、冰片各等分。研极细末,与适量大豆粉混合,加基质(蒸馏水、或纯净水、或鸡蛋清)调成稀膏。

(2) 瘀热痰结证:选活血化瘀倒膜粉。

处方:细辛250g,白芷500g,白扁豆200g,白芍500g,白附子500g,当归500g,五味子200g,红花100g,乌梅250g(烘干)。上药研成细末,以医用石膏(约200克)为基质,加中药粉约20g,用30~40℃温水,搅拌成糊状。

2. 操作方法　先行美容常规步骤,净面、离子喷雾机蒸面、针清粉刺,然后涂上一层稀药膏,以超声波导入10~15分钟,强度0.5W/cm²,由轻逐渐加重,连续波。遇有较大的丘疹或结节再选用脉冲波1~1.25W/cm²,在丘疹或结节处停留1~2分钟。之后药膏留面上,再敷一层调好的药膏,以硬膜粉或优质医用石膏调成糊,敷于面上,20~30分钟后揭去,清洗面部,涂保湿中药面霜或收缩水或抗生素药膏。7~10天1次,3次1疗程。

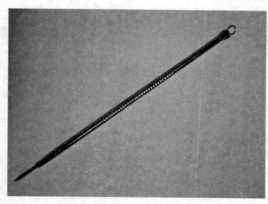

图12-32　粉刺针

(四) 操作程序

1. 备齐物品[小号洗脸盆、一次性洗面纸巾、收缩水、环丙沙星凝胶、粉刺针(图12-32)、75%乙醇棉球、消毒干棉球、面膜药粉、优质医用石膏粉、调理碗、调理勺、蒸馏水、超声波导入仪、离子喷雾机等],携至床前;操作者衣帽口罩整洁,洗手,剪短指甲;向患者或客人解释目的、方法。

2. 取合适体位,充分暴露面部及治疗部位,做好该部位周边卫生防护(防止污染衣服),冬季注意保暖。

3. 洁面。

4. 离子喷雾机蒸面5~10分钟。

5. 针清。消毒操作者双手及需针清的粉刺处,取消毒的粉刺针,沿毛孔方向扩宽毛孔,用粉刺针针尾圆圈,沿毛孔方向轻轻挤压出粉刺。

6. 薄涂一层稀药膏,以超声波导入 10 ~ 15 分钟,强度 0.5W/cm^2,由轻逐渐加重,连续波。

7. 之后药膏留面上,再敷一层调好的药膏,以硬膜粉或优质医用石膏调成糊,敷于面上,20 ~ 30 分钟后揭去,清洗面部,涂保湿中药面霜或收缩水或抗生素药膏。

8. 整理用物,洗手,记录。

（五）注意事项

1. 操作前,操作者应先修短指甲,清洁并保温双手,保持双手皮肤柔软细滑,手法轻柔。

2. 取温水为顾客洁面。

3. 治疗后,告知顾客应尽量避免紫外线照射;每天洗脸 2 ~ 3 次;晚上 11 点前睡觉,以保证肌肤修复。

4. 如有皮肤出现刺痛、瘙痒、起小红疙瘩等过敏现象,立即停止面膜应用,同时用冷水清洁皮肤,冰水敷面,涂维生素 B$_6$ 软膏,必要时抗过敏治疗。

5. 注意饮食宜忌。不吃辛辣煎炸熏烤油腻食品,不吃甜食,少喝牛奶,多喝豆浆,多食清淡食品及蔬菜、水果。

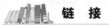 **链　接**

想美白吗? 给你一个美白处方

去皮炒杏仁 200g,白蔹、白芷、白附子、白及、白茯苓各 100g,均研极细末,过 200 目筛子,诸药混合调匀,取 50g,加牛奶调成稀膏,敷面即可。

八、药膳与护理

（一）药膳概述

中医药膳是具有保健、防病、治病等作用的特殊膳食。在传统中医药理论指导下,将不同药物与食物进行合理的组方配伍,采用传统和现代工艺技术加工制作而成,具有独特色、香、味、形、效的膳食品,既能果腹及满足人们对美味食品的追求,同时又能发挥保持人体健康,调理生理功能,增强机体素质,预防疾病发生,辅助疾病治疗及促进机体康复等重要作用,具有食养、食疗功能的膳食,称之为中医药膳。中医药膳一直是中华民族几千年来都十分重视的膳食。

药膳与食疗在概念上有一定的差异。药膳是指具有保健防病作用、包含有传统中药成分的特殊膳食,从膳食的内容和形式阐述膳食的特性,表达的是膳食的形态概念。食疗是指膳食产生的治疗功效,即以膳食作为手段进行治疗,从膳食的效能作用阐述这种疗法的属性,表达的是膳食的功能概念。因此在制作药膳时,不仅如一般菜肴重视色香味形,还要注重食物药物是有益于人体健康的物质,在烹制、炮制、制作时,尽量保持它们的疗效和营养成分。在进行药膳烹调时,由于每个人的身体状况、所在的地区、季节不同,必须要"因人施治""辨证施膳"。

（二）药膳的特点

1. 隐药于食　人们很早就认识到了"药食同源""食养""食治"的道理,把膳食与药治有效地结合在一起,形成独具特色的"药膳"。这一方法的显著特点是融药物的治疗特性于日常膳饮中,既具有膳食提供机体营养的基本功能,也具有一般食物的色、香、味、形特征,独特处即在于同时也拥有防治疾病、增进健康、改善体质的重要作用。它利用了机体对营养的要求,隐含了药治的效能,使之成为适宜于各种人群的双效膳食。它自开始就开辟了一条防病治病的独特途径。

2. **辨证配伍**　药膳的配伍,始终遵循中医学辨证论治、辨证组方的理论原则与方法。在辨证的基础上配伍组方,注重机体阴阳气血,脏腑经脉的偏盛偏衰,用药膳以补偏救弊,调理阴阳脏腑,使其达到平衡协调的目的。它有别于药物疗法,创造了以饮食为途径,避免了人们对药物治疗途径的紧张心理,在日常餐饮中获得疗效。这种双效作用在理论上的依托就是辨证施膳。

3. **注重调理**　药物治疗,其重点是治疗疾病为主,一旦正复邪除,原则上即不再施药,而代之以饮食调理。药膳的特点,固然对某些疾病具有治疗作用,而其基本立足点,则是通过药物与食物的结合,对机体进行缓渐调理,尤其适用于药物治疗后的康复调理、某些慢性病证的缓渐治疗、机体衰弱时的逐步改善、平常状态下的滋补强壮,它不以急功近利为务,而以持久的、日常的、源源不断的调理获得康复、强壮。因而药膳既可以是药治后的补充,同时,更是慢性病证,或体弱人群,或机体阴阳气血偏颇时适宜的调理方法。

4. **影响广泛**　药膳由于是在日常膳饮中对机体进行调治,且随着饮食形式的变化,又变化出不同的药膳形式,成为一类养生防病的特殊食品。因而它具有普通食物所不能达到的疗效,又具有一般治疗性药物所不具备的膳饮方式,成为适用于各种年龄、性别、疾病状态、生活习惯人群的养生防病方法,适应证极其广泛。在中华民族的繁衍中起到了重要作用,广泛流传于我国各民族中。

链　接

《饮膳正要》为我国第一部营养学专著,由元朝饮膳太医忽思慧所编著。书中对药膳疗法、制作、饮食宜忌、饮食卫生及服药食忌、食物相反、食物中毒和解毒、过食危害等均有详细记载。同时,收载和创制了不少优秀的药膳方,如抗衰老药膳方 29 首,治疗其他疾病药膳方 129 首,对保健药膳的发展起到了极大的推动作用。

(三) 药膳的分类

1. **按药膳功效分类**　由于药膳原料中有药物的成分,并且是根据中医理论进行组方配伍,因此,药膳也具有对疾病的防治作用和功效特点。按功效可分为以下几类。

(1) **解表类**:用于疏解在表的外邪,或用于透疹发表,如生姜粥、姜糖苏叶饮等。

(2) **清热解毒类**:用于邪热内盛,或暑热中人,或阴虚内热诸证,或清解热毒,或滋阴除热,如石膏粳米汤、决明子饮、鱼腥草饮、西瓜汁等。

(3) **泻下类**:用于里有热结,或肠燥便结证,以泻热通便,润肠通便,如芒硝莱菔汤、苏子麻仁粥等。

(4) **温里祛寒类**:用于寒邪内盛,或阳虚寒邪内生,或寒滞经脉,以温中祛寒,温阳救逆,温经散寒,如黄芪建中鸡、川乌粥、姜附烧狗肉等。

(5) **祛风散邪类**:用于风寒湿诸邪留滞经脉关节等证,以祛风散寒化湿,通络止痛,如白花蛇酒、豨莶根炖猪蹄等。

(6) **利水祛湿类**:用于水湿潴留,湿热蕴结诸证,以渗利水湿,通淋利水,利湿退黄,如赤小豆鲤鱼汤、滑石粥、田基黄鸡蛋汤等。

(7) **化痰止咳类**:用于痰浊留滞,痰饮内聚诸证,以化痰消饮,止咳除嗽,如半夏山药粥、昆布海藻煮黄豆、白果蒸鸡蛋等。

(8) **消食健胃类**:用于宿食停滞,食饮不化诸证,以健脾和胃,导滞消食,如大山楂丸、白术猪肚粥等。

(9) **理气类**:用于肝气郁滞证,以理气疏肝,如橘皮粥、柿蒂汤等。

(10) **理血类**:用于瘀血阻滞,或出血诸证,以活血化瘀、止血,如红花当归酒、血余藕片饮等。

（11）安神类：用于各种因素所导致的心神不安，烦躁失眠诸证，以安神镇惊，如酸枣仁粥、朱砂蒸猪心等。

（12）平肝潜阳类：用于肝阳上亢，动风发痉诸证，以滋阴养肝，潜阳息风，如天麻鱼头、菊花绿茶饮等。

（13）固涩类：用于阳虚卫弱，不能固护卫表，或不能固涩水液诸证，以温阳固表、温肾止遗，如生脉饮、金樱炖猪小肚等。

（14）补益类：用于气血阴阳虚衰诸证，以补养气血阴阳，如人参莲肉汤、当归生姜羊肉汤、乌鸡白凤汤、鹿鞭壮阳汤等。

（15）养生保健类：本类包含各种保健药膳，如减肥降脂，有荷叶减肥茶等；美发乌发，有乌发鸡蛋等；润肤养颜，有珍珠拌平菇等；延年益寿，有长生固本酒、补虚正气粥等；明目增视，有芝麻羊肝、首乌肝片等；聪耳助听，有首乌鸡肝、狗肉黑豆汤等；益智健脑，有金髓煎等；增力耐劳，有附片羊肉汤等。

2. 按药膳形态分类　人们的膳食具有多样化的特点，不仅需要各种不同的食物以满足营养成分的需要，也需要不同形式、不同形态的膳食以满足视觉、嗅觉和口味的需要。药膳作为特殊的膳食，同样也需不同的形态，以体现药膳的色、香、味、形。因此，按药膳的制作方法可分如下各类。

（1）菜肴类：本类药膳主要以肉类、蛋类、水产类、蔬菜等作为基本原料，配合一定的药物，以煨、炖、炒、蒸、炸、烤等制作方法加工的食物，如天麻鱼头、紫苏鳝鱼、香椿鸡蛋等。

（2）粥食类：常以大米、小米、玉米、大麦、小麦等富含淀粉的原料，配以适合的药物，经熬煮等工艺制作的半流质状食品，如山楂粥、人参粥、杜仲粥等。本类食品尤宜于老年人、病后调理、产后特殊状态的"糜粥浆养"。

（3）糖点类：这类食品属非主要膳食的点心类、零食类。常以糖为原料，加入熬制后的固体或半固体状食物，配以药物粉末或药汁与糖拌熬，或掺入熬就的糖料中。或者选用某些食物与药物，经药液或糖、蜜等煎煮制作而成，如丁香姜糖、糖渍陈皮、茯苓饼等。

（4）饮料类：属佐餐类或日常饮用的液体类食物。是将药物与食物经浸泡、绞榨、煎煮、或蒸馏等方法加工制作而成，包括鲜汁，如鲜藕汁、荷叶汁；茶，如菊花茶、决明子茶；露汁，如银花露、菊花露；药酒，如木瓜酒、枸杞酒；浓缩精汁，如虫草鸡精、人参精等。

（5）其他：不能归入上述各类的还有另外一些品类，如葛粉、藕粉、淮山泥、桃杞鸡卷、芝麻核桃糊、虫草鸭子罐头等。

（四）药膳的辨证施护原则

药膳必须包含传统中药的成分，具有药物的性能与功效，因而有治疗的作用。这种疗效类食品，一般都必须具有较明确的适应证方能施用，这与药物治疗是一致的。因此，药膳不同于一般膳食，施用必须遵循一定的原则。这些原则包括平衡阴阳、调理脏腑、扶正祛邪、三因制宜、勿犯禁忌等。 <u>考点</u>：药膳的辨证施护原则

1. 平衡阴阳　阴阳在正常状态处于平衡状态，即所谓"阴平阳秘"，一旦发生偏盛或偏衰的变化，出现了不平衡，就成为病理状态，表现为不同程度的病证。如阴盛则阳衰，阳盛则阴虚，阴虚则阳亢，阳虚则阴盛，分别表现为寒证、热证、内热虚热、寒盛内外等。调治的途径，须审清阴阳的虚实盛衰所在，恰当地施用药食，以恢复阴阳的平衡。具体原则是，"有余者损之"，如阴盛的寒证，必须补阳泻阴；阳盛的热证，必须泻热以救阴；"不足者补之"，如阴虚生内热，当补阴以除虚热；阳虚生外寒，当温补阳气以祛内外之寒等。当阴阳恢复到其平衡状态时，则机体表现为康复。因此，平衡阴阳是辨证施膳的重要原则。

2. 调理脏腑　人体各组织器官的功能表现为五脏为中心的功能系统。通过相合、开窍、在

体、其华等联系,把全部人体功能概括为五大系统。每一脏都代表一个功能系统。如胆、筋、爪、甲、眼、肝胆经脉均属于肝系统。临床的多种病证,均以脏腑功能失调为其主要机理,表现为各脏的或虚或实,或此虚彼实,或虚实兼见。五脏之间又存在相互资生、相互制约的生理状态及相互影响的病理变化,对脏腑功能的调治,就是消除病理状态,恢复人体的生理功能。这种调治,可能是对某一脏的或补或泻,也可能是对多个相关脏腑的调理,药膳也同样按照中医辨证论治理论,调治脏腑以恢复正常生理机能。药膳中"以脏补脏"的方法,如肝病夜盲,用羊肝、鸡肝等治疗;肾虚腰痛,用杜仲炒腰花;心脏病用猪心蒸朱砂等,就是调治脏腑功能的常见方法。

3. 扶正祛邪　中医学认为,人体所以致病,是由于病邪的侵袭,制约或损伤了正气,扰乱了人体的脏腑气血阴阳,治疗的目的就是祛除邪气,扶助正气,达到正胜邪却、恢复健康的目的。正邪的相争可能出现很多种情况,表现出不同病证,基本观点是"正气内存,邪不可干""邪之所凑,其气必虚"。故病证总与正虚与邪犯相关。施膳必须认识是正虚为主,还是邪盛为主,是内生病邪,还是外侵病邪,然后决定施膳方法。基本原则是,邪气盛必须先祛邪,使邪去正复;正气虚甚者宜以扶正为主,使正气复而邪自却。如果邪盛而补正,或正虚而攻邪,都会使病证进一步发展,甚或恶化。

4. 三因制宜　"三因"制宜是指"因人、因时、因地"制宜。人有男女、老幼、壮衰的不同,对病邪的抵抗力,病后恢复的能力等均存在明显差异。时序有四时寒暑的变更,在时序的这些变化中,人体的阴阳气血也随着变化,在病理过程中对病邪的抗御能力不同。地理的南北高下,环境就有燥湿温凉的差别,也对人体正气产生很多变数。由于这些差异的存在,对同一病证的施膳就不能千篇一律,必须根据个别的不同状态,制订相应的适宜措施,才能达到良好的调治效果。

5. 勿犯禁忌　禁忌表现在几个方面:一是有些药相互之间不能一起配伍应用,如中药配伍的传统说法"十八反""十九畏"。二是某些特殊状态时的禁忌,如妇女妊娠时,各种生理状态都发生了某些变化,胎儿的生长发育易受外界影响,因而有妊娠禁忌。主要禁用一些性能峻猛或毒性剧烈类药,如大戟、芫花、巴豆等;破血逐瘀类药,如水蛭、三棱、莪术等;催吐类药,如瓜蒂、常山、藜芦等;通窍攻窜类药,如麝香、穿山甲等。禁用这些药以防伤胎、动胎。三是用膳禁忌,俗称忌口,指在应用某些药物或药膳时不宜进食某些药、食。如服用治疗感冒的药膳时,不宜进食过分油腻的食物,以防滞邪;用常山时忌葱,用地黄、首乌忌葱、蒜、萝卜。四是病证禁忌,某些病证也须禁忌某些食物,如高血压禁辛辣,糖尿病忌高糖饮食,体质易过敏者当忌鱼、虾,等等,方有利于药膳运用效果。

总之,药膳学与中医药学相伴起源与发展,依托中医药学的基础与临床理论,指导药膳的发展与运用。因此,必须掌握中医中药的各种知识,才能针对不同人群正确施用药膳。否则,轻则药膳达不到其应有疗效,重则可能对用膳者造成损伤。

九、足疗与护理

考点:足疗的定义及作用

　　"树枯根先竭,人老脚先衰"。脚对人体起着重要的养生保健作用。足疗是一种非药物疗法,包括足浴和足底按摩两部分,主要指足底按摩。以温热、刺激、按摩病变器官或者腺体的反射区带,通过促进血液循环,加速机体新陈代谢;调节神经系统功能;疏通经络气血,解除病痛,调节和恢复人体脏腑功能,使失调、病变的脏腑功能得以重新修复和调整,从而达到防病、治病、保健、强身的目的。

　　足疗已有几千年历史,足疗治病强身的理念在秦汉时期十分盛行。汉代开国皇帝刘邦就有洗脚嗜好。汉朝名医华佗将其称为"足心道"。他研究的"五禽戏"主要功效在于"除疾兼利蹄足","逐客邪于关节"。到了唐朝时候,足底按摩传入了日本,成为日本今日的"针灸"和

"足心道"。药王孙思邈的长寿秘诀之一,便是每天揉按脚底,重点在涌泉穴。

（一）操作方法

1. 足底反射区　脚内有丰富的神经末梢,经这些神经末梢,信息和能量从身体所有器官和部位反射到脚底的一定区域,即反射区。反射区是神经聚集点,这些聚集点,都与身体各器官相对应。每个器官在脚部都有一个固定的反射位置。当一个人身体的某个脏器或体表的某处发生病变,都会在相应反射区出现一定反应。

2. 足底按摩　我们通常所接触到的足底按摩主要是用手直接或间接施力于脚部反射区,运用各种手法给脚部一定疼痛刺激,通过反射区的作用纠正身体相应器官的不正常状态,从而达到治疗保健的目的。用手按摩比较灵活,可以根据不同人对疼痛不同的耐受度来调节施力的大小,可以自我按摩,也可以互相按摩。直接按摩主要靠手来施力,而且要求达到一定的刺激程度,因此操作起来比较累,需要一定的力量与耐力。间接按摩常借助一些器具,如用按摩棒等按摩,相对来说,减轻了手的用力,比较轻松一点。也可完全不用手来按摩脚部,如坐位或站立时,可在脚下某反射区位置垫一块鹅卵石,通过上下小幅度蹢脚的运动,一起一落,达到鹅卵石对脚的按摩刺激作用。其他如药物泡脚、热水烫脚、运用电磁仪器刺激脚部等也都归入脚部按摩的范畴。

（1）按摩的顺序:全足按摩,一般先从左脚开始,按摩三遍肾→输尿管→膀胱三个反射区后,按脚底→脚内侧→脚外侧→脚背的顺序进行,结束时再将肾→输尿管→膀胱三个反射区按摩三遍。然后再按上述次序按摩右脚。按摩时,大的次序不能乱,小的变动是允许的。重点按摩时,大致上也是按照基本反射区→主要反射区→相关反射区→基本反射区的顺序进行。

（2）按摩的力度和补泻手法:足底按摩力度大小要适当、均匀。所谓适当,以"得气"即使患者有酸痛感为原则,根据患者对痛觉的敏感程度、病情、反射区的部位适当掌握,以患者能承受为度。要产生一定的痛感,但并不是越痛越好。掌握分寸不容易,需要在实践中慢慢体会。所谓均匀。指按摩力量要慢慢渗入、缓缓抬起,并有一定的节奏,不可忽快忽慢,时轻时重。按摩的补泻手法:按照"实者泻之,虚者补之"的原则,对实证,体质较好的患者可采用较强的刺激手法;对虚证,病重体弱的患者用弱刺激手法,延长疗程,使患者的内部机能逐渐恢复。

（3）治疗时间:每次按摩一般 30～40 分钟。对重病患者,可减为 10～20 分钟。对重症急症病人,每日按摩一次;慢性病或康复期间可隔日一次或每周两次。7～10 次为一疗程。

3. 足疗养生六字诀　足疗养生六字诀即:触、按、搓、温、洗、走。

（1）洗——脚是人之底,一夜一洗。

我们要养成每天睡觉前温水泡洗双脚的习惯,温水洗脚既能清洗双足,又能保持足温,防止寒从脚底入侵,还能促进末梢血液循环,保证人体新陈代谢功能的正常运转。洗脚能健脑安神,补肾健体,缓解高血压、防治失眠,还能消除疲劳,恢复健康。

洗脚方法:开始时水不宜过多,浸过脚趾即可,水温在 42℃ 左右。浸泡一会儿后,再逐渐加温热水至踝关节以上,水温保持在 50～60℃。同时两脚不停地活动相互搓动或用双手搓揉,以促进水的流动。每次持续 20～30 分钟,以身上感到微热为佳。

（2）触——触脚自诊病,防患于未然。

经常用手指触摸双脚的各个部位,如触摸到皮下组织有结节、硬块或水疱样感觉,且感到疼痛时,说明该处所对应的内脏器官已发生病变或功能不正常,应及时诊治,千万不可掉以轻心。

（3）按——按摩病灶区,祛病又健体。

在触摸到有结节、硬块且有疼痛的部位上采用各种手法,适当力度地进行按摩刺激,使其结节逐步消失、痛感逐步减轻或消除，经络就会逐步地疏通，阴阳趋于平衡，疾病隐患也就会自然消除。

（4）搓——经常搓涌泉，百病不沾染。

经常搓揉足心的涌泉穴便可强身健体。涌泉穴是保健要穴之一，是人体"足少阴肾经之井穴，水之源泉，为肾经的起点"。涌泉穴也是反射疗法中肾脏在足底的"反射区"。经常按搓涌泉穴，就能肾精充足，耳聪目明，发育正常，精力充沛，强腰膝壮筋骨，行走有力，补精强肾，健体消疾。而且肾脏功能强壮后，对其他脏腑器官亦有保健作用，故应常搓涌泉。

（5）温——寒从足下生，温足保太平。

中医学认为，"诸病从寒起，寒从足下生"。脚掌远离心脏，血流供应少，所以忽视脚腿的保暖，易伤风感冒。经常保持双足的适当温度是预防疾病从足底入侵必不可少的一环。秋冬时节，阳虚耐寒力差的人士一定要注意足部的保暖。若脚尖发凉，一般多为头部疾病，如头痛、头胀、失眠、脑部供血不足等疾病；若是足跟部冰凉，多为肾虚症状；若全足冰凉，多属下肢循环欠佳，气血双虚的征兆。足部保温的方法常采用的是：揉搓法、温水泡洗法、运动双足法，这些方法都可以保持足部的温度。

（6）走——走路可以刺激按摩足底人体脏腑的反射区，疏通经络气血。

（二）注意事项

考点：足疗养生六字诀

（1）按摩前必须剪短指甲并洗净手，为了避免损伤皮肤，应在皮肤上涂上一种油膏以润滑。对大部分的按摩部位来说，需要注意往心脏方向按摩，刺激的强度应从轻到重，逐渐增加压力。

（2）按摩后半小时内，饮温开水500ml（肾脏病者不要超过150ml），以利于代谢废物排出体外。

（三）禁忌证

在妇女月经或妊娠期间应避免使用足底按摩，以免引起子宫出血过多或影响胎儿健康；脑出血、内脏出血及其他原因所致的严重出血患者不能使用，以免引起更大的出血。高热、极度疲劳、衰弱、长期服用激素者均不宜用此法。

小 结

1. 足疗是一种非药物疗法，包括足浴和足底按摩两部分，主要指足底按摩。足疗具有：促进血液循环，加速机体新陈代谢；调节神经系统功能；疏通经络气血，解除病痛，调节和恢复人体脏腑功能，使失调、病变的脏腑功能得以重新修复和调整的作用。

2. 足疗养生六字诀即：触、按、搓、温、洗、走。

实训6　腧穴概论

【目的要求】
1. 熟悉腧穴的分类、治疗作用及体表定位方法。
2. 掌握常用腧穴的定位。
3. 了解常用腧穴的主治及操作。

【实训内容】
1. 腧穴的分类、治疗作用及体表定位方法。（约30分钟）
2. 常用腧穴的定位。（约120分钟）

（1）头面部腧穴：地仓、颊车、迎香、百会、太阳、水沟。

（2）胸腹部腧穴：中脘、神阙、气海、关元、中极、天枢。

（3）腰背部腧穴：大椎、至阳、命门、腰阳关、肺俞、膈俞、脾俞、肾俞、定喘。

（4）上肢部腧穴：肩髃、曲池、尺泽、曲泽、内关、中渚、合谷、外关、列缺。

（5）下肢部腧穴：犊鼻、足三里、三阴交、悬钟、阴陵泉、阳陵泉、委中、血海。

3. 常用腧穴的主治及操作。（约10分钟）

【情景模拟】

患者：您好，大夫！

医生：您好！

患者：我吃完火锅后上腹部开始疼痛，已经3天了，吃了胃药效果也不明显，怎么办呀？

医生：（仔细检查后）是胃痛。给你介绍几个可以治疗胃病的穴位。

患者：好的。

护士：请躺好，我现在给您进行穴位定位（内关、足三里）。

患者：好。

护士：用骨度分寸法进行定位。

护士：胃痛时揉按这几个穴位，可以缓解疼痛，注意平时尽量少吃或不吃辛辣生冷的食物。

患者：感觉肚子没有那么痛了，非常感谢。

护士：不客气。再见！

患者：再见！

【实训步骤】

1. 老师进行讲解、示教。

2. 学生观摩老师操作及自行相互练习。

3. 老师个别指导。

【作业】

1. 腧穴的概念及分类。

2. 常用腧穴的体表定位方法。

链　接

腧穴定位的操作步骤简图

腧穴的分类→治疗作用→体表解剖标志定位法→骨度分寸定位法→指寸定位法→简便取穴法。

实训 7　针　　法

【目的要求】

1. 掌握毫针刺法的基本操作技术及护理方法。

2. 熟悉毫针刺法的基本知识。

【实训内容】

1. 操作前准备　体位准备（充分暴露针刺部位，冬季注意保暖）、进针点选择、消毒方法、持针姿势。（约20分钟）

2. 毫针刺法基本操作技术　指切进针法、夹持进针法、舒张进针法、提捏进针法的操作方法。（约60分钟）

【情景模拟】

患者:您好大夫!

医生:您好!

患者:我今天月经刚来,肚子很痛,吃了药效果也不明显,怎么办呀?

医生:(仔细检查后)是痛经,问题不大。今天给你针刺腹部穴位可以缓解症状。

患者:好的。

医生:请躺好,我现在给你施针。

患者:好。

医生:(准备好所用物品,选用关元、气海、三阴交穴)针刺的时候请不要动,腹部皮肤比较松弛,关元、气海用舒张进针法,三阴交用指切进针法。做的过程中,如果有什么不舒服就告诉我。

医生:针刺完毕,注意不要吃生、冷的食物,腹部不要受凉。

患者:感觉肚子没有那么痛了,非常感谢。

医生:不客气。再见!

患者:再见!

【实训器材】

1. 针具 28～32 号,0.5 寸、1 寸、1.5 寸、2 寸、2.5 寸毫针。

2. 其他用具 2% 碘伏、75% 乙醇、消毒干棉球、棉球缸、消毒棉签等。

【实训步骤】

1. 老师进行讲解、示教。

2. 学生观摩老师操作及自行相互练习。

3. 老师个别指导。

【注意事项】

1. 针刺前,医者应做好解释工作,消除患者紧张情绪。

2. 正确选择舒适持久的体位(尽可能采取卧位),取穴宜少,手法宜轻。

3. 体质虚弱、过度饥饿、疲劳者不予针刺。

4. 出针后要核对针数,防止遗漏。

【作业】

1. 针法的概念。

2. 毫针刺法的基本操作方法。

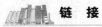 **链 接**

毫针刺法的操作步骤简图

患者体位选择→进针点选择→消毒→持针→进针→提插捻转→留针→出针。

实训 8 灸   法

【目的要求】

1. 掌握艾灸法的基本操作技术及护理方法。

2. 熟悉艾灸法的基本知识。

【实训内容】

1. 艾灸法的基本知识 包括定义、适应范围、注意事项与禁忌。(约 10 分钟)

2. 操作前准备　选择恰当的施灸方法、掌握灸量、体位选择、艾条和艾绒选择等。(约 10 分钟)

3. 艾灸法基本操作技术　艾炷灸法、艾条灸法。(约 60 分钟)

【情景模拟】

患者:您好大夫!

医生:您好!

患者:我这 2 天吃坏了肚子,老是腹痛腹泻,吃了药效果也不明显,怎么办呀?

医生:(仔细检查后)是虚寒性腹泻,问题不大。今天给你艾灸可以缓解症状。

患者:好的。

护士:请躺好,我现在给你腹部艾灸。

患者:好。

护士:(准备好所用物品,按隔姜灸的操作方法进行,选用神阙、天枢、关元穴。)艾灸的时候请不要动,否则艾炷掉下来可能会烫伤你的皮肤。做的过程中,如果有什么不舒服就告诉我。

护士:艾灸完毕,注意不要吃生、冷的食物,腹部不要受凉。

患者:感觉肚子没有那么痛了,非常感谢。

护士:不客气。再见!

患者:再见!

【实训器材】

1. 灸材与灸具　艾绒、艾条、温灸器、温灸盒、毫针。

2. 其他用具　75% 乙醇、消毒干棉球、消毒棉签、棉球缸、火柴、酒精灯、凡士林膏、大蒜、生姜、盐、无菌纱布等。

【实训步骤】

1. 老师进行讲解、示教。

2. 学生观摩老师操作及自行相互练习。

3. 老师个别指导。

【注意事项】

1. 施灸部位应按照先上后下的次序进行,即头部、胸背、腰部、四肢。

2. 施灸中要随时询问病人局部皮肤有无灼热感,以便及时调整,防止灼伤皮肤。

3. 施灸完毕应立即熄灭艾火,避免余灰烫伤病人皮肤或烧毁衣被床单。

4. 施灸后局部皮肤呈潮红灼热属正常。若出现小水疱无需特殊处理,待自行吸收;若水疱较大,应用无菌注射器抽出疱内液体,并覆盖消毒纱布,防止感染。

5. 凡实证、热证、阴虚发热者以及面部、五官、大血管、孕妇腹部腰骶等部位不宜施灸。

【作业】

1. 艾灸的概念。

2. 艾灸的基本操作方法。

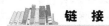 链　接

灸法的操作步骤简图

艾炷灸:取适量艾绒→制作圆锥形艾炷→将艾炷放置皮肤上→点燃艾炷→用镊子移去艾炷→ 熄灭艾火。

艾条灸:点燃艾条的一端→对准应灸腧穴→温和灸、回旋灸或雀啄灸→熄灭艾火。

实训 9　拔　　罐

【目的要求】

1. 掌握各种常用拔罐方法的操作要领及护理方法。
2. 熟悉拔罐疗法的基本知识。

【实训内容】

1. 拔罐法的基本知识　包括定义、作用原理、各种拔罐法的优缺点及临床应用。（约 10 分钟）
2. 实训前的准备　包括罐具的选择、体位和部位的选择。（约 10 分钟）
3. 火罐法的基本操作　包括施罐法、起罐法。（约 60 分钟）

【情景模拟】

患者：您好大夫！

医生：您好！

患者：近 1 个月以来我总是感觉到腰痛，特别是坐久了会更痛。怎么办呀？能好吗？

医生：（仔细检查后）是腰肌劳损，平时注意多锻炼，多活动腰部，不要老是坐着。今天给您拔火罐可以缓解疼痛。

患者：好的。

护士：请躺好，我现在给您腰部拔罐。

患者：好。

护士：（准备好所用物品）拔罐的时候请不要动，在腰部穴位拔罐可以疏通气血，活血通络止痛。做的过程中，如果有什么不舒服就告诉我。

护士：（10 分钟已到）您局部皮肤呈紫红色，现在我将罐取下，皮肤颜色 3 天左右恢复正常，请不要担心。

患者：感觉腰没有那么痛了，非常感谢。

护士：不客气。再见！

患者：再见！

【实训器材】

1. 罐具　各种规格的玻璃罐、陶罐、竹罐。
2. 其他用具　酒精灯、75% 乙醇、95% 乙醇、止血钳、消毒干棉球、棉球缸、脱脂棉片、小纸片、毛巾、火柴等。

【实训步骤】

1. 老师进行讲解、示教。
2. 学生观摩老师操作及自行相互练习。
3. 老师个别指导。

【注意事项】

1. 拔罐时要选择适当体位和肌肉丰满的部位。骨骼凹凸不平和毛发较多处不宜拔罐。
2. 用火罐时应注意防止灼伤或烫伤皮肤。操作时动作要迅速，才能使罐吸紧。
3. 拔罐时嘱患者不要随便移动体位，以免罐体脱落。
4. 起罐后，如局部出现小水疱无需处理，待自行吸收；如水疱较大，应消毒局部皮肤后，用无菌注射器吸出液体，覆盖消毒敷料，以防感染。
5. 拔罐时应密切观察患者反应，如突然面白多汗，心慌欲吐，四肢厥冷等现象为晕罐，应立即起罐，嘱患者平卧并注意保暖，轻者休息片刻饮温水或糖水后可恢复，重者可考虑配合其他急救措施。

6. 高热抽搐及凝血机制障碍患者;皮肤有过敏、溃疡、水肿及大血管处;孕妇腹部、腰骶部均不宜拔罐。

【作业】

1. 拔罐的概念。

2. 火罐的基本操作方法。

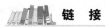 **链　接**

火罐的操作步骤简图

用镊子夹 95% 的乙醇棉球→点燃后在罐内绕 1~2 圈→迅速将罐扣在应拔部位→留罐、走罐、闪罐→起罐。

◇◇

实训 10　刮　　痧

【目的要求】

1. 掌握刮痧方法的操作方法及护理方法。

2. 熟悉刮痧疗法的基本知识。

【实训内容】

1. 刮痧疗法的基本知识　包括定义、刮痧部位及临床应用。(约 10 分钟)

2. 操作前准备　包括刮痧工具的选择、体位和部位的选择、消毒方法。(约 10 分钟)

3. 不同部位刮痧的操作方法。(约 60 分钟)

【情景模拟】

患者:您好大夫!

医生:您好!

患者:2 天前受凉感冒,自己也吃了感冒药。现在感觉头痛、鼻塞很难受,有什么办法能缓解吗?

医生:(仔细检查后)是风寒感冒引起,注意保暖,避免再次受凉。今天给你刮痧可以缓解头痛。

患者:好的。

护士:请坐好,我现在给你刮痧。

患者:好。

护士:(准备好所用物品,刮痧部位项部、太阳穴、眉心)做的过程中,如果有什么不舒服就告诉我。

护士:刮痧完毕,局部皮肤已经出痧,现在把衣服扣子扣上,避免吹风,皮肤颜色 3 天左右恢复正常,请不要担心。

患者:感觉头痛减轻了,谢谢。

护士:不客气。再见!

患者:再见!

【实训器材】　刮痧板、刮痧油、75% 乙醇等。

【实训步骤】

1. 老师进行讲解、示教。

2. 学生观摩老师操作及自行相互练习。

3. 老师个别指导。

【注意事项】

1. 保持室内整洁干净,室温适宜。

2. 施术者要双手清洁,不留长指甲;手上佩戴的物件(如手表、戒指等)应先取下,并放松肩膀,全神贯注操作。

3. 每次刮痧时间以30分钟左右为宜,最长不要超过50分钟。对于患有严重糖尿病、肾病、心脏病的病人,每次刮痧时间应控制在15分钟内。

4. 操作过程中要密切观察患者,如出现胸闷、面色苍白、冷汗不止、神志不清、脉微等症状时,应立即停止刮痧,迅速让患者平卧并饮用一杯温糖水。

5. 刮痧部位皮肤表面出现红、紫、黑斑或起疱的现象称为"出痧",是一种正常的刮痧反应,数天后可自行消失,不必作特殊处理。

6. 刮痧后应嘱患者喝一杯温水,禁食生冷、油腻、刺激之品;若有出汗要及时擦拭,避风稍作休息。

7. 形体过于消瘦、有出血倾向者及皮肤病变处禁用此法。

【作业】

1. 刮痧的概念。

2. 刮痧的基本操作方法。

链 接

刮痧的操作步骤简图

患者体位选择→温水洗净局部或用75%乙醇擦拭消毒→医者手持刮痧工具蘸适宜刮痧介质→从上至下、由内向外刮动,直至皮下出现紫红色斑点。

实训11 推   拿

【目的要求】

1. 掌握常用推拿手法的基本操作及护理方法。

2. 熟悉推拿手法的基本知识。

【实训内容】

1. 推拿手法的基本知识 包括定义、作用原理及临床应用。(约10分钟)

2. 操作前准备 体位选择、手法选择。(约10分钟)

3. 推拿手法的分类及动作要领。(约60分钟)

【情景模拟】

患者:您好大夫!

医生:您好!

患者:我昨天晚上睡觉时用了2个枕头,感觉有点高,今早起床发现脖子很痛,不能往右转动了,怎么办呀?能好吗?

医生:(仔细检查后)是落枕,一般是因为睡觉姿势不当引起的。通过推拿是可以治好的。

患者:嗯……好吧!

护士:请坐好,我现在给你做颈部推拿治疗。做的过程中,如果有什么不舒服就告诉我。

患者:好。

护士:先用揉法放松颈部肌肉,再依次使用一指禅推法、点法点穴、搓法放松、拿法、拍法。

护士:(30分钟已到)推拿治疗结束,活动一下颈部,感觉如何?

患者:脖子不疼了,头也能往右转了,非常感谢。

护士:不客气。再见!

患者:再见!

【实训器材】　按摩油、按摩凳、按摩床、按摩巾等。

【实训步骤】

1. 老师进行讲解、示教。

2. 学生观摩老师操作及自行相互练习。

3. 老师个别指导。

【注意事项】

1. 医者双手保持清洁,不留指甲。

2. 保持室内空气流通,温度适宜。

3. 治疗中如出血头晕、胸闷等不适,应立即停止推拿,予以卧床休息。

4. 给患者安排舒适体位,嘱其放松。

5. 年老体弱者或重手法治疗后,应在床上休息片刻,以防立即起床产生头晕、血压波动现象,并要加盖衣被以免受凉。

【作业】

1. 推拿的概念。

2. 推拿基本手法的操作方法。

链　接

推拿的操作步骤简图

　　患者体位选择→推拿手法选择→摆动类手法、挤压类手法、摩擦类手法、揉搓类手法、击打类手法、振动类手法、运动关节类手法→动作要领。

实训 12　刺 络 疗 法

【目的要求】

1. 掌握刺络的基本操作技术及护理方法。

2. 熟悉刺络疗法的基本知识。

【实训内容】

1. 刺络的基本操作技术　包括定义、作用原理及临床应用。(约 10 分钟)

2. 操作前准备　体位选择、刺络部位、消毒方法。(约 10 分钟)

3. 刺络的基本操作　包括点刺法、缓刺法、散刺法。(约 60 分钟)

【情景模拟】

患者:您好大夫!

医生:您好!

患者:我上午不小心把腰扭伤了,现在痛得很厉害,怎么办呀?

医生:(仔细检查后)是急性腰扭伤。今天给点刺放血,可以缓解疼痛。

患者:好的。

医生:请坐好,我现在给你委中点刺放血。

患者:好。

医生:(准备好所用物品)点刺的时候请不要动,做的过程中,如果有什么不舒服就告诉我。

医生:治疗结束,感觉怎么样?

患者:感觉腰没有那么痛了,非常感谢。

医生:不客气。再见!

患者:再见!

【实训器材】 三棱针、2% 碘伏;75% 乙醇;消毒干棉球;棉球缸;消毒棉签等。

【实训步骤】

1. 老师进行讲解、示教。

2. 学生观摩老师操作及自行相互练习。

3. 老师个别指导。

【注意事项】

1. 操作前对患者做好解释工作,消除紧张情绪。

2. 手法宜轻、稳、准,防止刺入过深。

3. 给患者安排舒适的体位,谨防晕针。

4. 注意严格消毒,避免感染。

5. 有出血倾向的患者禁用;孕妇、年老体弱、贫血者慎用。

6. 每日或隔日放血一次,1~3 次为一个疗程。一般每次放血宜 3~5ml。

【作业】

1. 刺络疗法的概念。

2. 刺络疗法的基本操作方法。

链 接

刺络疗法的操作步骤简图

上下推按施术部位→75% 乙醇棉球消毒皮肤→左手夹紧被刺部位,右手持三棱针对准施术部位迅速刺入→出针→轻轻挤压针孔周围皮肤,使其出血少许→消毒干棉球按压针孔。

实训 13　中医美容

情景训练

教师先示范。然后按"案例引导"模拟门诊经过。

两人一组,请有痤疮的同学做患者,另一同学做医者。

【实训目的】

1. 通过角色扮演,学会中药美容面膜的操作技术。

2. 体会医护人员为患者提供中药美容面膜治疗的过程。

3. 了解中药美白面膜的操作方法(与粉刺操作方法基本一致)。

【实训用具】 中药面膜粉、调理碗、调理勺、粉刺针、75% 乙醇棉球、消毒干棉球、蜂蜜或蒸馏水或蛋清、小号洗脸盆、一次性洗面纸巾、毛巾、保湿中药面霜或收缩水、粉刺针、优质医用石膏粉、超声波导入仪、离子喷雾机。

【情景模拟】

患者(男生赵某):您好大夫!

医生:您好!

患者:看看我的脸,这么多"痘痘",唉,丑死了!怎么办呀?能好吗?

医生:(仔细观看皮损后)是粉刺,就是俗称的痤疮。需要服中药加中药面膜外治。可以治好。但你这是慢性病,三天五天是好不了的,要坚持治疗 1～3 个月,能做到吗?

患者:嗯……好吧!为了"面子",为了能找到女朋友,嘿嘿……我坚持治疗。

医生:好。(望闻问切后开方)这是内服药方,每日一剂,先服药 7 天。今天给你做一次中药面膜外治。第一周每 3 天一次,第二周开始,每周一次。

患者:好,记住了。

护士:(准备好所用物品,洗手。)请躺好,我现在给你做中医美容面膜治疗。做的过程中,如果有什么不舒服就告诉我。

患者:好。

护士:(按"中药面膜与操作步骤"的内容进行,针清时稍有点痛,随时询问患者感觉。面膜已经敷好)感觉如何?

患者:针清时有点痛,现在凉凉的,挺舒服。

护士:(30 分钟已到)时间到了,我给你把面膜揭下来。

护士:(揭下面膜)你到洗脸池那里洗洗脸吧。

患者:(洗完脸,涂收缩水后,再涂一点含清热解毒中药的保湿面霜或乳液。照着镜子说)脓包都没了,真好!啥时"豆豆"也没了就好了。

护士:会的,坚持治疗就行。(告知注意事项)

患者:谢谢您。

护士:不客气。再见!

患者:再见!

【实训步骤】

1. 老师进行讲解、示教。

2. 学生观摩老师操作及自行相互练习。

3. 老师个别指导。

【注意事项】

1. 操作前,操作者应先修短指甲,清洁并保温双手,保持双手皮肤柔软细滑,手法轻柔。

2. 取温水为顾客洁面。

3. 治疗后,告知顾客应尽量避免紫外线照射;每天洗脸 2～3 次;晚上 11 点前睡觉,以保证肌肤修复。

4. 如有皮肤出现刺痛、瘙痒、起小红疙瘩等过敏现象,立即停止面膜应用,同时用冷水清洁皮肤,冰水敷面,涂维生素 B_6 软膏,必要时抗过敏治疗。

5. 注意饮食宜忌。不吃辛辣煎炸熏烤油腻食品,不吃甜食,少喝牛奶,多喝豆浆,多食清淡食品及蔬菜、水果。

【作业】

1. 中医美容的概念。

2. 粉刺的中药面膜配制及中药面膜的操作方法。

📚　链　接

痤疮中药面膜疗法的操作步骤简图

　　备齐物品→衣帽口罩整洁,洗手,解释目的、方法→取合适体位,充分暴露面部及治疗部位→洁面→蒸面→针清→超声导入→敷中药面膜→保留20分钟→揭去面膜→洁面→涂保湿面霜或抗生素药膏→整理。

实训 14　足　　疗

【实训目的】

1. 通过实训,学会中医足疗的护理技术。

2. 体会医护人员为患者提供足疗护理的过程。

【实训用具】　足疗床、足疗膏、毛巾、浴足盆等。

【实训内容】

1. 足疗前准备　洗脚与擦脚。

2. 足疗操作

（1）双脚按摩,先搓脚一分钟,要求搓热,重点是搓热脚底。

（2）包脚:要求美观、大方、舒适。

（3）单脚:根据客人的情况,讲解一下反射区的位置和功能,并进行简单的诊断、查病,对老顾客可适当给予治疗性按摩。

（4）交谈内容:不断询问客人力度如何及感受;讲关于足疗的专业知识和客人饮食休息及注意事项。

（5）提示客人多喝开水,300~500ml为宜,并讲解做足疗时喝开水的好处。

【实训步骤】

1. 老师进行讲解、示教。

2. 学生观摩老师操作及自行相互练习。

3. 老师个别指导。

【注意事项】

1. 治疗室要保温、通风、空气新鲜,夏季治病时,风扇不可直吹患者双脚。

2. 接受按摩后半小时内,患者要饮用温开水300~500ml。严重疾患如肾病、水肿、心力衰竭患者,根据病情适当减量,治疗时间亦相应缩短。

3. 足部有外伤、疮疖、脓肿时,治疗时应避开患处。

4. 有些患者在接受按摩治疗后可能出现低烧、发冷、疲倦、腹泻等全身不适症状,或使原有的症状加重,这是按摩后出现的一种正常反应,可继续坚持治疗,数日后症状自然消失。

5. 每次治疗后,施术者不可马上用冷水洗手,要休息几分钟后用温水冲洗干净。

【作业】

1. 中医足疗的概念。

2. 中医足疗的操作顺序。

链　接

中医足疗的操作步骤简图

备齐物品→洗脚、擦脚→搓热双脚→包脚(后操作脚)→反射区诊查→治疗性按摩→两脚依次操作→整理→嘱患者饮白开水 300 ~ 500ml。

目 标 检 测

A$_1$/A$_2$ 型题

1. 患者将 2 ~ 5 指并拢,以中指中节横纹为标准,四指宽度为 3 寸。这一测量方法是
   A. 中指同身寸　　　　B. 拇指同身寸
   C. 食指同身寸　　　　D. 一夫法
   E. 无名指同身寸

2. 水沟的定位
   A. 鼻唇沟上 1/3 与中 1/3 交点处
   B. 人中沟上 1/3 与中 1/3 交点处
   C. 眉梢和目外眦之间,向后约 1 横指的凹陷处
   D. 面部口角外侧,上直对瞳孔
   E. 在鼻翼外缘旁开 0.5 寸,当鼻唇沟中

3. 以下何穴孕妇不宜针刺
   A. 悬钟　　　　　　　B. 合谷
   C. 百会　　　　　　　D. 足三里
   E. 人中

4. 毫针的粗细、长短规格是指哪部分
   A. 针尖　　　　　　　B. 针身
   C. 针根　　　　　　　D. 针柄
   E. 针尾

5. 适宜于短针的进针方法是
   A. 夹持进针法　　　　B. 舒张进针法
   C. 指切进针法　　　　D. 提捏进针法
   E. 针管进针法

6. 针身与皮肤呈45°角倾斜刺入称
   A. 直刺　　　　　　　B. 斜刺
   C. 平刺　　　　　　　D. 沿皮刺
   E. 巨刺

7. 艾灸的治疗作用不包括以下哪项
   A. 温经散寒　　　　　B. 扶阳固脱
   C. 消瘀散结　　　　　D. 防病保健
   E. 清热解毒

8. 将艾条的一端点燃,在距离腧穴皮肤 2 ~ 3cm 处进行熏烤的施灸方法称
   A. 温和灸　　　　　　B. 回旋灸
   C. 雀啄灸　　　　　　D. 隔姜灸
   E. 隔盐灸

9. 下列哪项不是拔罐法的治疗作用
   A. 温通经络　　　　　B. 祛风散寒
   C. 消肿止痛　　　　　D. 补益气血
   E. 吸毒排脓

10. 下列哪项是对刮痧疗法错误的描述
    A. 刮具与皮肤之间的角度以 45° 为宜
    B. 用力要均匀,由轻而重
    C. 刮痧时可以来回刮
    D. 一般一个部位刮 20 次左右
    E. 刮痧部位皮肤表面出现红、紫、黑斑或起疱的现象称为"出痧"

11. 一指禅推法的动作要领以下哪项是错误的
    A. 沉肩　　　　　　　B. 垂肘
    C. 悬腕　　　　　　　D. 指虚
    E. 掌虚

12. 推拿疗法的禁忌证不包括下列哪项
    A. 体形肥胖者
    B. 骨折移位
    C. 严重心脏病患者
    D. 妇女月经期或妊娠期
    E. 酒醉、饥饿者

13. 痤疮好发年龄段是
    A. 儿童　　　　　　　B. 青年
    C. 中年　　　　　　　D. 老年
    E. 各年龄段均可

14. 痤疮好发部位是
    A. 颜面部　　　　　　B. 双上肢
    C. 双下肢　　　　　　D. 腹部
    E. 颜面部、上胸部、背部

15. 药膳与食疗的区别是
    A. 药膳与食疗均可治疗疾病
    B. 药膳与食疗均不能治疗疾病
    C. 药膳表达的是膳食的形态概念,食疗是指膳食产生的治疗功效
    D. 药膳重视色香味形,食疗不重视
    E. 食疗重视功能,药膳强调形态

16. 药膳的特点是

A. 具有药物特点　　B. 具有食物特点　　E. 调整关节位置

C. 服用较方便　　D. 隐药于食

E. 效果持久

17. 药膳的辨证施护原则不包括

A. 平衡阴阳　　B. 调理脏腑

C. 攻补兼施　　D. 扶正祛邪

E. 三因制宜

18. 以下关于足疗的作用叙述不正确的是

A. 促进血液循环

B. 加速机体新陈代谢

C. 调节神经系统功能

D. 疏通经络气血,解除病痛

19. 足底按摩传入了日本是在什么时候

A. 唐朝　　B. 宋朝

C. 明朝　　D. 汉朝

E. 清朝

20. 足疗养生六字诀是指

A. 触、按、搓、动、洗、走

B. 触、按、搓、温、洗、走

C. 触、压、搓、温、洗、走

D. 切、按、搓、温、洗、走

E. 切、按、搓、温、洗、走

（张俊平　秦生发　彭　静　周红军　何　俊）

第 13 章　常见病证与护理

第 1 节　内科病证与护理

一、感　冒

（一）概述

感冒是感受外邪,邪犯卫表所致的常见外感疾病。临床表现以鼻塞、流涕、喷嚏、咳嗽、头痛、恶寒发热、全身不适为特征。本病全年均可发生,尤以春冬两季多见。病情轻者称"伤风"。感受时行病毒,有较强的传染性,并可引起广泛流行者,则称为"时行感冒"。临床以风寒、风热两者为多见。发病的关键在于人体正气的强弱,若正气不足,卫外不固,则易为外邪所袭而发病。

现代医学中以普通感冒(伤风)、流行性感冒(时行感冒)及其他病毒、细菌感染所引起的上呼吸道感染而表现感冒证候者,皆可参照本章内容进行辨证施护。

案例 13-1

患者,男,19 岁,学生。3 天前因天气突变而受寒,出现发热恶寒,发热轻恶寒重,无汗,身痛,伴咳嗽,痰清稀,苔薄白,脉浮紧。

问题:1. 患者所患何病?

2. 属于哪一证型?

3. 护理原则是什么?

4. 具体的护理措施有哪些?

（二）护理措施

1. 病情观察

(1) 观察体温变化:每 2～4 小时测一次体温,观察恶寒与发热的情况,是持续发热还是间歇发热。风寒感冒者,恶寒重,发热轻,头身疼痛;风热感冒者,发热重,恶寒轻,伴咽喉疼痛。体温过高时应及时降温,防止热极生风,发生惊风、神昏等变证。

(2) 观察汗出情况:观察有汗还是无汗,发热而有汗者,为风热证;恶寒而无汗者,为风寒证。有汗时要注意汗出程度,是微微汗出还是大汗淋漓,汗出后是身凉脉静还是心烦躁动,或汗出而热不解。要防止大汗伤津、虚脱亡阳。

(3) 观察肺系症状:咳嗽吐黏痰或黄痰为有热,吐白色清稀痰为有寒。痰色由白转黄,量由少转多是病邪由寒化热,由表入里之象;反之则是病邪被驱逐,病情向愈之征。

(4) 观察舌象脉象的变化:舌质由红转淡红,舌苔由厚转薄,由黄转白,脉象由浮数转为和缓是病退佳象,反之则是病进的征象。

2. 辨证施护

(1) 风寒感冒

[症状]　鼻塞、喷嚏、流清涕、头痛、身痛,恶寒重发热轻,无汗,咽痒咳嗽,痰液稀薄色白,

考点: 常见病证的辨证施护

舌苔薄白,脉浮或浮紧。

[护理原则] 辛温解表,宣肺散寒。

[方药] 荆防败毒散或麻黄汤。

[护理]

生活护理:病室内温、湿度适宜,空气新鲜,避免直接吹风,注意避风保暖。轻者多休息,重者则卧床休息。高热病人应卧床休息,汗出后用毛巾擦干,及时换去因汗浸湿的衣物用品。时行感冒应注意呼吸道隔离,流行期间,少去公共场所,外出佩戴口罩,防止交叉感染。居室可用食醋等熏蒸消毒,每立方米用食醋5~10ml,加水1~2倍稀释,加热熏蒸。

饮食护理:饮食宜清淡、易消化、营养丰富,忌生冷、油腻之品。辛味食品性主发散,可驱邪外出,如葱、姜、胡椒等调味品可适当选用。多饮热开水或热粥,也可用生姜、胡椒煎水或红糖开水趁热服用以发汗解表。

用药护理:麻黄先煎去沫,汤药要轻煎,不可过煮,因肺药取轻清,过煮则味厚而入中焦,影响药物的效果,汤药宜温热服下。服药后稍加衣被,使患者微微汗出。要注意观察服药后汗出情况,以遍身微汗即可,防止过汗虚脱亡阳,汗出后注意保暖,防止复感。

针推护理:协助医生做好针灸、推拿治疗。①针灸:针刺列缺、肺俞、风池、风门、合谷、迎香穴,用泻法,可加灸。②推拿:鼻塞流涕明显者,可按压迎香穴;头痛者,可按摩印堂、太阳、头维、鱼腰、百会等穴及前额部。

(2) 风热感冒

[症状] 鼻塞、喷嚏、恶寒、头痛、身痛,流黄涕,咽痛,咯黄痰,发热重恶寒轻,汗出,口干,舌红苔薄黄,脉浮数。

[护理原则] 辛凉解表,宣肺清热。

[方药] 银翘散。

[护理]

生活护理:病室要安静、整洁、舒适,通风凉爽,但要避免对流风。轻症患者宜适当休息,高热患者要卧床休息。汗出后应及时用干软毛巾擦干皮肤,并更换汗湿的衣被,以免复感。注意观察体温的变化,高热持续不退者,警惕热极生风,防止高热惊厥变证的发生。

饮食护理:饮食宜清淡,半流质富含营养饮食,多饮水,发热口渴者可与温开水或清凉饮料。忌辛辣、油腻之品,忌烟酒。多食新鲜水果蔬菜,如梨、西瓜、黄瓜、苦瓜或绿豆汤等。

用药护理:汤药要轻煎,不可过煮,稍凉服下。

针推护理:协助医生做好针灸、推拿治疗。①针灸:针刺风池、大椎、合谷、外关、曲池、少商穴,用泻法,咽喉肿痛加少商、商阳点刺放血;②推拿:按揉印堂、太阳、迎香、风池、曲池、合谷等穴。

(3) 暑湿感冒

[症状] 发热,汗出而热不解,肢体酸重或疼痛,头昏重胀痛,咳嗽痰黏,鼻流浊涕,心烦口渴,或口干黏腻,渴不多饮,胸闷,泛恶欲呕,尿短赤,舌红,舌苔薄黄腻,脉濡数。

[护理原则] 清暑、祛湿、解表。

[方药] 新加香薷饮。

[护理]

生活护理:病室保持凉爽通风、整洁舒适,温度适宜,湿度偏低。

饮食护理:饮食宜清淡易于消化,可多食绿豆汤、薏米粥等,忌食生冷、过甜、油腻、煎炸食品。

用药护理:汤药要轻煎,稍凉服下。若患者恶心欲呕,则汤药宜频频少量饮用。

针推护理:协助医生做好针灸、推拿治疗。①针灸:高热者,可针刺大椎、曲池、合谷穴;神昏者,加刺人中、内关穴;②推拿:可在印堂、颈部等处采用拧挤法,也可选用刮痧疗法。

（4）气虚感冒

[症状]　恶寒较重,或发热,热势不高,鼻塞流涕,头痛无汗,咳嗽咳痰。平素肢体倦怠,气短懒言,舌苔薄白,脉浮无力。

[护理原则]　益气固表,疏风散邪。

[方药]　玉屏风颗粒。

[护理]

生活护理:慎起居,适寒温,注意防寒保暖,保持室内温、湿度适宜,空气新鲜。该病流行期间,少去公共场所,外出佩戴口罩,防止交叉感染。平日加强体育锻炼,增强体质。

饮食护理:饮食宜清淡,易于消化,富有营养。忌食油腻、煎炸、辛辣刺激性的食物。

用药护理:汤药宜饭后服用。服药后稍加衣被,使之微微汗出,以助解表之功。

针推护理:协助医生做好针灸、推拿治疗。①针灸:取风池、大椎、曲池,毫针平补平泻,可加灸法;②推拿:推督脉、膀胱经,点按太阳、印堂、曲池、合谷、足三里、关元、气海等穴。

（三）健康指导

1. 积极锻炼身体,增强体质,提高抗病能力。

2. 居住环境要卫生、通风、舒适、整洁,定期用食醋对室内环境进行消毒。

3. 慎起居,调情志。

4. 自我按摩保健,常用穴位有风池、合谷、迎香等。

5. 预防用药

1）贯众、紫苏、荆芥各 10g,甘草 3g,水煎,顿服,连服三日;或板蓝根冲剂 10g,开水冲服,用于感冒流行季节。

2）夏天暑湿较盛,可用藿香、佩兰各 5g,薄荷 2g,煎汤代茶饮。

3）体质虚弱的人,可经常服用玉屏风散、六味地黄丸或补中益气丸。

案例 13-1 分析

1. 患者所患病证为感冒。

2. 属于风寒感冒。

3. 护理原则是辛温解表,宣肺散寒。

4. 具体的护理措施如下。①生活护理:病室内温、湿度适宜,空气新鲜,避免直接吹风,注意避风保暖。②饮食护理:饮食宜清淡、易消化、营养丰富。忌生冷、油腻之品。③用药护理:麻黄先煎去沫,汤药要轻煎,不可过煮,因肺药取轻清,过煮则味厚而入中焦,影响药物的效果,汤药宜温热服下。服药后稍加衣被,使患者微微汗出。④针推护理:针灸:针刺列缺、肺俞、风池、风门、合谷、迎香穴,用泻法,可加灸;推拿:鼻塞流涕明显者,可按压迎香穴;头痛者,可按摩印堂、太阳、头维、鱼腰、百会等穴及前额部。

二、咳　　嗽

（一）概述

咳嗽是指肺失宣降、肺气上逆、咯吐痰液而言,是肺系疾病的主要症状。有声无痰称为咳,有痰无声称为嗽,有痰有声为咳嗽,一般多为痰声并见,难以截然分开,故以咳嗽并称。外感六淫,脏腑失调,伤及于肺,均可导致肺失宣降而引发咳嗽。咳嗽既是独立性的病证,又是肺系多种疾病的一个症状。

现代医学中上呼吸道感染、急慢性支气管炎、部分支气管扩张症、肺炎、慢性咽炎等可参考本章辨证施护。

（二）护理措施

1. 病情观察

（1）观察体温变化：每2~4小时测一次体温。体温过高时应及时降温，防止热极生风，发生惊风、神昏等变证。

（2）观察咳嗽症状的表现及其变化：外感咳嗽多起病急、病程短、病性多实证；内伤嗽多起病慢、病程长、病性多虚证。寒咳多有怕冷、痰稀白、舌质淡、苔白、脉紧的特点；热咳多有发热、烦渴、大便秘结、舌质红、苔黄、脉数等特点。新咳多属外感；久咳多属内伤；咳声重浊多属风寒或夹湿；咳声粗亢多属风热；咳声嘶哑多属燥热；上午咳多实热；午后咳多阴虚；咳而喉痒多兼风邪；咳而多尿多属肾气不固；咳声频连多属燥热或肝火。

（3）观察痰的量、色、质、味的变化：痰色白质稀多属寒痰；痰色黄质稠多属热痰；痰色白质黏、量多、易咯出多属湿痰；痰色白质黏、量少、难咳出多属燥痰；痰中带有泡沫多属风，色白质稀带泡沫多属风寒，色黄质黏带泡沫多属风热。

（4）观察舌象脉象的变化：舌质由红转淡，舌苔由厚转薄，由黄转白，脉象由浮滑转为和缓是病退佳象；反之，则是病进的征象。

（5）观察伴随症状：咳嗽伴恶寒、发热者，多为外感咳嗽；久咳伴潮热、盗汗者，多为肺阴虚；咳嗽伴胸闷、脘痞者多为痰湿内盛；咳嗽伴有胸胁胀满或胀痛多为痰热或肝火引起。

（6）指导患者有效咳痰：指导患者先深吸气再用力将咽喉深部的痰咳出；或用空心手掌自下向上轻叩患者背部，可协助排痰。年老体弱而无力排痰且痰液已在咽喉部者，可用吸引器吸出，避免痰液阻塞喉部引起窒息，呼吸不利者可适当吸入氧气。另外，经常饮水湿润咽喉部，也有利于排痰。

（7）遇下列情况，应立即报告医师，并及时做出相应处理：药后无汗，体温继续升高，甚至出现热极动风，发生惊风、神昏等变证者；服药后，出现大汗淋漓，体温骤降，面色苍白、肢冷脉细数，发生厥脱者；咳嗽，气喘，气促，不能平卧，伴胸闷心悸者；咳嗽伴胸痛，咯吐鲜血量较多者。

2. 辨证施护

（1）风寒袭肺

［症状］　咽痒咳嗽声重，咳痰稀薄色白，可伴头痛、鼻塞、流涕、肢体酸痛、恶寒发热，无汗，舌苔薄白，脉浮或浮紧。

［护理原则］　疏风散寒，宣通肺气。

［方药］　三拗汤合止嗽散。

［护理］

生活护理：病室内温暖向阳，保持室内空气的清新，避免寒冷、烟尘等特殊异味气体的刺激，注意保暖防寒，切勿当风受凉。室内禁止吸烟。轻症患者适当休息，病情较重，伴见发热、喘息者，应以卧床休息为主。恶寒重者，可用热水袋保暖，或饮热姜糖水、葱白糖水等。

饮食护理：饮食宜清淡，易于消化，富有营养。可适当食用葱、姜、蒜等辛温调味品，以助驱邪外出。忌食生冷、油炸、油煎食物，忌食海腥发物，如虾、螃蟹、桂鱼、黄鱼等。

用药护理：麻黄先煎去沫，汤药宜轻煎，不可过煮，温热服下，药后可饮热粥，并稍加衣被，以助发汗。服药后，要注意观察体温、血压、心率的变化及汗出的情况。咳嗽剧烈时，可给复方甘草合剂、通宣理肺丸内服。

针推护理：协助医生做好针灸、推拿治疗。①针灸：针刺肺俞、列缺、合谷、外关穴，用泻法。或灸天突、肺俞、风门、合谷、廉泉、列缺穴。②推拿：按压印堂、头维、太阳、百会、风府、天柱、肺俞、风门、合谷等穴。

（2）风热犯肺

[症状] 新起咳嗽，咳声粗亢，痰黄稠，或伴发热恶风、咽痛口渴，舌苔薄黄，脉浮数。

[护理原则] 疏风清热，宣肺止咳。

[方药] 桑菊饮。

[护理]

生活护理：保持室内空气清新、凉爽、流通，湿度适中，避免干燥空气、烟尘及特殊气味的刺激。患者衣被适度，不宜过暖，应戒烟。病情轻者，可适当休息，伴高热者，要卧床休息，待病情好转后可逐渐下床活动。

饮食护理：饮食宜清淡，易于消化。可多食梨、枇杷、荸荠、西瓜等清热润肺之水果。忌食辛辣、香燥、肥甘、甜腻、刺激性食品，忌烟酒。可食用梨、枇杷等新鲜水果，或枇杷叶粥。以鲜枇杷叶15g，水煎煮去渣后入粳米适量，煮粥服食。

用药护理：汤药宜轻煎，不可过煮，微凉服下，咳嗽剧烈者，可给急支糖浆、蛇胆川贝液清热化痰止咳。痰黏难咳出时，可服鲜竹沥水。亦可用竹沥水或远志、金银花、桔梗各3g，煎水，雾化吸入。

针推护理：协助医生做好针灸、推拿治疗。①针灸：针刺肺俞、大椎、曲池、尺泽穴，用泻法。高热患者可行大椎穴点刺放血；②推拿：按揉风门、肺俞、中府、膻中、尺泽、太渊、风池、大椎、合谷穴。

（3）风燥伤肺

[症状] 新起咳嗽，咳声嘶哑，咽喉干痛，干咳无痰，或痰少而黏成丝状，不易咯出，或痰中带血丝。初起或伴有鼻塞、头痛、微寒身热等表证，舌尖红，苔薄黄干，脉细数。

[护理原则] 疏风清肺，润燥止咳。

[方药] 桑杏汤。

[护理]

生活护理：病室宜整洁、舒适，室内空气宜凉爽、湿润，定时通风，避免直接吹风。

饮食护理：饮食宜清淡，可多食梨、藕、荸荠、西瓜、蘑菇、木耳等清凉润肺之果蔬食品。忌食辛辣、香燥、肥甘、甜腻、刺激性食品，戒烟酒。

用药护理：汤药宜武火轻煎，可少量多次频饮，以滋润咽喉部。如咽中有痰难以咳出者，予以鱼腥草注射液10ml加0.9%氯化钠溶液10ml雾化吸入，每日1~2次，可稀释痰液，湿润咽喉便于痰液排出；或服用鲜竹沥水以清润排痰。

针推护理：协助医生做好针灸、推拿治疗。①针灸：针刺肺俞、列缺、合谷穴，用泻法。如咽痒而咳加刺天突穴，胸部憋闷刺内关、膻中；②推拿：按揉风门、肺俞、中府、膻中、尺泽、太渊、脾俞、肾俞穴，并搓擦前胸、后背和胁肋部。

（4）痰湿蕴肺

[症状] 咳嗽痰多，痰白而稀，胸脘作闷，或胃纳不振，神疲乏力，大便时溏，苔白腻，脉濡数。

[护理原则] 燥湿化痰，理气止咳。

[方药] 二陈汤合三子养亲汤。

[护理]

生活护理：保持室内空气清新，病室宜温暖、干燥、通风。患者应适时保暖，避免受凉。患者宜取侧卧位，并经常更换体位，促使痰液排出；若痰多而无力咯吐者，可轻拍其背部，以助排痰。

饮食护理:饮食宜清淡,可常食白扁豆、薏苡仁等健脾利湿之品,鲤鱼健脾利湿效佳,可常煮汤食用。亦可服用苏子粥:以苏子15g,水煎去渣后入粳米适量,煮粥服食。或用薏苡仁30g,加粳米适量,煮粥服食,以健脾化痰。忌食辛辣、生冷、肥甘、甜腻、过咸等食物,以免助湿生痰,加重病情。戒烟酒。

情志护理:保持心情舒畅,不宜思虑过度,以免伤脾生痰,使病情加重。

用药护理:苏子、白芥子、莱菔子用布包煎,汤药宜温服。病情缓解后可服六君子汤以扶正固本。亦可用草决明90g,莱菔子30g,上药共研为细末,调水敷脐部,外用纱布包扎,功能降气化痰。

针推护理:协助医生做好针灸、推拿治疗。①针灸:针刺肺俞、太渊、脾俞、丰隆、太白、足三里穴,用平补平泻法。或灸天突、华盖、乳根、至阳。②推拿:以拿揉手太阴肺经、足太阴脾经为主,拿按、点揉两侧尺泽、内关、足三里、丰隆穴,以酸胀为度,每穴约1分钟。

（5）痰热郁肺

[症状]　咳嗽气息粗促,或喉中有痰声,痰多质黏厚或稠黄,咯吐不爽,或有热腥味,或吐血痰,胸胁胀满,咳时引痛,面赤,或有身热,口干而黏,欲饮水,舌质红,苔黄腻,脉滑数。

[护理原则]　清热肃肺,豁痰止咳。

[方药]　清金化痰汤。

[护理]

生活护理:保持室内空气清新、凉爽、通风,湿度应略低。

饮食护理:饮食宜清淡,鼓励多饮水或瓜果汁,竹笋、丝瓜、冬瓜能清热化痰,可适当多食。忌食辛辣、香燥、油腻、烟酒等助热动火之品。

用药护理:汤药宜温服。痰多黄稠者,可给予痰咳净、蛇胆川贝液等以清热化痰。痰稠不易咳出者,可用鲜竹沥水10ml口服,每日2～3次。亦可用竹沥水或远志、金银花、桔梗各3克,煎水,雾化吸入。

针推护理:协助医生做好针灸、推拿治疗。①针灸:针刺肺俞、尺泽、大椎、曲池穴,用泻法;②推拿:以拿揉手太阴肺经、足阳明胃经为主,按揉风门、肺俞、中府、膻中、尺泽、太渊、脾俞、天突、足三里、丰隆穴。

（6）肝火犯肺

[症状]　气逆咳嗽,干咳无痰,面红喉干,咳时引胁作痛,舌边红苔薄黄,脉弦数。

[护理原则]　清肝泻肺,化痰止咳。

[方药]　黛蛤散合清金化痰汤。

[护理]

生活护理:病室宜凉爽、湿润,保持室内空气的清新、流通,光线柔和。

饮食护理:饮食宜清淡,易于消化,芹菜、芥菜、黄花菜善清肝火,可适当选用。忌食油炸、辛辣、香燥之物。戒烟酒。

情志护理:加强情志护理,解除精神压力,避免不良情绪刺激,使患者保持良好的精神状态,防止情绪波动使病情加重。

用药护理:汤药宜凉服,青黛难溶于水,一般冲服。痰中带血或有血痰者,可予白及粉、三七粉、云南白药服用。痰黏滞难以咯出者,可用穿琥宁注射液80mg加0.9%氯化钠溶液10ml雾化吸入,每日2～3次,可稀释痰液,湿润咽喉,利于痰液排出。

针推护理:协助医生做好针灸、推拿治疗。可针刺肺俞、尺泽、阳陵泉、太冲穴,用泻法或平补平泻法。

（7）肺阴亏耗

[症状]　起病较慢,干咳少痰,或痰中带血或咯血,口燥咽干,午后潮热,两颧红赤,手足心热,失眠盗汗,形体消瘦,神疲乏力,舌质红少苔,脉细数。

[护理原则]　滋阴润肺,化痰止咳。

[方药]　沙参麦冬汤。

[护理]

生活护理:保持室内空气的清新、凉爽、湿润。注意摄生,尤忌房劳过度。

饮食护理:饮食宜清淡,易于消化,富有营养,可常食用黑芝麻、梨、银耳、百合、蜂蜜、甲鱼等。忌食油炸、辛辣、香燥、烟酒之物,以免伤阴助火。

情志护理:此型咳嗽缠绵反复,患者易产生忧虑情绪,对治疗失去信心,要鼓励患者,使其增强战胜疾病的信心。如患者痰中带血或咯血,情绪紧张时,应做好安抚工作,稳定患者的情绪。

用药护理:汤药宜饭后温服,并同时给养阴清肺膏,每次 15g,早晚空腹温开水兑化服。痰中带血或有血痰者,可频饮白茅根水或藕节水。

针推护理:协助医生做好针灸治疗。可针刺肺俞、太溪、劳宫、三阴交、足三里穴,用补法;或灸肺俞、风门、足三里穴。

（三）健康指导

1. 慎起居,适寒温,防外感。注意顺应四时气候变化,随时增减衣被,避免外邪侵袭。养成良好的生活习惯,按时起居。体质虚弱者,要节房事,避免劳累。

2. 注意锻炼身体,平素易于感冒者,可进行耐寒训练,自夏天开始,坚持用冷水洗脸,冷敷鼻部,以增强抗病能力,持之以恒,可收到良好的效果。也可做保健操、呼吸操、打太极拳等,提高肺的通气功能,增强防病能力。

3. 积极提倡戒烟,创造良好的生活和工作环境,注意室内空气的清新,通风,避免烟尘及有害气体的刺激。

4. 自觉遵守社会公德,在他人面前咳嗽要捂嘴,不随地吐痰,防止病菌经空气飞沫传播。

三、心　悸

（一）概述

心悸是指气血阴阳亏虚,或痰饮瘀血阻滞,心失所养,心脉不畅,引起心跳异常,悸动不安,不能自制为主要表现的一种病证。心悸发作时常伴有气短、胸闷,甚至眩晕、喘促、晕厥;脉象或数,或迟,或促,或结代;心悸因惊恐、劳累而发,时作时止,不发时如常人,病情较轻者为惊悸;若终日悸动,稍劳尤甚,全身情况差,病情较重者为怔忡。

各种原因引起的心律失常,如心动过速、心动过缓、心律不齐等,以及心脏神经官能症,凡以心悸为主要临床表现的均可参照本章内容进行辨证施护。

（二）护理措施

1. 病情观察

（1）密切观察脉象:心主血脉,故脉象能客观反映心悸患者病情的轻重缓急。对心悸患者应每日测脉象 2～4 次,并做好记录。观察脉象时应注意脉搏速率、节律及力度等变化。同时临床还应依据病史、症状,推断脉症从舍。一般认为,阳盛则促,数为阳热,若脉虽数、促,但脉沉细、微细,伴面浮肢肿,动则气短,形寒肢冷,舌淡者,为虚寒之象。

（2）观察心悸发作和持续的时间、诱因:根据心悸发作和持续的时间、诱因可以辨明惊悸怔忡,帮助判断病情的虚实轻重。大凡惊悸发病,多与情绪因素有关,可由骤遇惊恐、忧思恼怒、悲哀过极或过度紧张而诱发,多为阵发性,病来虽速,但病情较轻,实证居多,病势轻浅,可自行缓解,不发时如常人;怔忡多由久病体虚、心脏受损所致,无精神因素亦可发生,常持续心悸,心中惕惕,不能自主,活动后加重,病来虽渐,但病情较重,多属虚证,或虚中夹实;惊悸日久不愈,亦可发展为怔忡。

（3）观察舌象的变化:舌为心之苗,心血不足则舌质淡,阴虚火旺者舌质红,心阳不足者舌质淡白,心血瘀阻者舌质紫暗或有瘀斑,水饮凌心时舌淡苔滑。

（4）观察伴发症状:对伴发症状的观察是判断证型的重要依据。如面色无华,倦怠乏力,甚至头晕,是心血虚无以荣面营脑和灌溉四肢;手足心热,腰酸耳鸣,是肾阴不足,水不济火的表现;形寒肢冷,全身浮肿,是心阳衰微,水气凌心的表现。

（5）观察心率、心律、血压、呼吸、面色、汗出、水肿、尿量等变化,并予以记录。

（6）如遇下列情况,应立即报告医师,并做好抢救准备:①心中悸动持续不止,烦躁不安者;②心悸怔忡伴喘促不能卧、唇绀肢肿、咳吐粉红色泡沫痰,水气凌心重症者;③心悸怔忡伴汗出肢冷,精神倦怠,或神识不清,心阳欲脱者。

2. 辨证施护

（1）心虚胆怯

［症状］　心悸,善惊易恐,少寐多梦,舌红苔薄白,脉细或弦细。

［护理原则］　镇惊安神。

［方药］　安神定志丸。

［护理］

生活护理:病室内宜整洁、安静,定时通风,室内温度适宜。特别要避免突然而来的噪声、高音等不良刺激。有规律地锻炼身体,可练气功、打太极拳,听音乐,调节脏腑阴阳平衡,顾护心神。心悸发作时应卧床休息,睡前忌饮浓茶、咖啡。

饮食护理:饮食宜多样,少食生冷。可选用富含钾的食物,如菠菜、油菜、苦瓜、柑橘、香蕉等,因钾可保护心肌细胞,可预防或减缓心律不齐和心动过速。忌烟酒。

情志护理:本型心悸,常因突然受到大惊或情志刺激而发作,故应避免精神刺激,严禁在患者面前使用刺激性语言,要避免不良因素的刺激,不可将过喜过悲的事情告诉患者,以免加重病情。心悸发作有恐惧感时应设法稳定患者情绪。

用药护理:宜早晚温水送服,也可在发作时服用。夜间难以入寐者,可予酸枣仁、红糖,水煎服,有养心安神作用。

针推护理:协助医生做好针灸、推拿治疗。心悸发作时,可针刺或指压神门、内关、心俞、胆俞等穴,用补法。

（2）心脾两虚

［症状］　心悸气短,头晕目眩,面色无华,神疲乏力,纳呆食少,腹胀便溏,少眠多梦,健忘,舌淡红,脉细弱。

［护理原则］　补血养心,益气安神。

［方药］　归脾汤。

［护理］

生活护理:保持病室空气清新通风。生活起居应有规律,注意劳逸结合。体虚易感风寒,应随气候变化增减衣被,以防伤及心气。

饮食护理:饮食应易于消化,可常用健脾生血之品,如山药、黄芪、枸杞、莲子、桂圆、红枣、豆类、木耳、禽、蛋、鱼等。忌食辛辣、浓茶、烟酒等兴奋动火劫阴之品。

情志护理:保持心情舒畅,避免思虑过度而伤心脾。

用药护理:汤药宜久煎,空腹温热服下。

针推护理:协助医生做好针刺治疗。针刺神门、内关、膻中、足三里、心俞穴,用补法。

（3）阴虚火旺

［症状］　心悸心烦失眠,思虑则症状加重,五心烦热、口干、盗汗、舌红少津,少苔,脉细数。

［护理原则］　滋阴清火,养心安神。

［方药］　黄连阿胶汤。

［护理］

生活护理:病室宜凉爽、通风、安静、清洁。生活起居应有规律,节制房事,以防肾水亏耗,水不济火,加重心悸。保持大便通畅。

饮食护理:饮食应以清淡养阴而富有营养为原则,可饮用清凉饮料,如乌梅汁、鲜生地汁等,甲鱼、桑葚、银耳、莲子等有滋阴安神之功的食品可常食用。忌食肥甘、辛辣之品。戒烟、酒。

情志护理:此型患者心烦易躁,故必须避免情志刺激,劝导患者克服心烦急躁情绪,保持宁静心态,以护心止悸。

用药护理:阿胶烊化,汤药宜温服。大便干者,宜滋阴通便。

针推护理:协助医生做好针灸治疗。针刺神门、内关、膻中、足三里穴,用补法。

（4）心阳不振

［症状］　心悸,胸闷气短,动则尤甚,面色苍白,形寒肢冷,舌淡苔白,脉沉细或虚弱无力。

［护理原则］　温补心阳,安神定悸。

［方药］　桂枝甘草龙骨牡蛎汤。

［护理］

生活护理:病室应温暖向阳,室温宜偏高。患者应卧床休息,注意保暖,适时增减衣被,防止外感风寒使病情加重。

饮食护理:饮食宜用温热之食品,如羊肉、胡桃肉、海参、桂圆等,给予低盐饮食。浮肿甚者,还应限制饮水量。忌食生冷。

情志护理:安抚患者,解除恐惧,避免情绪紧张。

用药护理:龙骨、牡蛎宜先煎,汤药宜温热服用。

针推护理:协助医生做好针灸治疗。针刺神门、内关、膻中、足三里、三阴交穴,用补法,或艾灸心俞穴以温通心阳,安神定悸。

（5）水饮凌心

［症状］　心悸,胸闷痞满,渴不欲饮,小便短少,下肢浮肿,形寒肢冷,伴有眩晕恶心,甚则呕吐,舌淡苔白滑,脉弦滑。

［护理原则］　温补心肾,行水逐饮。

［方药］　苓桂术甘汤。

［护理］

生活护理:保持室内环境整洁,安静。患者应卧床休息,心悸喘息不能平卧者,应取半卧位,并予以氧气吸入。久病卧床者应防止压疮发生,做好皮肤护理。尿少浮肿者,记录 24 小时出入水量。

饮食护理:少量多餐,饮食宜易于消化且富有营养。浮肿者给予低盐饮食,同时遵医嘱控制饮水量。忌酸甜、油腻及生冷饮食。

用药护理:汤药宜温热,分少量多次服用。

针推护理:协助医生做好针灸治疗。可针刺神门、内关、膻中、心俞、足三里、三阴交穴,用补法。

（6）心血瘀阻

［症状］　心悸、胸闷心痛,心痛时作,痛如针刺,唇甲青紫,舌质紫黯或有瘀斑,脉涩或结代。

［护理原则］　活血化瘀,理气通络。

［方药］　桃仁红花煎。

［护理］

生活护理:保持室内环境整洁、安静、舒适。怔忡胸痛者,应绝对卧床休息。养成定时排便习惯,保持大便通畅。

饮食护理:饮食宜清淡、低脂、高纤维素,进食不宜过饱。忌肥甘厚味、辛辣食物。

情志护理:保持心情愉快,可减轻心悸心痛。避免情绪激动。

用药护理:汤药宜温热服,心悸胸痛者,遵医嘱可立即含服速效救心丸。

针推护理:协助医生做好针灸、推拿治疗。可针刺或指压心俞、膈俞、内关、膻中等穴。

（7）痰火扰心

［症状］　心悸、心烦、失眠多梦、口干苦,便秘,舌红苔黄腻,脉弦滑或数。

［护理原则］　清热化痰,宁心安神。

［方药］　黄连温胆汤。

［护理］

生活护理:病室宜凉爽、通风,温度适宜,湿度可稍低。保持室内环境的安静、整洁。避免突然出现噪声、高音等不良刺激。

饮食护理:饮食宜清淡而富有营养,勿过饱。忌辛辣刺激性食物,如大葱、大蒜、洋葱、芥末等;忌食肥甘、甜腻等食品,以免助湿生痰,加重病情。戒烟,忌饮酒。

情志护理:安慰患者,劝导患者要善于控制自己的情绪,保持情绪舒畅,以免加重病情。对有焦虑的患者采用放松治疗法,如练养生功等,尽量解除内心的焦虑和外界环境的刺激。

用药护理:汤药宜温热服用。

针推护理:协助医生做好针灸治疗。可针刺或指压神门、内关、三阴交、足三里等穴,用泻法。

（三）健康指导

1. 积极治疗原发疾病,如各种器质性心脏病、甲状腺功能减退、贫血等。

2. 保持心情愉快,避免激动、忧伤,平时可欣赏优雅悦耳的音乐,以陶冶情操。

3. 生活起居有常,保证充足的睡眠和休息。适寒温,随气候变化而增减衣被。

4. 饮食有节,忌过饱。多食蔬菜、水果,减少肥甘、油腻、食盐的摄入。忌刺激性物品,如浓茶、咖啡等,戒烟酒。

5. 增强体质,适当参加体育活动,可根据自身体质,选择适当的锻炼方式,以不感觉劳累为度。

6. 遵医嘱按时、按量服药,不得随意增减用药或中断治疗。

7. 定期随访。

四、眩　晕

（一）概述

眩晕是目眩与头晕的总称。目眩是眼花或眼前发黑,视物模糊;头晕是感觉自身或外界景物旋转,站立不稳;因二者常同时并见,故统称为"眩晕"。轻者闭目即止;重者如坐车船,旋转不定,不能坐立,或伴有恶心呕吐,汗出,面色苍白,严重者会有突然昏仆等症状。

眩晕是临床常见症状之一,见于西医的多种疾病。如耳性眩晕:美尼尔病、迷路炎、内耳药物中毒、前庭神经元炎等;脑性眩晕:脑动脉粥样硬化、高血压脑病、椎-基底动脉供血不足;某些颅内占位性疾病,如听神经瘤。其他原因的眩晕,如高血压、低血压、贫血、头部外伤后眩晕、神经官能症等。凡临床以眩晕为主要表现者,均可参考本章有关内容辨证施护。

（二）护理措施

1. 病情观察

（1）观察伴随症状,了解相关脏腑功能的变化:眩晕虽病在清窍,但与肝、脾、肾三脏功能失常关系密切。病在肝则有头胀痛、颜面潮红、目赤等兼症;病在脾则多兼神倦、乏力、食欲不振、面色㿠白、萎黄等症;病在肾则多兼有腰酸腿软、耳鸣如蝉等症。

（2）观察起病状态、了解病程长短,判断病情的虚实:眩晕以虚证居多,但亦有夹痰夹火者。凡久病,体弱,体倦乏力,耳鸣如蝉者多虚;凡新病,体壮,呕恶头胀,面红目赤者多实。眩晕一般多呈阵发性,发作时视物模糊,两眼发黑,轻者感觉自己旋转如腾云驾雾,闭目后可减轻;重者感觉四周事物均在旋转,站立不稳;甚至伴有恶心呕吐,发作数小时或数日后逐渐减轻。如眩晕渐起,持续不愈,逐渐加重,则反复难治。

（3）观察舌脉:阴虚者多见舌红少苔,脉弦细数;气血不足者则见舌淡嫩苔白,脉细弱。

（4）定时测量血压:若见头痛剧烈,眩晕、血压剧升、肢体麻木、半身不遂、舌强语謇等为中风征象,应及时报告医生,采取相应处理措施。

2. 辨证施护

（1）肝阳上亢

[症状]　头晕目眩耳鸣,头痛且胀,每因烦劳或恼怒加剧,急躁易怒,失眠多梦,或面红目赤,口苦,舌质红,苔黄,脉弦。

[护理原则]　平肝潜阳,滋养肝肾。

[方药]　天麻钩藤饮。

[护理]

生活护理:病室宜通风凉爽,光线宜偏暗。头晕胀痛者,可予冷毛巾外敷额头。

饮食护理:饮食宜清淡,低盐素食为佳。多食蔬菜、水果,如芥菜、紫菜、淡菜、西瓜、梨、豆制品等。忌食肥甘厚味、动物内脏、公鸡、猪头肉等动风之品,或烟酒及辛辣刺激之物。

情志护理:情绪激动可诱发或加重眩晕。医护人员要做好说服解释工作,使患者了解情绪的好坏对疾病有直接的影响,从而自觉地控制恼怒等不良情绪,并经常保持心情愉快,尽量避免外界不良因素的刺激,防止因情绪激动而使眩晕反复发作。

用药护理:钩藤宜后下,中药宜稍凉服用。

针推护理:协助医生做好针灸、推拿治疗。①针灸:针刺百会、风池、头维、太阳、悬钟、行间、太冲、太溪穴,用泻法;②推拿:适当选用太阳、攒竹、鱼腰、印堂、睛明、四白、肝俞、心俞、肾俞、脾俞、膈俞、曲池、神门、阳陵泉、涌泉、命门。

（2）气血亏虚

[症状]　头晕目眩,动则加剧,遇劳即发,面色㿠白,唇甲不华,神疲纳减,怠倦乏力,心悸少寐,声低懒言,舌质淡嫩,苔薄白,脉细弱。

[护理原则]　补养气血,健运脾胃。

[方药]　归脾汤。

[护理]

生活护理:病室温度宜暖,保持安静。偏于气虚者应保暖,并注意防止外感。做各种护理操作时动作尽量轻柔,不要碰撞或摇动病床。

饮食护理:饮食宜食开胃健脾、益气养血、富于营养、易于消化及血肉有情之品。宜少量多餐,可选用蛋类、瘦肉、猪肝、猪血、黑芝麻、红枣、山药、黄芪粥、苡米粥、莲子红枣粥等健脾益气养血之品,忌食生冷、辛辣、温燥之品,禁烟酒。

情志护理:思虑忧伤可加重或诱发眩晕。故医护人员要多与患者进行交流,帮助患者解除思想上的包袱。对久病气血不足者,多加照顾和安慰,使其宁心静养,调和气息。

用药护理:人参应另炖,木香宜后下,中药汤剂宜温服。

针推护理:协助医生做好针灸、推拿治疗。①针灸:针刺百会、风池、头维、太阳、悬钟、气海、血海、足三里等穴,针灸并用,补法;②推拿:适当选用太阳、攒竹、鱼腰、印堂、睛明、四白、肝俞、心俞、肾俞、脾俞、膈俞、曲池、神门、阳陵泉、涌泉、中脘、血海、足三里。

（3）肾精不足

[症状]　眩晕久发,视矇,神疲,健忘,少寐多梦,耳鸣,腰膝酸软,遗精,五心烦热,舌红、少苔,脉弦细或细数。

[护理原则]　偏阴虚者,以补肾滋阴为主;偏阳虚者,以补肾助阳为主。

[方药]　偏阴虚者,方用左归丸;偏阳虚者,方用右归丸。

[护理]

生活护理:阳虚者病室宜安静,温度适宜,避免风寒。阴虚者保持病室内凉爽,通风良好,光线不可过强,保持安静。眩晕发作时宜卧床休息。

饮食护理:饮食以营养丰富,易消化,有补肾作用的食物为主。偏肾阴虚者,宜食平肝息风、滋养肝肾之品,如银耳、红枣、黑芝麻、甲鱼等,忌食羊肉、辛辣之品。偏肾阳虚者,以补肾助阳为主,如胡桃仁粥、枸杞羊肉粥、杜仲苏蓉煲猪腰等。

用药护理:丸药宜饭前早晚淡盐水送服。若眩晕发作有定时,可于发作前1小时服药,能缓解症状。若伴呕吐时,可将药液浓缩,少量多次频服。

针推护理:协助医生做好针灸、推拿治疗。①针灸:针刺百会、风池、头维、太阳、悬钟、肝俞、肾俞、太溪等穴,用平补平泻法;②推拿:适当选用太阳、攒竹、鱼腰、印堂、睛明、四白、肝俞、心俞、肾俞、脾俞、膈俞、曲池、神门、阳陵泉、涌泉、命门、大椎、翳风。

（4）痰浊中阻

[症状]　眩晕,头重如蒙,胸闷,恶心呕吐,纳呆多寐,肢体倦怠,舌淡、苔白腻,脉弦或濡细。

[护理原则]　燥湿祛痰,健脾和胃。

[方药]　半夏白术天麻汤。

[护理]

生活护理:病室温度适宜,宜宽敞明亮、干燥、通风。呕吐严重者,应取侧卧位,及时清理呕吐物,更换被污染的衣物,保持病室环境干净,注意口腔清洁,用温开水或盐水漱口。观察眩晕及呕吐情况,如眩晕逐渐加重,应做好病情记录,并通知医生。

饮食护理:饮食宜食清淡化痰之品。如橘饼、西瓜、冬瓜、薏苡仁、红小豆、竹笋等,忌食油腻和肥甘厚味、生冷等物,禁烟酒,以防助湿生痰。呕吐剧烈者应暂时禁食,呕吐停止后可给半流质饮食。

用药护理:痰壅眩晕呕吐者,服药汤剂应少量、频服、热服,可在服药前口含鲜姜片或少许姜汁。

针推护理:协助医生做好针灸、推拿治疗。①针灸:针刺百会、风池、头维、太阳、悬钟、内关、中脘、丰隆等穴,针灸并用,平补平泻法;②推拿:适当选用太阳、攒竹、鱼腰、印堂、睛明、四白、肝俞、心俞、肾俞、脾俞、膈俞、曲池、神门、阳陵泉、涌泉、膻中、中府、云门、丰隆、中脘。

(5)瘀血阻络

[症状]　头晕目眩,伴头痛,痛有定处。兼健忘、失眠、心悸,神疲乏力,面唇紫暗,舌暗有紫斑或瘀点,脉弦涩或细涩。

[护理原则]　祛瘀生新,通窍活络。

[方药]　通窍活血汤。

[护理]

生活护理:注意观察血压、瞳孔、呼吸、神志等变化,如出现异常及时报告医生,并迅速处理。因瘀血不去,新血不生,脑失所养,故应注意休息,眩晕重者应卧床休息。

饮食护理:宜多食温性、疏泄之品,忌食生冷、肥甘油腻之品。

用药护理:老葱宜后下,麝香应冲兑服。中药汤剂宜温服。

针推护理:协助医生做好针灸、推拿治疗。①针灸:针刺百会、风池、头维、太阳、悬钟、行间、太冲、太溪,用泻法;②推拿:适当选用太阳、攒竹、鱼腰、印堂、睛明、四白、肝俞、心俞、肾俞、脾俞、膈俞、曲池、神门、阳陵泉、涌泉、中脘、章门、期门、云门、承山。

(三)健康指导

1. 坚持适当的体育锻炼,如气功、太极拳、八段锦等,以增强人体正气。

2. 注意情志调理,保持心情舒畅、乐观,防止七情刺激。

3. 生活起居有常,注意劳逸结合,避免体力和脑力的过度紧张,节制房事。

4. 饮食宜清淡可口,要定时定量,忌暴饮暴食及过食肥甘厚味,过咸伤肾之品,要戒除烟酒。

5. 眩晕发病后要及时治疗,注意适当休息,症状严重者要绝对卧床休息,并且应有人陪伴或住院治疗。

6. 积极治疗原发病,如高血压、贫血或脑部病变等。

7. 消除各种导致眩晕的因素。避免突然或强力的头部运动,可减少眩晕的发生。

8. 眩晕恢复后,不宜高空作业,避免游泳、乘船及各种旋转较大的动作。必要时用跌打膏贴脐,以预防发作。

五、中　风

(一)概述

中风是由于气血逆乱,使风、火、痰、瘀痹阻脑脉或血溢脑脉之外,临床以突然昏仆、半身不遂、口眼歪斜、偏身麻木或不经昏仆而仅以半身歪僻不遂为主症的一种疾病。

现代医学中的脑出血、脑血栓形成、脑梗死、蛛网膜下隙出血等病可参照本章内容辨证施护。

(二)护理措施

1. 病情观察

(1)观察临床表现以助诊断:本病多见于中老年人,平素体质虚弱,而常表现有发作性眩晕、头痛,一过性肢麻,口眼歪斜,言语謇涩,且急性起病,以半身不遂、口舌歪斜、言语謇涩为首发症状者一般诊断不难。但若起病即见肢体功能障碍者,则需深入了解病史,仔细体检,并结合其他辅助检查才可明确诊断。

(2)观察伴随症状以辨证候:中风病性为本虚标实,急性期多以标实证候为主。若素有头痛、眩晕等症,突然出现半身不遂,甚或神昏、抽搐、肢体强痉拘急,属内风动越;若病后咳痰较多或神昏,喉中痰鸣,舌苔白腻,属痰浊壅盛;若面红目赤,口干口苦,甚或项背身热,躁扰不宁,大便秘结,小便短赤,则以邪热为主;若肢体松懈瘫软而舌质紫暗,表明阳气不足,瘀血较甚。恢复期及后遗症期,多表现为气阴不足,阳气虚衰,若肢体瘫痪,手足肿胀,口角流涎,气短自汗,多属气虚;若兼有畏寒肢冷,为阳气虚弱的表现;若兼有心烦少寐,口咽干燥,手足心热,舌红少苔,脉细数,多属阴虚内热。

(3)应注意观察患者之"神",尤其是神志和瞳神的变化:若起病即出现昏愦无知,多为实邪闭窍,此为中脏,病位深,病情重;邪扰清窍或痰浊瘀血蒙闭清窍,神志时清时昧者,此为中腑,为正邪交争的表现;若患者渐至神昏,瞳神变化,甚至呕吐、头痛、项强者,表明正气渐衰,邪气日盛,病情加重;若先中脏腑,神志逐渐转清,半身不遂再加重或有恢复者,病由中脏腑向中经络转化,病势为顺,预后较好;若两侧瞳神大小不等,或突见呃逆频频,或突然昏愦、四肢抽搐不已,或背腹骤然灼热而四肢发凉甚至手足厥逆,或见戴阳症或呕血症,均属病势逆转,预后较差。

(4)注意区别闭证和脱证:中风急性期治疗的关键就是如何防治清窍闭塞,但首先必须区别闭证和脱证。闭证主要表现为:牙关紧闭、口噤不开、两手握固、肢体强痉、大小便闭;脱证主要表现为:目合口开、鼻鼾息微、手撒肢软、二便自遗、汗出肢冷、脉微细欲绝。闭证往往根据热象的有无,分阳闭与阴闭。阳闭者症见面赤身热,气粗口臭,躁扰不宁,舌苔黄腻,脉弦滑而数;阴闭者症见面唇色暗,静卧不烦,四肢不温,痰涎壅盛,舌苔白腻,脉沉滑缓。

(5)密切观察呼吸情况:中风患者常伴有痰涎壅盛,进而阻塞呼吸道,导致呼吸不畅、呼吸时有间歇,喉中痰鸣漉漉,故应密切注意患者的呼吸情况,防止因痰液阻塞呼吸道而发生意外,或有呼吸衰竭,危及生命。

(6)密切观察有无呕吐,及呕吐表现:中脏腑而引起神志昏迷者,通常伴呕吐,且多为喷射而出,如呕吐出紫黑色物或大口吐血,则属预后不良之兆;如见呃逆、抽搐等症状,亦属凶兆;患者一般不发热或仅有低热,若伴发高热,常较难控制。

2. 辨证施护

(1)风阳上扰

[症状]　半身不遂,口眼歪斜,语言不利,偏身麻木,眩晕头痛,面红目赤,口苦咽干,心烦易怒,便秘,舌红或红绛,苔薄黄,脉弦有力。

[护理原则]　平肝、泻火、通络。

[方药]　天麻钩藤饮。

[护理]

生活护理:保持病室凉爽、整洁、安静。入睡困难、烦躁不安者,遵医嘱服镇静安眠药,或睡前按摩两侧涌泉穴各100次。

饮食护理:饮食宜甘凉,如绿豆、芹菜、菠菜、冬瓜、丝瓜、黄瓜、桔、梨。忌食羊肉、鸡肉、狗肉、鲢鱼、韭菜、大蒜、葱等辛香走窜之品,禁烟酒。

情志护理:要耐心做好思想工作,解除患者因突然得病而产生的恐惧、急躁、忧虑等情绪,并且避免一切对患者有精神刺激的因素,包括做好患者家属的思想工作,使家属及患者保持情绪稳定。

用药护理:钩藤宜后下,石决明宜打碎先煎,中药宜稍凉服用。

针推护理:协助医生做好针灸、推拿治疗。①针灸:针刺内关、极泉、尺泽、委中、三阴交、足三里,用平补平泻法;或针刺太冲、太溪,用泻法。②推拿:根据病情可选印堂、神庭、睛明、太白、阳白、鱼腰、迎香、下关、颊车、地仓、人中、肩髃、肩髎、曲池、手三里、八髎、环跳、承扶、殷门、委中、承山、伏兔、风市、梁丘、血海、膝眼、足三里、三阴交等穴。

(2)风痰入络

[症状] 半身不遂,口眼歪斜,语言不利,偏身麻木,头晕目眩,舌淡暗,苔薄白,脉弦滑。

[护理原则] 活血化瘀,化痰通络。

[方药] 化痰通络汤。

[护理]

生活护理:眩晕重者,下床活动应有人陪伴,防止摔倒。三日以内密切观察病情的变化,若舌质不红,无眩晕头痛,病情稳定,可进行功能锻炼,如舌苔变黄厚腻、口臭、便秘、脉弦滑而大,说明已转为痰热实证,即报告医生。

饮食护理:饮食宜食黑大豆、藕、香菇、桃、梨等,忌食羊肉、牛肉、狗肉、鸡肉等。

用药护理:木香、大黄应后下,汤药宜温服。

针推护理:协助医生做好针灸、推拿治疗。①针灸:针刺内关、极泉、尺泽、委中、三阴交、足三里,用平补平泻法;针刺丰隆、合谷,用泻法。②推拿:参照肝阳暴亢型。

(3)痰热腑实

[症状] 半身不遂,口舌歪斜,语言不利,偏身麻木,眩晕头痛,大便秘结,舌红或暗淡,苔黄或黄腻,脉弦滑。

[护理原则] 化痰通腑。

[方药] 星蒌承气汤。

[护理]

生活护理:室温不宜太高,衣被不可太厚,但避免冷风直吹。如出现嗜睡、朦胧,说明病情加重,向中脏腑转化,即报告医生。

饮食护理:饮食以清热、化痰、润燥为主,如萝卜、绿豆、丝瓜、冬瓜、梨、香蕉、芹菜等,忌食羊肉、鸡肉、牛肉、对虾、鲅鱼、韭菜、辣椒、大蒜等。

用药护理:大黄应后下,芒硝宜冲兑服。中药服药常按医嘱用星蒌承气汤煎服,服药后3~5小时泻下2~3次稀便即可,说明腑气已通,无需再服,若服完上药后,未见大便,可报告医生继续服药,以泻出为佳。

针推护理:协助医生做好针灸、推拿治疗。①针灸:针刺内关、极泉、尺泽、委中、三阴交、足三里,用平补平泻法;或针刺曲池、内庭,用泻法;②推拿:参照肝阳暴亢型。

(4)气虚血瘀

[症状] 半身不遂,口舌歪斜,语言不利,偏身麻木,面色㿠白,气短乏力,自汗出,心悸,口角流涎,舌淡暗,苔薄白,脉弦细或沉细。

[护理原则] 益气活血,化瘀通络。

[方药] 补阳还五汤。

[护理]

生活护理:宜温暖避风。汗多者随时协助擦汗,更换衣服。若患者因气虚瘀阻致手足肿胀或肤色紫暗,可用复元通络液(红花、川乌、当归、川芎、桑枝)或温水浸泡,可主动或被动地做屈伸运动。

饮食护理:饮食宜益气、健脾通络之品,如山药苡仁粥、黄芪粥、莲子粥、白菜、冬瓜、丝瓜、木耳、赤子豆等。

用药护理:汤药宜温服。

针推护理:协助医生做好针灸、推拿治疗。①针灸:针刺内关、极泉、尺泽、委中、三阴交、足三里,用平补平泻法;或针刺气海、血海,用泻法;②推拿:参照肝阳暴亢型。

（5）阴虚风动

[症状]　半身不遂,口舌歪斜,语言不利,偏身麻木,头晕头痛、耳鸣目眩、腰酸腿软,心烦失眠,舌红绛或暗红,少苔或无苔,脉弦细或细数。

[护理原则]　滋养肝肾,潜阳息风。

[方药]　镇肝息风汤。

[护理]

生活护理:病室宜通风凉爽,避免冷风直接吹入。

饮食护理:饮食宜养阴清热为主,如百合莲子苡仁粥、甲鱼汤、淡菜汤、面汤、银耳汤、黄瓜、芹菜汤等。

情志护理:避免情志刺激,勿惊恐郁怒,防止复中。

用药护理:龙骨、牡蛎、代赭石、龟板均宜打碎先煎。汤药宜久煎、凉服。

针推护理:协助医生做好针灸、推拿治疗。①针灸:针刺内关、极泉、尺泽、委中、三阴交、足三里,用平补平泻法;或针刺风池、太溪,用泻法。②推拿:参照肝阳暴亢型。

（6）痰湿蒙闭心神

[症状]　突然神昏,半身不遂,肢体松懈,瘫软不温,面白唇暗,痰涎壅盛、舌暗淡、苔白腻,脉沉缓。

[护理原则]　辛温开窍、豁痰息风。

[方药]　涤痰汤。

[护理]

生活护理:注意四肢保暖,防止足下垂和肩关节脱臼等。

饮食护理:饮食宜偏温性食物,如石菜花,萝卜,小油菜,菠菜,南瓜,糯米粥等。忌食生冷以防助湿生痰。

用药护理:可先灌服或鼻饲苏合香丸以辛温开窍。

针推护理:协助医生做好针灸、推拿治疗。①针灸:针刺内关、百会、素髎、丰隆、太冲、合谷,用泻法,其中后两穴应强刺激;或三棱针点刺十二井穴出血;②推拿:参照肝阳暴亢型。

（7）痰热内闭心窍

[症状]　突然神昏或昏愦,半身不遂,四肢抽搐,肢体强痉,鼻鼾痰鸣,面红身热烦躁,舌红绛、苔黄腻,脉弦滑数。

[护理原则]　辛凉开窍、清肝息风。

[方药]　羚羊角汤。

[护理]

生活护理:若口噤不开,可加牙垫,以免咬伤舌头。同时加强口腔护理,以免发生口腔溃疡等。严密观察神志、瞳孔、生命体征的变化。若有频繁呃逆、抽搐、呕血及血压下降等症状出现,应及时报告医生,配合抢救,做好详细记录。

饮食护理:饮食以清热、化痰、润燥为主,如萝卜、绿豆、丝瓜、冬瓜、梨、香蕉、芹菜等,忌食羊肉、鸡肉、牛肉、对虾、鲮鱼、韭菜、辣椒、大蒜等。

用药护理:羚羊角应另煎汁冲服或磨成粉末兑服,汤药宜凉服。

针推护理:协助医生做好针灸、推拿治疗。①针灸:针刺内关、百会、素髎、曲池、内庭、丰隆、太冲、合谷,用泻法,其中后两穴应强刺激;或三棱针点刺十二井穴出血;②推拿:参照肝阳暴亢型。

（8）元气败脱,心神散乱

［症状］　神昏或昏愦,目合口开,鼻鼾息微,肢体瘫软,手撒肢软,汗出肢冷,二便自遗,舌痿,舌紫暗、苔白腻,脉微细欲绝。

［护理原则］　益气回阳、扶正固脱。

［方药］　参附汤加味。

［护理］

生活护理:四肢厥冷者,应保暖,增加衣被或适当给予热水袋。二便失禁者,应及时更换污染衣被,加强皮肤护理,防止压疮的发生。

饮食护理:神昏时可鼻饲给流质饮食。患者苏醒后可给予清淡且富有营养的食物。

用药护理:可鼻饲给药。

针推护理:协助医生做好针灸、推拿治疗。①针灸:针刺内关、百会、素髎、关元、气海、神阙,重用灸法、泻法;②推拿:参照肝阳暴亢型。

（9）后遗症,半身不遂

［症状］　肢体偏废不用,肢软无力,面色萎黄,舌淡紫或有瘀斑,苔白,脉细涩或虚弱。

［护理原则］　益气养血,化瘀通络。

［方药］　补阳还五汤。

［护理］

生活护理:若患者长期卧床,应按时进行口腔护理和皮肤护理,保持病床单位的整洁,定时为患者翻身拍背、擦浴更衣、清理粪便、整理床铺等,预防发生压疮。若患者生活能自理,则应坚持每天锻炼身体,但以不感到疲劳为度。

饮食护理:应注意加强营养,一般可给予普通饮食。若吞咽不便者,可酌情选择半流质或稀、软食品,并应少量多餐。进食时不宜过快,禁食肥甘油腻、辛辣刺激等助火之品。可适当选用山楂、木耳、大蒜、莲子、菱藕、荸荠、芹菜、蜂蜜、核桃、雪梨、萝卜、冬瓜、红小豆、玉米、花生、大枣、桂圆、甲鱼等有降压、降脂、软化血管和补益作用的食物。

情志护理:要做好思想工作,让患者了解大怒、大喜、大悲、大恐都有引起再次中风的可能。在平时应尽量克制情绪激动,尤其是要特别强调“制怒”,从而使气血运行正常,减少复发因素。

用药护理:汤药宜温服。

针推护理:协助医生做好针灸、推拿治疗。①针灸:参照气滞血瘀型;②推拿:参照肝阳暴亢型。指导并协助患者进行肢体功能锻炼。对无自主运动能力者,应帮助其做伸屈、抬肢等被动运动;对自主运动能力不全者,可指导患者先在床上,如自我屈伸运动、拉绳起坐、抬肩、摸耳、抓握等,待自主运动能力逐步恢复,再下床运动做恢复操,如呼吸、拍打、划臀、抬腿、摇体、抓住床弓步、轮替握拳、踏步、抓住床下蹲、离床独步行走等。

（10）后遗症,语言不利

［症状］　舌强语謇,肢体麻木,脉弦滑;或音喑失语,心悸、气短及腰膝酸软。

［护理原则］　平肝潜阳,化瘀通络。

［方药］　解语丹或地黄饮子。

［护理］　生活护理、饮食护理、情志护理均可参照半身不遂。指导语言功能锻炼,每日定时训练患者发音,如舌齿音、卷舌音等。

用药护理:汤药宜饭后温服。

针推护理:协助医生做好针灸治疗。针刺廉泉、哑门、承浆、大椎等穴,以助语言謇涩者早日恢复。

(11) 后遗症,口眼歪斜

[症状]　口眼歪斜,肢体麻木,舌暗苔腻,脉弦滑。

[护理原则]　祛痰除湿通络。

[方药]　牵正散。

[护理]

生活护理、饮食护理、情志护理均可参照半身不遂。

用药护理:汤药宜饭后服。

针推护理:协助医生做好针灸治疗。①针灸:口歪斜者,针刺地仓、颊车、下关、太冲、合谷、内庭等穴;眼歪斜者,可针刺太阳、阳白、鱼腰、攒竹、承泣、风池、昆仑、养老等穴;②推拿:口眼歪斜者,按摩地仓、颊车、下关、太冲、合谷、内庭等穴;眼歪斜者,按揉太阳、阳白、鱼腰、攒竹、承泣、风池、昆仑、养老等穴。

（三）健康指导

1. 重视先兆症状的观察和治疗,预防中风病的发生。

2. 急性期患者宜卧床休息,并密切观察病情变化,尤其注意神志、瞳孔、呼吸、脉搏的情况。

3. 保持呼吸道通畅,勤给患者翻身拍背,勤漱口,勤擦洗身体及前后二阴,勤换衣服,保持以上各部位清洁卫生,防止肺部、口腔、皮肤及泌尿系感染。

4. 若出现高热、呃逆、呕血、抽搐等变证时应及时对症治疗。

5. 患者神志转清或病情稳定后,即尽早进行言语及肢体功能的康复训练,可配合针灸、推拿等中医传统方法,以循序渐进为原则。

六、胃　　痛

（一）概述

胃痛多因忧思恼怒,或饮食劳倦,损伤脾胃之气所致,主症为上腹胃脘部近胸剑联合处经常发生疼痛的病证,可兼有痛引胁背,或胸脘痞闷、恶心、呕吐、纳差、嘈杂、嗳气,或吐酸,或吐清水,大便溏薄或秘结,甚至呕血、便血等症。

现代医学的急、慢性胃炎、消化性溃疡、胃下垂、胃黏膜脱垂症、胃神经官能症等疾病,当以上腹部疼痛为主要表现时,均可参考本章内容辨证施护。

（二）护理措施

1. 病情观察

(1) 观察疼痛的部位、性质、时间、伴发症状以及诱发因素:凡胃痛暴作,起病急者,多因受寒邪,或饮食所伤引起;凡胃痛渐发,起病缓者,多因肝郁气滞,或脾胃虚弱,气滞血瘀所致。胃痛暴作,遇寒凉则甚,得温则痛减为寒证;胃脘灼痛,痛势急迫,舌苔黄或黄腻,脉弦数或濡数,为热证。胃痛而胀,大便秘结不通,拒按,食后痛甚,痛剧且固定不移,新病体壮,补法治疗痛增等,多属实证;胃痛不胀,无大便秘结,喜按,空腹疼痛,痛徐而缓,痛处不定,久病体弱,攻法治疗加重等,多属虚证。初病,以胀痛为主,痛处攻窜不定,伴嗳气者,多属气滞;久病,痛如针刺或如刀割,痛处固定不移,舌质紫暗者,多属血瘀。

(2) 观察胃痛的特点:如病程长,反复疼痛,痛有规律,多在餐后 0.5 ~ 1 小时出现,至下次进餐前缓解,为胃溃疡的表现;若疼痛在餐后 2 ~ 4 小时出现,持续至进餐后缓解,为空腹痛或夜间痛,多为十二指肠溃疡的表现。

(3)及时发现合并症和危重症,并迅速通知医生处理:如见呕血、血色暗红,随胃内容物一起吐出,伴有黑便,应考虑胃出血的可能,应立即进行抢救。措施如下:患者去枕平卧,保持安静,减少搬动,吐血时将头偏向一侧,及时清除排除物,保持气道通畅,防止血块阻塞气道引起窒息。吐后给予淡盐水漱口,保持口腔清洁。临时给服三七粉及白及粉1.5g,温开水调服,每日两次。也可针刺合谷、内关、足三里、涌泉等穴以配合止血。大出血期间,密切注意病情变化,详细观察和记录出血的性质、血色、血量、次数及患者的脉象、血压、呼吸、面色等变化。若出血量多,伴冷汗出,面色苍白,烦躁不安,血压下降,脉微欲绝,此为气随血脱之危象,应立即报告医生进行抢救。若胃痛突然加剧,或伴寒战、高热,痛如刀割,全腹硬满,疼痛拒按,则可能是急腹症,必须抓紧处理。中年以上的患者,胃痛经久不愈,原有的疼痛规律性发生改变,消瘦,贫血,要防止病情发生恶变。

2. 辨证施护

(1)寒邪客胃

[症状] 胃痛暴作,恶寒喜暖,得温痛减,遇寒加剧,口淡不渴,或喜热饮,苔薄白,脉弦紧。

[护理原则] 散寒止痛。

[方药] 良附丸。

[护理]

生活护理:病室应向阳,室温应偏高。患者慎避风寒,多着衣被。多休息,少劳累,劳逸适度。形体消瘦者,餐后应卧床休息片刻,不宜疲劳和活动过多。胃痛时可胃脘部热敷,药熨。

饮食护理:饮食宜温热,营养丰富,易消化,少量多餐。多食温中健脾之品,如南瓜、扁豆、核桃、莲子、栗子、龙眼、大枣、牛肉、鸡肉、牛奶、鸡蛋、黄鱼、鳗鱼、河虾等,以及豆制品,忌生冷、寒凉及肥腻、甜黏之口。若饥饿时胃痛,可稍进糕点、饼干,以缓中止痛。药膳:姜橘椒鱼羹(鲫鱼、生姜、橘皮、胡椒),功能温中健脾,和胃止痛。

用药护理:方用黄芪建中汤加减。汤药宜热服,服药后宜进热粥、热饮,以助药力。或服肉桂粉、沉香粉、延胡索粉各1g,以温中止痛。

针推护理:协助医生做好针灸、脐疗治疗。①针灸:艾灸中脘、足三里、神阙等穴;②脐疗:荜茇、干姜各15g,甘松、山奈、细辛、肉桂、吴茱萸、白芷各10g,大茴香6g、艾叶30g、高良姜、广木香各10g,共研细末,贮瓶备用,密封勿泄气。治疗时取本散15g,撒于脐中,或用白酒调敷脐中,外以纱布覆盖,胶布固定,每日或隔日换药一次,十次为一个疗程。功能温中通阳,散寒止痛。

(2)饮食停滞

[症状] 胃脘疼痛,胀满拒按,嗳腐吞酸,或呕吐不消化食物,其味酸臭,吐后痛减,大便不爽,得矢气及便后稍舒,苔厚腻,脉滑。

[护理原则] 消食导滞。

[方药] 山楂丸或保和丸加减。

[护理]

生活护理:病室空气新鲜,及时清除呕吐物。患者生活起居有规律,保持大便通畅。口中有腐臭味,应做好口腔护理,用淡盐水漱口,或口含槟榔、豆蔻、橘饼等芳香健脾之品。胃脘胀痛,欲吐不出者,可用盐汤探吐以涌吐宿食,缓解胃痛。

饮食护理:控制饮食,痛剧时暂予禁食,待病情缓解后,再进流质或半流质饮食。食物以宽中和胃消食之品为宜,如萝卜、山楂、柑橘等;或用焦米锅巴汤代茶饮,以消食健胃;或用炒莱菔子 10g,同粳米适量煮粥服食。禁食肥甘厚味及辛辣食物,忌饮酒。病愈后要做到饮食有节制,不暴饮暴食。

情志护理:忧思伤脾,脾气愈虚,加重病情,故应保持精神愉悦,避免忧思焦虑的情绪产生。

用药护理:中成药温水送服。大便秘结者,可用番泻叶泡水代茶饮,或大黄粉 3~5g 冲服。

针推护理:协助医生做好针灸、推拿治疗。疼痛发作时,针刺中脘、内关、足三里、公孙穴,用泻法。

（3）肝气犯胃

[症状]　胃脘胀满,攻撑作痛,脘痛连胁,嗳气喜叹息,大便不爽,矢气稍舒,遇烦恼郁怒则痛作或痛甚,舌苔白,脉弦。

[护理原则]　疏肝理气。

[方药]　柴胡疏肝散加减。

[护理]

生活护理:病室应凉爽通风宜人,环境应清净。

饮食护理:饮食应清淡、易消化,多食行气解郁之品,如萝卜、柑橘等,亦可用橙皮 10g、生姜 6g,水煎服,每日 1~2 次。悲伤郁怒时暂不进食。忌食南瓜、山芋、土豆、汽水等壅阻气机的食物。

情志护理:调摄精神,疏导情绪,消除患者郁怒烦恼,保持心情舒畅,胸怀宽广,主动参加社会及文娱活动,多听轻音乐,怡情放怀,使气机通畅。

用药护理:汤药宜饭前温服。疼痛发作时可用木香粉 1.5g、延胡索粉 1g 调服,以理气止痛。

针推护理:协助医生做好针灸、推拿治疗。①针灸:取中脘、内关、足三里、太冲、阳陵泉等,用泻法,有疏肝解郁的功效;②推拿:按摩中脘、气海、天枢、足三里、胃俞、期门穴。

（4）肝胃郁热

[症状]　胃脘灼痛,痛势急迫,烦躁易怒,口干口苦、胃热、灼痛,痛急剧,舌红苔黄,脉弦数。

[护理原则]　疏肝泄热和胃。

[方药]　化肝煎加减。

[护理]

生活护理:病室通风,舒适凉爽。适当参加活动,如练内养功,放松功等。注意口腔卫生,胃酸过多者,用淡盐水漱口。

饮食护理:饮食多予疏肝泄热之品,如西瓜汁、甘蔗汁、梨汁、菊花晶、绿豆汤、荷叶粥等。若胃阴被灼,可食山楂、酸梅等酸味品养阴生津,忌食碱性食物。忌食辛辣烟酒、烤熏甜腻之品。禁用温热疗法止痛。

情志护理:忧郁恼怒是导致疼痛的重要原因,故应避免各种情志刺激,使患者心胸开阔,心情舒畅,配合治疗。

用药护理:汤药宜饭前偏凉服。痛甚时可用白芍粉 2g、黄连粉 1g,温开水送服。

针推护理:协助医生做好针灸治疗。可针刺中脘、内关、合谷穴止痛,用泻法。

（5）瘀血停滞

[症状]　胃脘疼痛,如针刺,似刀割,痛处固定,按之痛甚,痛时持久,食后痛甚,入夜尤甚,或见吐血黑便,舌质紫暗,或有瘀斑,脉涩。

［护理原则］　活血化瘀。

［方药］　失笑散合丹参饮加味。

［护理］

生活护理:病室安静舒适,避免噪音。卧床休养,勿令过劳。

饮食护理:宜食用行气活血之品,如山楂、酒酿等。忌食煎炸、硬固之品,戒烟酒。

情志护理:患者因疼痛或出血,精神紧张恐惧而悲观,故应做好情志护理,安慰患者,疏导情志,树立信心,安心养病。

用药护理:汤药宜饭前温服。痛如针刺者,可临时给服三七粉 1.5g,延胡索粉 1.5g;有出血者加服白及粉 1.5g,温开水或藕汁调服。

针推护理:协助医生做好针灸治疗。可针刺中脘、内关、足三里、合谷穴止痛,用泻法。

（6）胃阴亏虚

［症状］　胃脘灼痛隐隐,似饥而不欲食,口燥咽干,五心烦热,消瘦乏力,口渴思饮,大便干结,舌红少津,脉细数。

［护理原则］　养阴益胃。

［方药］　一贯煎合芍药甘草汤加减。

［护理］

生活护理:病室凉爽湿润,空气新鲜。患者适当休息,减少活动。

饮食护理:饮食清淡,多食益胃生津之品,如西瓜、甘蔗、梨、藕、菠萝、百合、杨梅、银耳等。忌辛香温燥及浓茶、咖啡等。可在饭后稍食醋、山楂、话梅等,以酸甘化阴;或用石斛、麦冬煎汤代茶饮。大便干结者,可服用蜂蜜,银耳以养胃润肠通便。

用药护理:汤药宜饭前温服。

针推护理:协助医生做好针灸治疗。不宜做温热疗法如药熨、熏蒸、拔罐、灸法。可针刺中脘、内关、足三里、脾俞、胃俞穴,用补法。

（7）脾胃虚寒

［症状］　胃痛隐隐,绵绵不休,喜温喜按,空腹痛甚,得食痛减,劳累或受凉后发作或加重,泛吐清水,纳差,神疲乏力,手足不温,大便溏薄,舌淡苔白,脉虚弱或迟缓。

［护理原则］　温中健脾。

［方药］　黄芪建中汤加减。

［护理］

生活护理:病室应向阳,室温应偏高。患者慎避风寒,多着衣被。多休息,少劳累。形体消瘦者,餐后应卧床休息片刻,不宜疲劳和活动过多。胃痛时可胃脘部热敷,药熨。

饮食护理:饮食宜温热,营养丰富,易消化,少量多餐。多食温中健脾之品,如南瓜、扁豆、核桃、莲子、栗子、龙眼、大枣、牛肉、鸡肉、牛奶、鸡蛋、豆制品、黄鱼、鳗鱼、河虾等,忌生冷、寒凉及肥腻、甜黏之品,若饥饿时胃痛,可稍进糕点,饼干,以缓中止痛。

用药护理:汤药宜热服。服药后宜进热粥、热饮,以助药力。或服肉桂粉、沉香粉、延胡索粉各 1g,以温中止痛。

针推护理:协助医生做好针灸、脐疗治疗。①针灸:艾灸中脘、足三里、神阙等穴;②脐疗:荜菝、干姜 15g,甘松、山柰、细辛、肉桂、吴茱萸、白芷各 10g,大茴香 6g,艾叶 30g,高良姜、广木香各 10g,共研细末,贮瓶备用,密封勿泄气。取本散 15g,撒于脐中,或用白酒调敷脐中,外以纱布覆盖,胶布固定,每日或隔日换药一次,十次为一个疗程。功能温中散寒,理气止痛。

（三）健康指导

1. 加强锻炼,适当增加体育活动,以增强体质。

2. 慎起居,适寒温,调情志,防劳倦。

3. 注意饮食调摄,按时进餐,勿过冷过热,勿过饥过饱,少食油腻生冷之物,戒烟酒,注意饮食卫生。

4. 积极治疗引起胃痛的原发病证。若反复发作,迁延不愈,应定期作有关检查,防止恶变。

七、呕　　吐

（一）概述

呕吐是因胃失和降,胃气上逆而致胃中之物从口吐出的一种病证。其中有物有声谓之呕,有物无声谓之吐,无物有声谓之干呕。但临床上,呕与吐常同时发生,很难截然分开,故并称为呕吐。

呕吐是临床上的常见症状,可单独发生,亦可出现于西医学的多种疾病之中,如急性胃炎、神经性呕吐、胃黏膜脱垂症、幽门痉挛或梗阻、贲门痉挛、急性胆囊炎、胰腺炎、肠梗阻等,当以呕吐为主要表现时,可参照本章内容辨证施护。

（二）护理措施

1. 病情观察

（1）观察病证特点,以鉴别虚实、寒热、食滞、气郁、阴虚、阳虚等不同证型:实证多为外邪侵犯、饮食不节、情志失调所致,发病较急,病程较短,呕吐量多,呕吐物多酸腐臭秽,或有表证,脉实有力;虚证多属内伤,多为病久脾胃气阴亏虚,发病缓慢,病程较长,呕而无力,时作时止,呕声低沉,吐物不多,酸臭不甚,伴神疲乏力,脉弱无力。呕吐物酸腐难闻,多为饮食停滞;呕吐物为痰浊涎沫,多见痰饮中阻;呕吐酸水、绿水,多为肝气犯胃;泛吐清水,多为脾胃虚寒;呕吐少量黏沫,多见胃阴不足。

（2）观察呕吐物性质、颜色、数量、气味及呕吐的频率以及伴随症状:若呕吐物为咖啡色液体或伴有新鲜血液,为胃肠积热损伤脉络,即上消化道出血,应引起警惕;若呕吐呈喷射状,并伴有剧烈头痛,两侧瞳孔不等大,烦躁不安、嗜睡、呼吸深快,为邪毒内陷于脑之重症,应立即报告医生进行抢救。若妊娠妇女厌食,食入即吐,甚至不能见食物,喜酸食、神疲乏力、胸膈满闷,为妊娠恶阻。呕吐日久或量多,引起口干舌燥、皮肤干燥、弹性差、眼窝凹陷等脱水表现时,应补充津液。若呕吐渐重或呕吐见粪臭样物,伴腹痛、拒按、无大便、无矢气者,为腑气不通（肠梗阻）,应立即采取相应措施。

2. 辨证施护

（1）外邪犯胃

［症状］　突然呕吐,起病较急,常伴有恶寒发热,头身疼痛,胸脘满闷,不思饮食,舌苔白,脉濡缓。

［护理原则］　解表疏邪,和胃降逆。

［方药］　藿香正气散。

［护理］

生活护理:保持病室环境安静,整洁,空气新鲜,患者应安静休养,脘腹部热敷,避风寒,呕吐物应及时清除,并消毒被污染的衣被。

饮食护理:呕吐时暂予禁食,病情好转后进全流或半流饮食,逐渐恢复软饭膳食,宜少量多餐,饮食宜热宜软易于消化,忌生冷瓜果和辛辣厚腻之品。

用药护理:汤药宜饭后 30 分钟热服,服药呕吐者可少量频频服用。也可用鲜生姜 15g 煎汤,加红糖适量,热服。

针推护理:协助医生做好针灸、推拿治疗。①艾灸中脘、内关等穴,用泻法;②推拿:用手掌自上脘向下脘按摩胃脘部。

（2）饮食停滞

［症状］　呕吐酸腐,脘腹胀满,嗳气厌食,得食愈甚,吐后反快,大便或溏或结,气味臭秽,苔厚腻,脉滑实。

［护理原则］　消食化滞,和胃降逆。

［方药］　保和丸。

［护理］

生活护理:病室经常通风换气,及时消除污物及秽臭之气。呕吐时不宜止呕,应鼓励患者尽量将胃中食物吐出。若欲吐不得吐者,可先喝适量温淡盐水,后用压舌板探喉取吐,吐后用温开水漱口,以消除口中的酸臭气味,吐后不应立即进食。

饮食护理:根据食滞轻重,控制饮食。重者禁食 24 小时,病情缓解后,仍不宜过饱,更不应进食油腻、煎炸、硬固之品。可用山楂 30g,粳米 100g,先煎山楂取汁,后入粳米煮粥服食。

用药护理:宜饭后温服,或以陈皮 10g、山楂 30g,水煎服。腹胀甚者,给山楂粉、鸡内金粉各 1.5g,开水调服以消食除胀。大便不通者,给枳实、大黄粉各 1.5g 调服,以通腑导滞。

针推护理:协助医生做好针灸治疗。针刺中脘、内关、足三里、公孙穴,用泻法。

（3）痰饮内停

［症状］　呕吐多为清水痰涎,胸脘痞闷,不思饮食,头眩心悸,或呕而肠鸣有声,苔白腻,脉滑。

［护理原则］　温化痰饮,和胃降逆。

［方药］　小半夏汤合苓桂术甘汤。

［护理］

生活护理:痰饮为阴邪,得温则化,故室内应温暖,光照应充足,不潮不燥。充分休息,以护养脾胃功能。

饮食护理:食宜温热细软,不宜多饮水,可煎服生姜汤内服。忌食生冷、肥甘、油腻及黏性食品,以免助湿生痰。戒烟酒。

情志护理:忧思伤脾,脾虚运化失常,痰浊内生,更加重呕吐,故应做好情志护理,疏导忧思焦虑的情绪,使心情安宁祥和,恬淡虚无则脾旺不受邪。

用药护理:宜饭后温服。呕吐频作,可予竹沥水 30ml,姜汁 3～5 滴,用温开水调和频服。呕吐痰涎较多时,可用陈皮 10g,生姜 5 片,煎汤饮;或用牵牛子、白芥子各 2g 研末装胶囊,每日分三次吞服;或肉桂粉 1.5g 加姜汁数滴调服,以化痰止呕。

针推护理:协助医生做好针灸治疗。针刺中脘、内关、足三里、公孙、脾俞、丰隆穴,用泻法。

（4）肝气犯胃

［症状］　呕吐吞酸,嗳气频作,胸胁胀满,烦闷不舒,每因情志不遂而呕吐吞酸更甚,舌边红苔薄腻,脉弦。

［护理原则］　疏肝理气,和胃止呕。

［方药］　四逆散合半夏厚朴汤。

［护理］

生活护理:病室安静舒适,室温可偏凉,光线应柔和,静心休养。

饮食护理:饮食宜清淡,多食新鲜蔬菜、水果,如番茄、黄瓜、柑橘、梨、苹果、西瓜等。少食肥甘油腻,忌辛辣煎炸之品。戒烟酒。可常食金橘饼或用佛手片或陈皮煎汤代茶,或用薄荷泡水饮,助理气解郁。

情志护理:调畅情志,避免忧思恼怒,参加丰富多彩的文体活动,如听音乐,读书,看报等,以陶冶性情,保持心情舒畅。

用药护理:宜稍凉后服用。

针推护理:协助医生做好针灸治疗。针刺中脘、内关、足三里、肝俞、脾俞、阳陵泉等穴。用泻法。

（5）脾胃虚寒

［症状］ 饮食稍有不慎,即易呕吐,时作时止,纳差神疲,食入难化,口淡不渴,面白少华,脘闷,便溏,舌质淡苔薄白,脉濡弱。

［护理原则］ 益气健脾,和胃降逆。

［方药］ 香砂六君子汤。

［护理］

生活护理:患者多喜暖,室温应偏高,阳光充足,注意胃脘部保暖,可热敷、药熨胃脘部。重症患者应卧床静养,轻症患者可适当活动,以不感劳累为度。

饮食护理:饮食宜热宜软,以半流或软食为主,定时定量,少量多餐。多食健脾益胃之品,如大枣、山药、莲子、香菇、桂圆、扁豆、生姜、荔枝等,少进肥腻不易消化之物,忌生冷瓜果。

用药护理:宜空腹热服。呕吐持续不缓解者,可服生姜红糖水,或生姜片泡水饮,或用灶心土煎汤代水,以温胃止呕。

针推护理:协助医生做好针灸治疗。艾灸中脘、足三里等穴。以温胃止呕。

（6）胃阴亏虚

［症状］ 呕吐反复发作,但吐量不多,或仅吐涎沫,时作干呕,口燥咽干,胃中嘈杂,饥而不欲食,舌红少苔,脉细数

［护理原则］ 滋养胃阴,降逆止呕。

［方药］ 麦门冬汤。

［护理］

生活护理:病室凉爽通风,空气新鲜,湿度略高,光线柔和。起居有节,劳逸适度。不宜做温热疗法。

饮食护理:补充津液,多饮果汁,如梨汁、藕汁、西瓜汁、绿豆汤、酸梅汤等。饮食宜细软多汁,少量多餐,多进滋补品,如牛奶、豆汁、淡水鱼、鸭蛋、瘦肉、白菜等,或用鲜芦根 30g,石斛 10g,煎汤代茶饮。禁食辛热香燥、烟酒等伤阴之品。若呕吐反复发作,伴有皮肤弹性下降,眼窝凹陷,应及时静脉输液。若大便秘结,宜多食富含纤维的新鲜蔬菜,不宜给泻剂,以防阴津更伤。

情志护理:调畅情志,避免外界不良刺激,防止动怒化火,诱发或加重呕吐。

用药护理:宜空腹时温服。应少量缓进。若药随呕吐而出,可于药液中加入姜汁少许。若呕吐剧烈,食药入胃即吐为胃气衰败的危重征象,可用人参煮粥服,拯救胃气。

针推护理:协助医生做好针灸、推拿治疗。①针灸:针刺内关、中脘、足三里等穴,用补法；②推拿:用手掌在患者胃脘部自上而下按摩或轻拍背部,以拇指按压足三里穴。

（三）健康指导

1. 起居有时,顺应季节变化,"虚邪贼风,避之有时"。防寒保暖,尤其注意脘腹部的保暖,以避免六淫或秽浊之邪的侵袭。久病体虚者,充分休息,劳逸适度。

2. 饮食有节,定时定量,勿酗酒、暴饮暴食,勿过食生冷、油腻及辛辣伤胃之品。注意饮食卫生,避免进食腥秽、不洁、变质之物。

3. 锻炼身体,如散步、慢跑、太极拳、气功等,或用手掌自上脘向下按摩胃脘部,反复做 20 次,每日数次,增强脾胃功能。

4. 保持心情舒畅,避免精神刺激,防止因情志因素引起的呕吐。

5. 明确诊断,避免致病因素。若中年以上者,反复呕吐,应认真检查,及时治疗。

八、泄　　泻

（一）概述

泄泻是由于湿盛与脾胃功能失调所导致的排便次数增多,粪质稀薄或者完谷不化,甚至泻出如水样为特征的病证。古代将大便溏薄,次数稍增者为泄,大便清稀、量多如水样直下者称为泻,现代无论是大便次数增多还是粪质改变都称为泄泻。泄泻是一种常见的脾胃病证,一年四季都可以发生,但以夏秋季节多见。

凡因消化器官发生功能性或器质性病变导致腹泻,如急性胃肠炎、肠结核、肠功能紊乱、结肠过敏、慢性结肠炎等;或其他脏器病变影响消化吸收功能引起腹泻者,均可参照本章内容进行辨证施护。

（二）护理措施

1. 病情观察

（1）观察和记录粪便的色、质、量、气味及次数,以辨寒热虚实:粪质清稀如水样,或者泻下完谷不化,腹痛喜温,畏寒肢冷者属寒证;粪质呈黄褐色,臭味较重,且泻下急迫,肛门灼热,小便短赤者属热证;起病急骤,病程较短,泻下次数多者属急性,多因湿邪所致;起病缓慢,病程较长,反复发作,迁延日久者属慢性,大多因脾肾亏虚。

（2）观察药后泄泻情况,患者精神食欲及其他伴发症状,以了解病程的进退,有利于治疗。

（3）观察并记录体温、舌象、脉象、口渴、饮水及皮肤、尿量等情况:腹泻甚者,可致津液耗伤。轻者口渴、皮肤干燥、眼窝凹陷;重则呼吸深长,烦躁不安,恶心呕吐,神志恍惚,尿少或无尿,脉细数,应立即报告医生,及时进行抢救。

（4）及时准确留取粪便标本送检。

2. 辨证施护

（1）寒湿泄泻

[症状]　泄泻清稀,甚至如水样,腹痛肠鸣,脘闷纳差,舌苔薄腻,脉濡缓。或伴有发热畏寒,鼻塞头痛,肢体酸痛,苔薄白,脉浮。

[护理原则]　解表散寒,芳香化湿。

[方药]　藿香正气散。

[护理]

生活护理:病室应温暖向阳,多着衣被,保持室内空气清新,及时更换污染的衣裤。注意腹部保暖,腹部热敷、艾灸脐部或作腹部自我按摩均可缓解泄泻。

饮食护理:饮食应温热清淡,可给炒米粉、炒面粉以燥湿止泻。忌食肥甘、油腻及生冷瓜果。

用药护理:宜饭前30分钟热服,服后应盖被静卧,使其微微汗出,表证明显者可用苏叶、藿香、生姜煎水饮。腹痛泻剧可临时给服纯阳正气丸3g。

针推护理:协助医生做好针灸治疗。针刺中脘、天枢、足三里、上巨虚、阴陵泉等穴,用泻法。并可加艾灸或隔姜灸。

（2）湿热泄泻

[症状] 腹痛泄泻,泻下急迫,或泻而不爽,粪色黄褐而臭,肛门灼痛,烦热口渴,尿黄少,舌苔黄腻,脉濡数或滑数。

[护理原则] 清热化湿,淡渗分利。

[方药] 葛根芩连汤。

[护理]

生活护理:病室应凉爽干燥,通风良好,发热者应卧床静养。便次或泄泻量较多时,注意预防津伤液脱之变,必要时应静脉输液。泄泻过频或老年患者,床褥要清洁、平整。保持臀部皮肤干燥,防止发生压疮,肛周每天用清水冲洗并擦干,后涂擦黄连膏或金霉素油膏。肛门灼热疼痛者,可用苍术、黄柏煎水坐浴,擦干后再涂以黄连膏,避免感染。

饮食护理:饮食应清淡爽口,多给水果汁或以瓜果煎汤饮,如西瓜汁、荸荠汁、梨汁、藕汁等忌食辛辣、油腻、烟酒等助热生湿之品。

用药护理:宜饭前30分钟凉服,痛泻剧烈,临时给服红灵丹0.3～0.6g或用黄连粉、木香粉各1.5g,温开水调服。夏天暑盛之时发生泄泻,可用藿香、香薷、荷叶、滑石等煎水服,以清暑化湿。

针推护理:协助医生做好针灸治疗。针刺中脘、天枢、上巨虚、阴陵泉等穴,以泻法为主。忌艾、姜灸。

（3）食滞泄泻

[症状] 腹痛肠鸣,泻下粪便臭如败卵,泻后痛减,脘腹胀满,嗳腐酸臭,不思饮食,舌苔垢浊或厚腻,脉滑。

[护理原则] 消食导滞,和中止泻。

[方药] 保和丸。

[护理]

生活护理:保持病室空气新鲜,床褥清洁、整齐,被污染的衣被应及时更换清洗。

饮食护理:泄泻重者,应控制饮食,甚者可暂时禁食数小时至1日,待腹中宿食泻净,再进细软或半流质饮食,少量多餐。可给予山楂、酸梅汤、萝卜汤、麦芽汤,以消食导滞。痊愈后要做到饮食有节,避免再次复发。

用药护理:宜饭后服用。一般不宜止泻,消除宿食,腹泻自止。泻下不畅者,可用大黄、枳实、神曲煎水内服,以通腑荡积。

针推护理:协助医生做好针灸治疗。针刺脾俞、中脘、天枢、足三里,有健脾止泻的作用。

（4）肝气乘脾

[症状] 平时多有胸胁胀满,嗳气少食,每因情志因素发生腹痛泄泻,腹中雷鸣,攻撑作痛,矢气频作,舌淡红,脉弦。

[护理原则] 抑肝扶脾,理气止泻。

[方药] 痛泻要方。

[护理]

生活护理:病室应凉爽通风,保持宁静,生活环境应舒适、宽松。患者症状较轻或缓解期间,应多参加室外活动,如散步、打太极拳、气功等,增强脾胃功能。

饮食护理:饮食宜清淡、易消化,常食金橘饼、陈皮,以疏肝理气。忌辛辣、煎炸、油腻肥厚及烟酒等助湿困脾生热之品。

情志护理:加强情志护理,避免劳倦忧郁和抑郁恼怒,保持心情舒畅,怡情放怀,使脾胃功能逐渐得以恢复。

用药护理:宜饭后偏凉服用。

针推护理:协助医生做好针灸治疗。针刺中脘、期门、足三里、阳陵泉等穴,有疏肝和脾作用。

(5)脾虚泄泻

[症状]　泄泻日久,大便时溏时泻,水谷不化,稍进油腻之物,则大便次数增多,甚至水泻,脘腹胀满不适,面色萎黄,肢倦乏力,舌质淡,苔薄白,脉细弦。

[护理原则]　健脾益气,升清止泻。

[方药]　参苓白术散或附子理中丸。

[护理]

生活护理:病室温度略高,阳光充足,保持干燥。动静结合,劳逸适度,适当锻炼,以通调脏腑,增强体质。腹部注意保暖,可给予热敷。

饮食护理:饮食有节,定时定量,少量多餐,选食富营养而易消化的食品,如豆制品、鲫鱼、黄鱼、鸡、鸡蛋、牛羊肉等。平时常食黄芪粥,或以山药、扁豆、大枣、薏苡仁等做羹食用,以健脾益气。忌食生冷、肥甘、煎炸等伤脾碍胃之品。

用药护理:宜空腹热服。

针推护理:协助医生做好针灸治疗。针刺脾俞、章门、中脘、天枢、足三里等穴,并可加艾灸、隔姜灸,以健脾止泻。

(6)肾虚泄泻

[症状]　多在黎明之前脐腹作痛,肠鸣即泻,泻下完谷,泻后则安,伴形寒肢冷,腰膝酸软,舌质淡嫩,苔薄白而润,脉沉细弱。

[护理原则]　温补脾肾,固涩止泻。

[方药]　理中丸合四神丸。

[护理]

生活护理:病室应温暖向阳,多加衣被,黎明前如厕,应穿好御寒的衣服,以免受凉。根据病情及患者的体质,鼓励患者适当活动,锻炼身体。冬天多晒太阳,以振奋阳气,驱除阴寒。

饮食护理:饮食以清淡、温热、细软易消化之品为宜,多食补中益气、温补肾阳之品,如山药、核桃、狗肉及动物肾脏。汤菜中适量加入肉桂粉、胡椒粉、干姜粉等以温煦脾胃。也可用石榴皮或龙眼肉,加红糖煮水,空腹或睡前服。

用药护理:宜空腹热服。

针推护理:协助医生做好针灸治疗。针刺脾俞、章门、天枢、足三里、肾俞、命门、关元等穴,用补法,或艾灸。

(三)健康指导

1. 生活起居有节,顺应四时气候变化,防止外感风寒暑湿之邪,加强锻炼,增强脾胃健运功能。

2. 加强饮食卫生和水源管理,讲究个人卫生,饭前便后要洗手,防止"病从口入"。

3. 加强饮食调养,定时定量,少量多餐,不可过食生冷食品,进食瓜果蔬菜要充分清洗,禁食一切不洁及腐败食物。

4. 调摄精神,保持情绪安定,力戒恼怒。

九、消　渴

（一）概述

消渴是以多尿、多饮、多食、形体消瘦，或尿有甜味为主要临床表现的病证。其病机主要是禀赋不足，阴津亏损，燥热偏胜，且多与血瘀密切相关。

消渴病与西医学的糖尿病基本一致。西医学的尿崩症，因具有多尿、烦渴的临床特点，与消渴病有某些相似之处，亦可参考本篇辨证施护。

（二）护理措施

1. 病情观察

（1）三消的分辨：以肺燥为主，多饮症状较为突出者，称为上消；以胃热为主，多食症状较为突出者，称为中消；以肾虚为主，多尿症状较为突出者，称为下消。

（2）标本的不同：本病以阴虚为本，燥热为标。初病多以燥热为主，病程较长者则阴虚与燥热互见，日久则以阴虚为主，进而则由于阴损及阳，导致阴阳俱虚之证。

（3）观察病情的进退：食量、饮水量及尿量是病情进退的重要临床指征。若病情加重时，饥渴感加重，饮食及尿量异常增多；若病情好转时，饥渴感随之减轻，饮食及尿量亦渐趋正常。故应每日详细记录患者的食量、饮水量及尿量。

（4）其他症状的观察：一般来说，随着饮食量及尿量的减少，其他各种症状如精神倦怠、烦躁、头昏等，也应相应好转。如饮食量突然减少，而其他症状不减，甚至反而加重，都非佳兆，应警惕并发症的出现。

（5）并发症的观察：昏迷是本病最严重的并发症，病情危重，如抢救不及时或不适当都可危及患者的生命，应予特别注意。如发现患者食量突减而精神反差，神情淡漠，或嗜睡，或烦躁异常、不寐，或言语错乱，或头昏头痛特甚，都可能是昏迷的先兆，即应注意观察症状的发展。如患者出现视物模糊、肢体麻木、心悸气短、萎软无力、发热、水肿、疮疖痈疽等，都可能发展成严重的并发症，应立即报告医生，及时给予相应的处理。另外，用降糖药过量，或患者过度节食，可能诱发虚脱，且来势较快。发现后应立即使患者平卧休息，给糖水或葡萄糖水饮用，同时报告医生，待患者恢复正常后方可离去。

（6）定期留尿进行检查是观察的重要内容之一：常规留尿的时间及频度应根据病情或按医嘱而定。如发现有昏迷前兆，应立即主动留尿送检。

（7）测量体重：体重的增减是了解患者病情和决定其饮食、给药的重要依据，每周应测量记录一次。

2. 辨证施护

（1）肺热津伤（上消）

［症状］　烦渴多饮，口干舌燥，尿频量多，舌边尖红，苔薄黄，脉洪数。

［护理原则］　清热润肺，生津止渴。

［方药］　消渴方。

［护理］

生活护理：患者应注意休息，适当运动，可配合"放松功"、"内养功"进行锻炼，保持大便通畅。

饮食护理：患者应给予清淡饮食，适当控制食量，多食具有清热养阴生津的蔬菜，如苦瓜、菠菜、番茄、萝卜、鳝鱼等。忌辛辣食物及烟酒。可食用马乳，每次50ml，每日三次，具有生津止渴作用。可用鲜芦根、天冬、麦冬，或生地、玄参、天花粉泡水代茶以生津止渴。大便秘结者,可予以大黄、玄参泡水服。若兼见神疲乏力、气短等,为气伤之象,可用生山药 250g 煎水代茶,或鲜山药 100g,粳米 100g,加水 1000～1500ml,小火熬成粥食用,具有益气养阴之功。

用药护理:汤剂煎服。

针推护理:协助医生做好针灸、推拿治疗。①针灸:针刺肺俞、脾俞、胃俞、肾俞、足三里、三阴交、太溪、太渊、少府,用泻法;②推拿:按揉肺俞、心俞、中府、云门、膻中、气户、库房、手三里、阳陵泉。

（2）胃热炽盛（中消）

[症状]　多食易饥,口渴,尿多,形体消瘦,大便干燥,苔黄,脉滑实有力。

[护理原则]　清胃泻火,养阴增液。

[方药]　玉女煎。

[护理]

生活护理:病室宜安静、卫生、阴凉,并保持一定的湿度。注意大便是否通畅。有疮疖、痈疽者应及时处理。要注意观察体重变化。

饮食护理:饮食宜食用瘦肉、蛋类、猪肝、乳制品等高蛋白食物,以加强营养,补充消耗量。但须节制饮食,主食应控制在每日 300～400g,饥饿时可给黄豆、花生米嚼食,或给新鲜叶类蔬菜充饥。多饮番茄汤、石斛汤、萝卜汤,或予地骨皮 50g 煎水代茶,以清胃泻火。

用药护理:石膏应先煎。汤药宜凉服。另可用天花粉、黄连各 90g,共研为末,炼蜜为丸,麦冬煎汤送服,每服 10g,每日 2 次,以增强滋阴泻火之功。

针推护理:协助医生做好针灸、推拿治疗。①针灸:针刺肺俞、脾俞、胃俞、肾俞、足三里、三阴交、太溪、中脘等穴,用泻法。②推拿:按揉肝俞、建里、天枢、期门、章门、血海穴。

（3）肾阴亏虚（下消）

[症状]　尿频尿多,混浊如脂膏,或尿甜,腰膝酸软,乏力,头晕耳鸣,口干唇燥,皮肤干燥,瘙痒,舌红苔少,脉细数。

[护理原则]　滋阴补肾,润燥止渴。

[方药]　六味地黄丸。

[护理]

生活护理:根据体力进行适当锻炼,但应避免过劳。应节制房事。要注意观察患者的视力、皮肤及全身情况,若有雀目、圆翳内障、眩晕等症状时,应及时治疗。若见中风先兆或中风应立即报告医师进行抢救。

饮食护理:饮食宜选用地黄粥、枸杞粥、桑葚汁等滋肾润燥之食物。或枸杞子 15g,煎水代茶,以滋养肝肾之阴。

用药护理:用淡盐水送服、饭前空腹服。

针推护理:协助医生做好针灸治疗。①针灸:针刺肺俞、脾俞、胃俞、肾俞、足三里、三阴交、太溪、太冲、照海穴,酌情加灸,用补法;②推拿:按揉肝俞、志室、水分、中极、太溪穴。

（4）阴阳两虚（下消）

[症状]　小便频数,混浊如膏,甚至饮一溲一,面容憔悴,耳轮干枯,腰膝酸软,四肢欠温,畏寒怕冷,阳痿或月经不调,舌淡苔白而干,脉沉细无力。

[护理原则]　温阳滋阴,补肾固摄。

[方药]　金匮肾气丸。

[护理]

生活护理:减少活动,病重者应卧床休息;禁房事,避风寒;注意防止水肿的发生;防止出现阴虚阳浮或阴阳离决等所致的危重变证。

饮食护理:饮食宜补脾、益气、养阴之食物,如猪胰、猪肾、黄芪、黑豆等,可用猪胰1具、黄芪100g,水煎服,每日一剂,10日为一个疗程。

用药护理:若改为汤剂,则宜文火久煎,温服、顿服,如加鹿茸,应先研细末后再用开水,或煎剂冲服。患者应随煎随服,每日可二、三服。也可取山药100g、黄芪50g,水煎服,每日一剂。

针推护理:协助医生做好针灸、推拿治疗。①针灸:针刺肺俞、脾俞、胃俞、肾俞、足三里、三阴交、太溪、阴谷、气海、命门穴,酌情加灸,用补法;②推拿:按揉肝俞、肾俞、志室、水分、中极、太溪、命门穴。

(三)健康指导

1. 合理安排生活,做到起居有常,劳逸结合,适当运动以不感劳累为度。

2. 平时注意情志调养,避免精神内伤。

3. 控制饮食,忌肥甘厚味、辛辣、烟酒等刺激之品。

4. 节制性欲和生育,以固肾气。

5. 注意个人卫生,保持全身和局部皮肤清洁,防止损伤,特别注意口腔、足部和外阴的防护,如有感染立即就医。

6. 按医嘱服用降糖药,定期复查,随带治疗卡。

第2节 外科病证与护理

一、湿 疹

(一)概述

湿疹是一种以反复发作的对称性、多形性、有渗出倾向、自觉瘙痒、以皮肤损害为特征的过敏性炎症性皮肤病。根据其发病部位的不同而有不同的名称:浸淫遍体,滋水极多者,称为"浸淫疮";发生在耳部的称"旋耳疮";发生在乳头部的称"乳头风";发生在小腿的称"湿气疮"。

饮食不节,嗜酒或过食辛辣、荤腥之品,致使风、湿、热邪蕴结,客于肌肤;或禀赋不足,脾肾亏虚,血虚风燥等均可致成本病。

(二)护理措施

1. 病情观察

(1)密切观察病情缓急,皮损形态,皮损部位,瘙痒程度辨清湿疹分型:湿热浸淫型发病急,皮损潮红灼热,瘙痒剧烈;血虚风燥型病程迁延,反复发作,皮损粗糙肥厚,阵发性瘙痒;脾虚湿蕴型发病较缓,皮损淡红色,自觉瘙痒。

(2)生命体征监测,做好护理记录。

(3)治疗后,密切观察病情变化:严密观察患者生命体征、瞳孔、神志、舌苔、二便等变化,发现异常,及时报告医师,并配合治疗。

2. 辨证施护

(1)湿热浸淫

[症状] 起病多急剧,常对称发生,可发于身体任何部位,皮肤很快出现红斑、丘疹、水泡,瘙痒无休,抓破后流有黏液,皮肤糜烂,最后结痂,脱屑而愈。可伴有发热、心烦、口渴,大便秘结,小便短赤,舌红,苔黄腻,脉滑数。

[护理原则] 清热利湿,祛风止痒。

［方药］ 龙胆泻肝汤。

［护理］

生活护理:居住处应通风、干燥;注意皮肤的清洁,勿用肥皂、避免热水烫洗、烈性药物刺激及搔抓;保持床铺衣物清洁、干燥,内衣应柔软,以棉质品为宜。

饮食护理:合理搭配饮食,多吃蔬菜、水果,禁食肥甘、辛辣和发物类饮食;保持大便通畅;选用赤小豆粥:先煮赤小豆30g至熟,再加入白米50g煮粥,或赤小豆浸泡半日后用糯米煮粥服用。

用药护理:汤剂煎服。或服龙胆泻肝丸。亦可用苦参、黄柏、地肤子、荆芥、野菊花各10g煎水温洗,再用青黛散麻油调搽;亦可用黄连软膏外搽。

情志护理:因湿疹瘙痒无休,病人心烦、易怒、易躁,医护人员对病人要做耐心细致的解释工作,让病人积极配合治疗。

针灸护理:协助医生做好针刺治疗。针刺合谷、阴陵泉、大椎、丰隆穴,以清热疏风利湿止痒。亦可在睡前用梅花针叩打风池、百会、四神聪穴,以镇静安神止痒。

（2）血虚风燥

［症状］ 多由急性湿疹转变而来,呈慢性过程,表现为皮肤增厚,触之较硬,皮损色暗或色素沉着,表面粗糙,呈苔藓样变,瘙痒剧烈,尤以夜间或情绪紧张时更甚,伴有口干、纳呆、腹胀,舌淡,苔白,脉濡细。

［护理原则］ 养血祛风,清热化湿。

［方药］ 当归饮子。

［护理］

生活护理:保持室内清洁,温湿度适宜;注意个人卫生,穿着轻软棉质舒适衣裤;注意保持大便通畅。

饮食护理:饮食宜清淡、易消化,多食蔬菜、水果,忌食辛辣及发物等。选用桑葚百合汤:将桑葚15g,百合15g,红枣5枚、青果10g加水适量煎汤饮用。

用药护理:汤剂煎服。亦可选用各种软膏剂、乳剂外搽,如青黛膏、5%硫黄软膏,5%~10%复方松馏油软膏,2%冰片软膏,10%~20%黑豆馏油软膏等。

针灸护理:协助医生做好针刺治疗。取合谷、曲池、血海、三阴交、大椎、足三里等穴,毫针刺用平补平泻法,或用艾条烟熏患处止痒。

（3）脾虚湿蕴

［症状］ 发病较缓,皮损潮红,瘙痒,抓后糜烂渗出,可见鳞屑,伴有胃纳不香,食欲减少,神疲,腹胀,便溏溲干,面色萎黄,舌淡胖,苔白腻,脉弦缓。

［护理原则］ 清热燥湿,健脾止痒。

［方药］ 胃苓汤。

［护理］

生活护理:保持室内清洁和适宜的温湿度;注意皮肤卫生,避免刺激搔抓;保持床铺清洁,渗出较多者,要勤换床单、衣被;剧痒影响休息者,睡前服用镇静剂、止痒剂,或针灸镇静止痒。

饮食调护:饮食宜清淡、易消化,多食蔬菜、水果,忌食辛辣及发物等;注意发现能加重或诱发本病的食物,并避免再食用;选用赤小豆薏苡仁粥:先用沙锅煮赤小豆30g至烂,再加入薏苡仁50g煮粥服用。

情志护理:让病人多了解本病的有关知识,如常见诱因、饮食禁忌、服药的方法、皮肤护理等,稳定病人的情绪,避免恼怒,增强病人治疗疾病的信心。

用药护理:汤剂煎服。亦可选用三黄洗剂或黄柏霜;糜烂渗出时,可用鲜马齿苋、鲜蒲公英、鲜紫花地丁、金银花、野菊花等任选一种,煎水湿敷。

针灸护理:协助医生做好针刺治疗。剧痒难以入睡时,可针刺合谷、曲池、神门等穴。

(三) 健康指导

1. 避免自身可能的诱发因素,避免各种外界刺激,如热水烫洗,过度搔抓、清洗及接触可能敏感的物质如皮毛制剂等。少接触化学成分用品,如肥皂、洗衣粉、洗涤剂等。避免可能致敏和刺激性食物,如辣椒、浓茶、咖啡、酒类。

2. 湿疹患者床上用品应保持清洁、干燥、平整,穿柔软宽松的棉质贴身衣物,且每日更换,有糜烂渗出者直接接触的用物要求无菌。

3. 湿疹患者不可留长指甲,切勿暴力搔抓皮肤,洗澡时禁用肥皂水、热水烫洗,禁用对皮肤刺激较大的洗护用品。

4. 有糜烂渗出者按医嘱使用 2% 硼酸溶液或 0.9% 氯化钠溶液给予皮损处冷湿敷。用 8 ~ 16 层纱布,浸湿药液后拧干覆盖在皮损处,一次 30 分钟,每日 2 ~ 3 次。

5. 瘙痒严重的患者可涂外用药,晚间瘙痒剧烈者可在晚餐后及睡前各用一次抗组胺药,并事先了解药物的副作用,如头晕、嗜睡等,消除疑虑。

6. 手部及小腿湿疹苔藓样变明显的患者,外用软膏后可加塑料薄膜封包,每日一次。

7. 在专业医师指导下用药,切忌乱用药。

二、痈

(一) 概述

痈是一种发生于体表皮肉之间的急性化脓性疾病,有发病迅速,局部红肿热痛,易肿、易脓、易溃、易敛的特征。外感暑湿热毒,过食辛辣及膏粱厚味,或内郁湿热火毒等,均可引起营卫不和,气血凝滞,经络阻塞,致使邪毒郁于肌肤而发病。

现代医学中的体表脓肿、急性化脓性淋巴结炎、浅层蜂窝织炎等疾病,可参照本章辨证施护。

(二) 护理措施

1. 病情观察

(1) 密切做好生命体征监测,做好护理记录。

(2) 观察有无并发症,有无其他感染。特别需要密切观察患者意识情况,如有异常及时报告医生。

(3) 注意观察疮形、肿势、色泽、疼痛及体温的变化,记录脓液的色、质、量。

(4) 如有敷料,保持伤口敷料干燥,发现浸湿、脱落等情况及时处理,或报告医师。

(5) 高热烦躁者,宜卧床休息,多饮清热利湿解毒的饮料或遵医嘱给予清热利湿解毒中药代茶饮。

2. 辨证施护

(1) 初起期

[症状]　局部结块,形如鸡卵,皮色不变,肿胀,灼热,疼痛,活动度不大,或伴有恶寒发热、头痛、口渴、尿赤、便秘等,舌质红,苔黄燥,脉滑数。

[护理原则]　散风清热,化痰消肿。

[方药]　仙方活命饮。

[护理]

生活护理:发热口渴者,多饮开水;疮面忌挤压;疮口周围皮肤应经常保持清洁干燥。

饮食护理:饮食宜清淡,多食水果、蔬菜;忌食肥甘、辛辣刺激性食物和海腥发物。可选用银花粥:将金银花50g煎汤取汁再加入适量水烧开,将洗净的大米放入水中,文火煎成稀粥食用。

情志护理:让患者了解痈发生的可能原因及防治措施,消除患者紧张情绪,避免急躁,保持良好的心态。

用药护理:汤剂煎服,可同时外敷金黄膏,或鲜蒲公英、紫花地丁、马齿苋捣碎外敷。

针灸护理:协助医生做好针灸治疗。取委中穴,以三棱针点刺出血,每天1次;或用大蒜捣烂摊于患处约3mm厚,以艾条隔蒜灸20~30分钟,每天2次;高热者,可针刺合谷、曲池等穴。

(2)成脓期

[症状]　患处皮色转红,肿势高突,疼痛加剧,按之中软而有波动感,或伴有壮热不退、头痛,食少、口渴、尿赤、便秘等,舌质红,苔黄厚,脉洪数。

[护理原则]　清热解毒,提脓祛腐;脓肿成熟,应切开排脓。

[方药]　透脓散。

[护理]

生活护理:密切注意痈形、肿势、色泽和疼痛的变化;若切开引流,应注意观察排脓是否通畅。

饮食护理:选用甘草三豆汤:将甘草10g水煎后去渣加绿豆、赤小豆、黑大豆各30g,煮至豆烂,吃豆喝汤。忌食肥甘、辛辣刺激性食物和海腥发物。

用药护理:汤剂水煎内服;外治切开排脓,保持引流通畅,如有袋脓,应作棉垫压迫疗法,外盖金黄膏或红油膏。

(3)溃后期

[症状]　患处脓出毒泄,局部红肿热痛减轻或消失,腐去新生,疮口收敛。亦有溃后脓水稀薄,创面肉芽不生,或四周根盘坚硬不消者。

[护理原则]　补益气血,调理脾胃。

[方药]　十全大补丸。

[护理]

生活护理:疮口周围皮肤保持清洁、干燥,以免并发湿疹。

饮食护理:注意饮食调理,加强营养,多吃血肉有情之品和瓜果、蔬菜等;可选用黄芪乳鸽汤补益正气:乳鸽一只,黄芪30g,枸杞15g同放碗中加水适量炖熟,吃鸽肉喝汤。忌食肥甘、辛辣食物和海腥发物。

用药护理:汤剂水煎内服,宜饭前服用;外治局部创口可掺九一丹或二宝丹,以提脓去腐;溃后脓尽改用生肌散或生肌玉红膏换药。

针灸护理:协助医生做好针灸治疗。取足三里,毫针刺,用补法,再用艾条直接灸患处,每天2次,可促进疮口早期愈合。

(三)健康指导

1. 保持皮肤清洁,勤洗澡更衣,勤剪指甲,注意皮肤卫生。

2. 避免外伤,防止蚊虫叮咬及皮肤毛囊的感染。

3. 饮食禁膏粱厚味,宜清淡,多食新鲜蔬菜、水果。

4. 保持个人和工作环境清洁卫生。

5. 叮嘱患者切勿用手挤压患处,以免发生毒邪内陷。

第3节　妇科病证与护理

一、月经不调

（一）概述

月经不调是指月经周期、经期、经量、色、质出现异常。多因外感邪气、内伤七情、房劳、多产、饮食不节以及体质因素等导致脏腑功能失调，气血不和，冲任二脉损伤而发病。

现代医学中的排卵型功能失调性子宫出血、盆腔炎、子宫肌瘤、子宫内膜异位症、子宫内膜结核等疾病均可参照本章辨证施护。

（二）护理措施

1. 病情观察

考点：常见妇科病证的辨证施护

（1）观察和记录月经的周期，经期的长短，经血的量、色、质、气味及伴随症状。

（2）月经量多，伴面色苍白、汗多肢冷、脉沉细等情况，应报告医师，并配合处理。

（3）观察药后有无口渴、咽干、口鼻生疮、便秘、头目胀痛等现象。

2. 辨证施护

（1）气虚

[症状]　经期提前，月经量多，色淡，质稀，神疲乏力，气短懒言，面色无华，少腹有空坠感，纳少便溏，舌淡苔薄，脉细无力。

[护理原则]　健脾养心，补气摄血。

[方药]　人参归脾丸或补中益气丸。

[护理]

生活护理：注意休息，避免重体力劳动或剧烈运动，不宜浸渍冷水和游泳；注意经期卫生。

饮食护理：加强饮食调养，多食血肉有情之品或补血食品，如牛奶、鸡蛋、猪肝、鱼类、豆浆、菠菜、红枣、桂圆、黑木耳等；可选用参芪大枣粥：党参、黄芪各15g，大枣适量，加水煎20分钟，去参芪入粳米煮粥食用。

情志护理：月经期，部分病人易躁易怒，情绪不稳定，医护人员要多关心、体贴病人，给予精神安慰，让病人安心治疗；同时让病人了解情志变化与疾病发生的关系，保持心情舒畅。

用药护理：中成药宜饭前空腹服用。月经过多者宜先服人参3g，三七粉5g，或云南白药1.5g温水调服。

针灸护理：协助医生做好针灸治疗。取血海、三阴交、足三里、关元等穴，毫针刺用补法，可加灸。

（2）阴虚血热

[症状]　经期提前，月经量少，色红质稠，颧红唇赤，手足心热，舌红苔少，脉细数。

[护理原则]　滋阴清热调经。

[方药]　乌鸡白凤丸。

[护理]

生活护理：注意休息，避免重体力劳动或剧烈运动，不宜浸渍冷水和游泳；注意经期卫生。

饮食护理：选用地黄粥：将生地黄30g煎汤去渣取汁，大米适量煮成粥加入药汁及冰糖适量，调匀食用；亦可用清炖甲鱼汤；忌食烟酒辛辣、温燥助阳之品。

用药护理：中成药宜饭前空腹服用。

针灸护理：协助医生做好针刺治疗。可选用三阴交、足三里、关元、血海、肾俞等穴。

（3）阳盛血热

［症状］　经期提前,月经量多,色鲜或紫,质黏稠,或夹有血块,心胸烦闷,渴喜冷饮,大便燥结,小便短赤,舌红苔黄,脉滑数而有力。

［护理原则］　清热凉血调经。

［方药］　固经丸。

［护理］

生活护理:注意休息,避免重体力劳动或剧烈运动,不宜浸渍冷水和游泳;注意经期卫生。

饮食护理:选用鲜藕粥:先煮粳米至粥半熟时,加入洗净之鲜藕片,煮至粥熟,加糖少许服用;血热口渴者,亦可用鲜藕汁 200ml 分次服用,以凉血祛瘀止血;忌食辛辣、温燥助阳之品。忌烟酒。

用药护理:中成药内服,亦可做汤剂。

（4）肝郁血热

［症状］　经期提前,经量多或少,经色红或紫,质稠,或夹有瘀块,经前乳房、胸胁、少腹胀痛,烦躁易怒,口苦咽干,舌红或暗红,苔黄,脉弦数。

［护理原则］　疏肝清热调经。

［方药］　丹栀逍遥丸。

［护理］

生活护理:注意休息,避免重体力劳动或剧烈运动,不宜浸渍冷水和游泳;注意经期卫生。

饮食护理:选用月季花粥:先将粳米 50g 和桂圆肉 10g 放入开水锅内煮粥,待粥快熟时调入蜂蜜、月季花,稍煮即可服食;或用佛手 10g 泡茶,随意饮用。

情志护理:对病人应态度和蔼,消除其忧郁心理,使病人保持最佳心理状态,避免忿郁暴怒。

用药护理:中成药内服,亦可做汤剂水煎服。

针灸护理:协助医生做好针刺治疗。取气海、三阴交、太冲等穴,毫针刺用泻法。

（5）血虚

［症状］　经期错后,月经量少,色淡质稀,小腹空痛,面色苍白或萎黄,头晕眼花,心悸失眠,皮肤不润,舌淡,苔薄或少苔,脉细无力。

［护理原则］　补气养血调经。

［方药］　人参养荣丸。

［护理］

生活护理:注意休息,保证充分睡眠,避免重体力劳动或剧烈运动,不宜浸渍冷水和游泳;注意经期卫生;坐卧起立时,动作要缓慢,切忌过快过猛,防止眩晕跌仆。

饮食护理:多食血肉有情之品,如鱼、肉、蛋、乳类;可服用当归粥:将当归 15g 加水煮半小时,去渣取汁,再将洗净的粳米、大枣同适量红糖放入当归汁中同熬成粥服用;亦可增补红枣、山药、薏苡仁、莲子、桂圆等药膳,以补益气血。

用药护理:亦可选用八珍益母丸、十全大补丸或当归补血丸任选一种,或两种交替服用。

针灸护理:协助医生做好针灸治疗。取气海、三阴交、足三里、血海、天枢、归来等穴,针灸并用。

（6）血寒

［症状］　经期错后,量少色暗,或夹瘀块,小腹冷痛,喜热喜按,形寒肢冷,腰酸乏力,面色苍白,舌质淡,苔薄白,脉沉迟或沉紧。

［护理原则］　温经散寒,养血调经。

［方药］　艾附暖宫丸。

［护理］

生活护理:注意保暖,随气候变化而增减衣被,以防外邪侵袭;应注意休息,避免过度劳累,不宜浸渍冷水和游泳,注意经期卫生。

饮食护理:加强营养,多食鱼、肉、蛋、乳类和新鲜蔬菜,忌食生冷瓜果、凉拌菜及酸涩食物;可选用艾叶粥:先将艾叶30g水煎去渣取汁,再加入洗净的粳米、红糖熬成粥服用;或用羊肉500g,生姜20g加适量水煮至烂熟,调味,饮汤食肉。

用药护理:亦可选用女金丹。

针灸护理:协助医生做好针灸治疗。艾灸天枢、气海、关元等穴;小腹疼痛者,可用热水袋温熨。

(7)气滞

［症状］　经期错后,月经量少,经色暗红,或有血块,精神抑郁,胸痞不舒,乳胀胁痛,小腹胀痛,舌质暗红,舌苔薄白或薄黄,脉弦。

［护理原则］　理气调经。

［方药］　香附丸。

［护理］

生活护理:注意休息,避免浸渍冷水和游泳,注意经期卫生。

饮食护理:选用月季花茶:将月季花5g,红糖适量共煎汤;亦可用橘皮泡茶频饮。

情志护理:注意患者情绪变化,劝导病人正确对待客观事物,保持心情舒畅,避免忿郁暴怒,使气血畅行。

用药护理:中成药内服,忌生冷油腻。

针灸护理:协助医生做好针刺治疗取三阴交、足三里、血海、归来、气海、太冲等穴,毫针刺用泻法。

(8)肾虚

［症状］　经行或先或后,量少色淡质稀,头晕耳鸣,腰酸腿软,小腹空坠感,夜尿频数,舌淡苔薄,脉沉细无力。

［护理原则］　补肾固经。

［方药］　金匮肾气丸。

［护理］

生活护理:肾阳虚怕冷病人,应注意保暖,室温宜偏高,随气候变化而增减衣被,避免直接吹风;注意休息,避免重体力劳动或剧烈运动,不宜浸渍冷水和游泳;注意经期卫生。

饮食护理:选用肉桂粥:先煎肉桂5g,取浓汁待用,另以水煮粳米,待粥将熟加入肉桂汁和红糖稍煮即可服用;或用黑豆水煮至烂,加红糖适量服用;亦可用猪腰、核桃、胎盘等滋养补肾填精之品;阳虚怕冷病人,冬季可进食羊肉汤以温补气血;忌食生冷瓜果、凉拌菜及酸涩食物。

用药护理:中成药内服,宜饭前空腹,淡盐水送服。

针灸护理:协助医生做好针灸治疗。选三阴交、足三里、气海、血海、肾俞等穴,毫针刺用补法,可加灸。

(三)健康指导

1. 保持心情舒畅,消除紧张、忧虑等情绪,以利于肝气通达、气血循行。

2. 劳逸适度,节制房事,防止损伤冲任。

3. 注意外阴及阴道卫生,内裤勤换勤洗,并在日光下曝晒,不宜阴干。

4. 注意饮食调摄,忌食生冷、苦寒之品,以防胞宫受寒,导致月经过少、闭经等。

5. 配合气功、太极拳等体育锻炼,以助气血运行,维持女性的正常生理功能。

二、痛　　经

(一) 概述

经期或经行前后,出现周期性小腹疼痛,或痛引腰骶,甚至剧痛难忍,影响生活和工作者,称为痛经,亦称经行腹痛。气滞血瘀、寒湿凝滞、湿热蕴结等,均可导致本病。冲任胞脉瘀阻,"不通则痛";气血虚弱、肝肾亏损可致胞脉失于濡养,"不荣则痛"。

现代医学中的原发性痛经和继发性痛经均可参照本章辨证施护。

(二) 护理措施

1. 病情观察

(1) 痛经发作时,注意观察面色、汗出、脉搏等情况,以免发生昏厥。

(2) 如有面色苍白、冷汗淋漓、血压下降、脉细等情况时,应报告医师,并配合处理。

2. 辨证施护

(1) 气滞血瘀

[症状]　经前或经期,小腹胀痛或阵痛,或刺痛拒按,胸胁、乳房胀痛,经量少而淋漓不畅,经色紫黑或夹有瘀块,瘀下后则疼痛减轻,舌质紫暗,或有瘀点,脉弦或弦涩有力。

[护理原则]　理气活血,化瘀止痛。

[方药]　七制香附丸或坤顺丹。

[护理]

生活护理:保持环境整洁、舒适、安静、避免不良刺激;腹痛剧烈时应卧床休息,注意腹部保暖,可作腹部热敷。

饮食护理:经期或经前期忌食生冷、寒凉、酸涩食物;可选用桃仁生地粥:先将桃仁 10g,生地 30g 入砂锅同煮半小时,去渣取汁,再入粳米煮粥,粥熟后入桂心粉、红糖,再煮 1~2 沸即可服用。

情志护理:给予精神安慰,消除紧张、恐惧心理。

用药护理:七制香附丸或坤顺丹适用于气滞较重者,若血瘀较重者,可选用得生丹等;亦可服用元胡粉 1.5g,每日 2 次;或选用肉桂 6g,参三七 3g,失笑散 30g,共研细末,每次 1.5g,每日 2 次冲服。

针推护理:协助医生做好针灸推拿治疗。①针灸取中极、次髎、气海、子宫、三阴交、足三里、合谷等穴,毫针刺用泻法,亦可针灸并用。②推拿方法:指导患者睡前排尿后仰卧,用手掌反复揉按小腹部约 3~5 分钟,手法由轻至重;用拇指点按气海穴 2 分钟;用拇指揉捏双侧三阴交穴约 2 分钟;亦可用风油精按摩关元穴止痛。

(2) 寒湿凝滞

[症状]　经前或经期,小腹冷痛或绞痛,喜热拒按,经血量少,色暗有血块,畏寒肢冷,面色青白,舌暗苔白腻,脉沉紧。

[护理原则]　温经散寒,活血止痛。

[方药]　艾附暖宫丸。

[护理]

生活护理:注意保暖,避免受凉加重病情;腹痛剧烈时应卧床休息;注意经期卫生,月经前后及经期,不宜游泳、下冷水,亦不宜参加剧烈运动或重体力劳动。

饮食护理:选用肉桂粥:以水煮粳米至粳米开花时,加入肉桂末 3g 及红糖少许,再煮沸

2～3 分钟即可服用;亦可用红糖生姜汤代茶热饮。忌食生冷、寒凉、酸涩食物。

用药护理:中成药亦可选用温经丸或经期腹痛丸等;或艾叶 10g,生姜 2 片,红糖适量,水煎服;或用小茴香 9g,生姜 6g,水煎服。

针灸护理:协助医生做好针灸治疗。针刺取中极、合谷、次髎、地机等穴;艾灸气海、关元等穴;亦可用热水袋或药袋热熨小腹部。

(3) 湿热蕴结

[症状] 经前或经期,小腹灼痛拒按,痛连腰骶,经色紫红,质稠有块,或伴低热,或有带下黄稠,小便黄赤,舌红苔黄腻,脉滑数或濡数。

[护理原则] 清热除湿,祛瘀止痛。

[方药] 清热调血汤。

[护理]

生活护理:腹痛剧烈时应卧床休息;注意经期卫生,月经前后及经期,不宜游泳,亦不宜参加剧烈运动或重体力劳动。

饮食护理:饮食宜清淡,忌肥甘厚味、辛辣刺激之物;选用栀子仁粥:以水煮粳米 50g,待粥将熟时,调入栀子仁末 5g 稍煮即可服用。

用药护理:汤剂水煎内服,中成药亦可选用调经活血片。

针刺护理:协助医生做好针刺治疗。取气海、三阴交、中极、合谷、行间等穴,毫针刺用泻法。

(4) 气血虚弱

[症状] 经期或经后,小腹隐痛喜按,月经量少,色淡质稀,腰膝酸软,面色苍白,神疲乏力,头晕心悸,舌质淡,边有齿痕,苔薄,脉细弱。

[护理原则] 补气养血。

[方药] 十全大补汤。

[护理]

生活护理:注意腹部保暖,月经前后及经期,不宜游泳、冷水洗漱,亦不宜参加剧烈运动或重体力劳动。小腹冷痛者,可热熨小腹部以缓急止痛。

饮食护理:加强营养,多食肉、鱼、蛋、乳制品以及新鲜蔬菜、水果;可选用羊肉粥:将去脂膜羊肉切细与粳米同煮为粥后服用。或用韭菜 250g 捣烂取汁,兑入煮沸的红糖适量,痛经时每天饮用 1 次;忌食生冷、寒凉、酸涩食物。

用药护理:人参宜单煎另炖,药宜餐前空腹服用,中成药亦可选用人参养荣丸,或用当归 15g,水煎取汁,加入红糖适量,米酒 18g,调匀分服。

针灸护理:取足三里、关元、命门、肾俞等穴,针灸并用,用补法。

(5) 肝肾亏损

[症状] 经期或经后,小腹隐痛喜按,月经量少,色淡质稀,头晕耳鸣,腰膝酸软,舌淡苔薄,脉沉弱。

[护理原则] 补养肝肾,调经止痛。

[方药] 安坤赞育丸。

[护理]

生活护理:注意腹部保暖,月经前后及经期,不宜游泳、冷水洗漱,亦不宜参加剧烈运动或重体力劳动。小腹冷痛者,可热熨小腹部以缓急止痛。

饮食护理:选用菟丝子粥:菟丝子 15g 水煎,去渣取汁,再用药汁煮粳米,待粥熟时放入白糖稍煮即可服用;或用鸡蛋 2 个,黑豆 60g,加水煮熟,去蛋壳再煮片刻,加入米酒 120g 吃蛋喝汤。

（三）健康指导

1. 劳逸结合,生活规律,睡眠充足,经期避免过度劳累及剧烈活动。
2. 行经时少食生冷瓜果,勿涉冷水,忌坐卧潮湿之地;注意下腹保暖,避免寒冷刺激。
3. 注意个人卫生及外阴清洁,勤换卫生垫及内裤。
4. 行经期间绝对禁止房事。
5. 加强体育锻炼,增强体质和抗病能力。

第 4 节　儿科病证与护理

一、小儿遗尿

（一）概述

小儿遗尿俗称尿床,是指 3 岁以上的小儿不能自主控制排尿,经常睡中小便自遗,醒后方觉的一种病证。多见于 10 岁以下的儿童。肾气不足,气化失常;肺气不宣,制水无权;脾气虚弱,运化无能,均可产生遗尿。

现代医学之"遗尿症"可参照本章辨证施护。

（二）护理措施

1. 病情观察
（1）观察遗尿时间及尿床后是否熟睡。
（2）夜间定时唤醒患者小便,并将唤醒小便时间渐次后延至晨起。
（3）服药治疗后观察效果和反应,并做好记录。

2. 辨证施护
（1）肾气不足
［症状］　经常睡中遗尿,醒后方觉,小便清长,面色苍白,神疲乏力,畏寒肢冷,反应迟钝,舌淡苔白,脉细弱。
［护理原则］　温肾固摄。
［方药］　金匮肾气丸。
［护理］

生活护理:注意保暖,尿床后及时更换衣被,保持皮肤清洁卫生;睡姿不宜仰卧和俯卧,以侧卧为宜;被盖不要过紧,双脚不宜过温或受压;睡前尽量排空膀胱,少食有利尿作用的饮料和食品;训练定时排尿,逐渐建立良性的排尿条件反射;尽量寻找引起遗尿的原因,采取对因施护。

饮食护理:选用雀儿药粥:先把菟丝子、覆盆子、枸杞子各 10g,一同放入沙锅内煎取药汁,去掉药渣,再将麻雀两只去毛及内脏,洗净用酒炒,然后与粳米、药汁加适量水一并煮粥,欲熟时加入盐、葱白、生姜,煮成稀饭粥服食。冬季食用为最好,3~5 天为一个疗程。

情志护理:患儿经常遗尿,情绪低落,或悲观、惊恐、紧张,医护人员及家长不要责怪患儿,要耐心开导、消除患儿惊恐、紧张情绪,以减轻精神负担,积极配合治疗。

用药护理:中成药宜餐前空腹服用可用淡盐水送服,或用桑螵蛸 3g,炒焦研末,加红糖少许,每日下午用温开水调服,连服 3 天;或黑胡椒适量,风湿膏 1 张,每晚睡前将适量黑胡椒放脐窝中,以填满为度,用风湿膏贴好压紧,24 小时后去掉或更换,7 次为一个疗程。

针推护理:协助医生做好针灸推拿治疗;①针灸选用关元、气海、三阴交、阴陵泉、足三里、

考点:常见儿科病证的辨证施护

肾俞等穴,每次选 2 ~ 3 穴;亦可用艾炷直接灸关元、三阴交、神门等穴;或选神阙、关元等穴拔罐,留罐 3 ~ 5 分钟,每日或隔日 1 次。②推拿主要采用捏脊方法:患儿俯卧,从长强穴起,沿脊柱两侧双手捏提皮肤,逐渐向上移至大椎,3 次捏提 1 下,共 7 遍。腹部推拿法:患儿仰卧,两手拇指分别从脐部沿腹白线直推到耻骨联合,推 3 ~ 5 分钟,随后在脐下即两髂前上棘间连线中点处,用两手拇指向左右推 3 ~ 5 分钟。耳穴按摩肾、膀胱、皮质下、枕、耳尖、外生殖器、交感等反射区,每日早晚各 1 次,每次 20 分钟,4 周为 1 疗程。

（2）肺脾气虚

［症状］ 睡中遗尿,白天尿频,经常感冒,咳嗽痰喘屡作,气短自汗,面白少华,四肢无力,食欲不振,大便溏泄,舌淡苔白,脉细弱。

［护理原则］ 补益肺脾,固摄小便。

［方药］ 缩泉丸。

［护理］

生活护理:尿床后及时更换衣被,保持皮肤清洁卫生;采取舒适睡姿,睡前尽量排空膀胱,少食有利尿作用的饮料和食品;训练定时排尿,逐渐建立良性的排尿习惯。

饮食护理:选用金樱子粥:先煎金樱子 15g,取浓汁去渣,入芡实 10g 同粳米 30g 煮粥,粥成后加白糖调味,分 2 次服;亦可用狗肉黑豆汤:将狗肉切成小块,与黑豆加水炖至豆烂肉熟,将桑螵蛸、益智仁煎水取汁,加入汤中,以盐、生姜调味,分 2 次食用。

情志护理:精神刺激、惊吓、过度劳累、兴奋,或受体罚、责骂等可造成神经、精神稳定功能失调,引起遗尿。因此,对患儿态度要和蔼,语言要亲切,努力避免不良精神刺激,鼓励其树立战胜疾病的信心。

用药护理:亦可用桑螵蛸 3g,山药 5g,炒焦研末,加红糖少许,每日下午用温开水调服;或用炙黄芪、黑胡椒、葱白各 5g,炒山药 10g,研末调成糊状,敷贴于脐部,用胶布固定,每周 2 次,10 次为 1 疗程。

针灸拔罐护理:协助医生做好针灸等治疗。①针灸取穴脾俞、胃俞、关元、足三里、气海、三阴交、阴陵泉等,每次 2 ~ 3 穴。6 岁以下儿童用迅速浅刺法,不留针;6 岁以上儿童用补法;或用艾条悬灸;②拔罐选气海、关元拔罐,留罐 3 ~ 5 分钟。

（3）肝经湿热

［症状］ 睡中遗尿,小便黄而量少,性情急躁,夜梦纷纭,或夜间磨牙,口渴欲饮,面赤唇红,舌红苔黄,脉弦数。

［护理原则］ 清肝泄热,缓急止遗。

［方药］ 知柏地黄丸。

［护理］

生活护理:注意清洁,尿床后及时更换衣被,保持皮肤清洁卫生;睡姿适宜,避免膀胱受压;睡前尽量排空膀胱,睡前少食有利尿作用的饮料和食品。

饮食调护:选用蒲公英粥:取干蒲公英 30g 或新鲜蒲公英 60g,洗净切碎,去渣取药汁,入粳米同煮为稀粥,每日分 2 次服食;也可选车前苡仁炖猪膀胱:猪膀胱一个,车前子 10g 纱布包,薏苡仁 15g,并加生姜、花椒、盐适量放入猪膀胱中,两端用线扎紧,加水炖至烂熟,去车前,分 2 ~ 3 次服。

针刺护理:协助医生做好针刺治疗。取穴太冲、行间、肝俞、悬钟、三阴交、阳陵泉等,每次选 2 ~ 3 穴,6 岁以下儿童用迅速浅刺,不留针,6 岁以上儿童用泻法。

（三）健康指导

1. 安排合理作息时间,如养成午睡习惯、不过度疲劳、睡前排空膀胱等。

2. 讲解本病知识,减轻心理负担。

3. 积极预防和治疗引起遗尿的各种原发病。

4. 多参加文体活动,保持良好心态。

二、厌　食

(一) 概述

厌食指小儿较长时间食欲不振,厌恶进食的病证。多由脾失健运、脾胃气虚及胃阴不足而致。本病在城市儿童中发病率较高,夏季症状可加重,预后良好,病程较长者,可演变为疳证。

现代医学中的“小儿厌食”可参照本章辨证施护。

(二) 护理措施

1. 病情观察

(1) 观察面色、精神、体重、腹胀、体温、哭声、饮食、毛发等情况。

(2) 观察大便次数、性状及有无不消化的食物。

(3) 观察患儿有无咬牙吮指、揉眼挖鼻的习惯。

2. 辨证施护

(1) 脾失健运

[症状]　食欲不振,厌恶进食,食不知味,或伴胸脘痞闷,嗳气泛恶,大便不调。多食或逼迫进食后则恶心、呕吐,脘腹胀满,大便不畅,舌质淡,苔薄白或薄腻,脉细弱,指纹青。

[护理原则]　调和脾胃,运脾开胃。

[方药]　不换金正气散。

[护理]

生活护理:指导家长给予患儿合理膳食,改进不合理喂养,使患儿养成良好的饮食习惯;忌用有损脾胃的药物,如大苦大寒类中药等。

饮食护理:选用山药苡仁扁豆粥:将山药、薏苡仁、扁豆各 10g,粳米 50g 一同煮粥,加白糖调味,分 2 次食用;亦可选用大枣粥:取洗净大枣浸泡片刻,加粳米和水煮成稀粥,每日早晚服食。

情志护理:许多患儿由于进入陌生环境如幼儿园或学习负担过重,或遭强迫进食,而出现紧张、恐惧、孤独等心理反应,产生厌食。要仔细分析厌食的精神因素,辨因施护。

用药护理:亦可用鸡内金粉,每次 1g,每日 2 次,吞服;或以炙黄芪、鸡内金、焦白术、五谷虫各 5g,炒山药 10g,研末,调成糊状,敷贴于脐部,用胶布固定,每周 2 次,10 次为 1 个疗程。

针推护理:协助医生做好针灸推拿治疗。①针灸取中脘、足三里、内关、脾俞、胃俞等穴,每次选用 2～3 穴,用补法,留针 10～20 分钟,或不留针,每日 1 次;三棱针点刺四缝穴挤出少量黄白色液体,隔日 1 次,10 次为 1 疗程;亦可采用艾条温和灸法,上述每穴灸 5～10 分钟。②推拿采用捏脊法:患儿俯卧,医生两手半捏拳,两食指抵于背脊之上,再以两手指拇指伸向食指前方,合力夹住肌肉提起,食指向前,拇指向后退,作翻卷动作,两手同时向前移动,自长强穴起,捏到大椎穴。如此反复 5 次,每捏 3 下将脊背的皮提 1 下,连续 6 天为 1 疗程。亦可辅以揉按足三里、内关、中脘等穴。

(2) 脾胃气虚

[症状]　不思饮食,形体偏瘦,面色少华,食少便多,大便入水易散,夹未消化之物,易汗出,易外感,舌淡苔白,脉细,指纹青紫。

[护理原则]　益气健脾。

[方药]　人参健脾丸。

[护理]

生活护理:指导家长合理喂养患儿;纠正患儿不良饮食习惯,如避免偏食或吃零食,尤其是吃过多的糖果;避免服用刺激性较大的药物或食物,以减少脾胃损伤。

饮食护理:选用黄芪粥:将黄芪15g煎水取汁,去渣,入粳米煮至米花汤稠为度,食时可加红糖少许,早晚温热服用,7天为一个疗程;亦可用牛奶花生粥:花生100g,粳米50g加水共煮粥,粥将熟时兑入牛奶250ml煮沸,以白糖调味,分2次服。

情志护理:消除引起厌食的精神因素,多与患儿沟通思想,取得患儿信任,并鼓励患儿渐渐增加食量。

用药护理:可服用鸡内金粉,每次1g,每日2次,吞服;或以炙黄芪、鸡内金、焦白术、五谷虫各5g,炒山药10g,研末,调成糊状,敷贴于脐部,用胶布固定,每周2次,10次为1个疗程。

针推护理:协助医生做好针灸推拿治疗。①针灸取中脘、足三里、内关、脾俞、胃俞等穴,每次选用2~3穴,用补法,留针10~20分钟,或不留针,每日1次;三棱针点刺四缝穴挤出少量黄白色液体,隔日1次,10次为1疗程;亦可采用艾条温和灸法,上述每穴灸5~10分钟。②推拿主要采用捏脊疗法。

(3)胃阴不足

[症状]　纳呆,食少饮多,面色萎黄,皮肤失润,大便偏干,小便短黄,舌红少津,少苔,脉细,指纹紫红。

[护理原则]　益胃养阴。

[方药]　养胃增液汤。

[护理]

生活护理:指导家长合理喂养患儿;纠正患儿不良饮食习惯,避免服用刺激性较大的药物或食物,以减少脾胃损伤。

饮食护理:选用藕梨粥:将藕、梨切碎,绞汁,以粳米共煮粥,分2次服;亦可用萝卜乌梅饮:将萝卜切片,加水与乌梅共煮,以白糖调味服。

情志护理:仔细分析厌食因素,消除患儿焦虑、紧张、不满等不良心理反应,切忌用强迫、打骂、威吓等方法对待患儿,要耐心说服,关心体贴患儿,使其配合治疗。

用药护理:可用胡黄连粉、鸡内金粉,按1:3混匀,每服1~2g,每日3次;或以沙参、麦冬、鸡内金、五谷虫各5g,炒山药10g,研末,调成糊状,敷贴于脐部,用胶布固定,每周2次,10次为1个疗程。

针推护理:协助医生做好针灸推拿治疗。①取中脘、足三里、内关、脾俞、胃俞、阴陵泉等穴,每次选2~3穴,用补法,亦可采用艾条温和灸法;或用三棱针点刺四缝穴挤出少量黄白色液体,3日1次。②推拿方法:主要采用捏脊疗法。亦可辅以揉按足三里、内关、中脘等穴。

(三)健康指导

1. 让患儿家属了解本病的知识,纠正患儿偏食、吃零食和饮食不节的不良习惯,做到"乳贵有时,食贵有节",饮食定时定量,荤素搭配,少食肥甘厚味、生冷坚硬等不易消化食物。

2. 遵照"胃以喜为补"的原则,先从小儿喜欢的食物着手,来诱导开胃。婴儿时期提倡母乳喂养,4个月后及时补充生长发育所需之营养物质。

3. 指导患儿饮食及用品的清洁消毒方法。

4. 注意生活起居,加强精神调护,纠正患儿咬牙吮指、揉眼挖鼻的不良习惯。

目 标 检 测

A₁ 型题

1. 下列除哪一项外均是风寒感冒的临床表现
　　A. 恶寒重发热轻　　　B. 恶寒轻发热重
　　C. 脉浮　　　　　　　D. 舌苔白
　　E. 流清涕

2. 心悸的病位在
　　A. 心　　　　　　　　B. 肝
　　C. 脾　　　　　　　　D. 肺
　　E. 肾

3. 下列除哪一项外均是咳嗽的护理措施
　　A. 咳嗽患者应戒烟酒
　　B. 保持室内空气清新，湿温度合适
　　C. 进行隔离，防止交叉感染
　　D. 饮食宜清淡，易消化
　　E. 忌食油炸、辛辣、香燥之物

4. 下列哪项不是眩晕的临床证型
　　A. 肝阳上亢　　　　　B. 气血亏虚
　　C. 肾精不足　　　　　D. 痰浊中阻
　　E. 肝郁气滞

5. 下列哪项属于中风脱证的临床表现
　　A. 牙关紧闭　　　　　B. 目合口开
　　C. 两手握固　　　　　D. 肢体强痉
　　E. 大小便闭

6. 寒邪客胃型胃痛应选的药物是
　　A. 良附丸　　　　　　B. 山楂丸
　　C. 柴胡疏肝散　　　　D. 化肝煎
　　E. 失笑散

7. 呕吐物酸腐难闻多属于

A. 食积内腐　　　　　B. 痰饮中阻
C. 脾胃虚寒　　　　　D. 胃阴不足
E. 肝气犯胃

8. 与泄泻无关的脏腑是
　　A. 脾胃　　　　　　　B. 心肺
　　C. 肝　　　　　　　　D. 肾
　　E. 大肠

9. 中医的消渴相当于西医的
　　A. 冠心病　　　　　　B. 肾衰竭
　　C. 高血压　　　　　　D. 糖尿病
　　E. 内分泌失调

10. 反复发作的对称性、多形性、有渗出倾向、自觉
　　瘙痒、以皮肤损害为特征的是
　　A. 痈　　　　　　　　B. 疔
　　C. 湿疹　　　　　　　D. 麻疹
　　E. 水痘

11. 月经不调不包括
　　A. 月经周期异常
　　B. 经期、经量异常
　　C. 月经色、质异常
　　D. 功能失调性子宫出血
　　E. 行经期腹痛

12. 下列哪项不属于小儿厌食的针推护理措施
　　A. 三棱针点刺四缝
　　B. 艾条温灸足三里
　　C. 揉按足三里、内关、中脘
　　D. 推拿采用捏脊法
　　E. 强制进食，严格要求，养成良好的进食习惯

（安素红）

参考文献

安家丰．1994．张志礼皮肤病医案选萃．北京：人民卫生出版社

陈家旭．2012．中医诊断学．第2版．北京：人民卫生出版社

陈佩仪．2012．中医护理学基础．北京：人民文学出版社

陈友香．2006．中医学．北京：人民卫生出版社

程化奇．1994．中医学．北京：人民卫生出版社

邓铁涛．2013．中医诊断学．第3版．上海：上海科学技术出版社

高思华．2012．中医基础理论．第2版．北京：人民卫生出版社

葛明堂，葛瑞芳，葛瑞晴．2008．足疗学．北京：中国医药科技出版社

郭霞珍．2006．中医基础理论．上海：上海科学技术出版社

何晓晖．2006．中医基础理论．北京：人民卫生出版社

侯志英．2012．中医护理学．第2版．西安：第四军医大学出版社

黄霏莉等．2005．中医美容学．第2版．北京：人民卫生出版社

简亚平．2012．中医学．北京：中国医药科技出版社

金玉忠，张先庚．2011．中医护理学．北京：人民军医出版社

瞿幸．2009．中医皮肤性病学．北京．中国中医药出版社

李灿东．2012．中医诊断学．第3版．北京：中国中医药出版社

李家邦．2008．中医学．北京：人民卫生出版社

梁丽英．2010．中医学．北京：科学出版社

梁晓春．2011．中医学．北京：中国协和医科大学出版社

刘冰．2011．中医护理学．西安：第四军医大学出版社

刘革新．2006．中医护理学．第2版．北京：人民卫生出版社

刘桂瑛，马秋平．2010．中医护理学．北京：科学出版社

陆寿康．2003．刺法灸法学．北京：中国中医药出版社

陆小左．2010．中医诊断学技能实训．北京：中国中医药出版社

罗永芬．1996．腧穴学．上海：上海科学技术出版社

马荣华．2005．中医学．西安：第四军医大学出版社

申惠鹏．2008．中医学基础．北京：科学出版社

孙广仁．2008．中医基础理论．第2版．北京：中国中医药出版社

孙国杰．1997．针灸学．上海：上海科学技术出版社

孙秋华．2012．中医护理学．第3版．北京：人民卫生出版社

孙颖立．2006．诊断学基础．上海：上海科学技术出版社

谭兴贵．2009．中医药膳与食疗．北京：中国中医药出版社

田德禄．2002．中医内科学．北京：人民卫生出版社

汪受传．2007．中医儿科学．北京：中国中医药出版社

王键．2009．中医基础理论．北京：中国中医药出版社

王琦．2012．中医学基础．北京：人民卫生出版社

王启才．2003．针灸治疗学．北京：中国中医药出版社

吴承玉．2006．中医诊断学．上海：上海科学技术出版社

吴承玉．2011．中医诊断学．第2版．上海：上海科学技术出版社

吴伟．2010．中药煎服法图解．北京：人民卫生出版社

徐桂华，李佃贵．2009．中医护理学．北京：人民卫生出版社

袁秀英．2010．中医护理学．北京：人民卫生出版社

张玉珍．2007．中医妇科学．北京：中国中医药出版社

周少林．2009．中医护理．江苏：江苏教育出版社

朱学骏．2001．现代皮肤病性病诊疗手册．北京．北京医科大学出版社

《中医护理学》教学大纲

一、课程性质和任务

　　中医护理学是高职高专护理专业的能力拓展课程,也是护理专业学生学习和掌握祖国传统医学及其护理技术的主要课程。其主要内容主要包括阴阳五行、藏象、气血津液、经络、病因病机、诊法、防治原则、中医辨证、中医传统疗法与中医护理及养生等内容。其主要任务是系统阐述中医学的基本理论和基本技能,使学生掌握中医学关于人体的生理、病理、病因、诊法、疾病防治、辨证护理、护理养生等知识和技能,为学习相关护理技能及今后的临床护理职业工作奠定基础,也为学生适应职业变化、拓展职业技能和继续学习打下基础。

二、课程教学目标

(一)知识教学目标

1. 掌握中医学的基本特点、藏象、气血津液、诊法、中医辨证与护理等主要内容。
2. 理解中医阴阳学说、病因病机、防治原则、中药及中成药基本知识和基本技能。
3. 了解中医护理的发展概况、经络、常用传统疗法及中医护理养生等内容。

(二)能力培养目标

1. 具有运用中医护理学基本知识解释人体生理、病理现象的能力。
2. 能运用中医辨证护理知识指导临床护理工作。
3. 具有较熟练的中医护理基本实践操作技能。

(三)素质教育目标

1. 通过学习中医护理学理论知识,培养辩证唯物主义思想观。
2. 具有良好的职业道德修养、行为规范和人际沟通能力。
3. 具有刻苦钻研的学习态度和辨证思维的科学思维能力。

三、教学内容和要求

教学内容	了解	理解	掌握	熟练掌握	教学活动参考	教学内容	了解	理解	掌握	熟练掌握	教学活动参考
绪论					理论讲授	一、阴阳五行学说					理论讲授
(一)中医学的形成和发展概况	√				多媒体演示	(一)阴阳学说					多媒体演示
						1. 阴阳的概念			√		讨论
(二)中医学的基本特点		√			讨论	2. 阴阳学说的基本内容			√		
(三)中医护理学的主要特点			√			3. 阴阳学说在中医学中的应用			√		
(四)中医学的思维方法	√					(二)五行学说					

237

教学内容	教学要求				教学活动参考	教学内容	教学要求				教学活动参考
	了解	理解	掌握	熟练掌握			了解	理解	掌握	熟练掌握	
1. 五行的概念				√		2. 经络系统的组成			√		
2. 五行的基本内容			√			3. 经络的生理功能		√			
3. 五行学说在中医学中的应用			√			(二)十二经脉					
二、藏象					理论讲授	1. 十二经脉的命名	√				
(一)藏象学说概论		√			多媒体演示	2. 十二经脉在体表的分布规律		√			
(二)脏腑				√	讨论	3. 十二经脉的走向与交接规律		√			
1. 五脏				√		4. 十二经脉的表里关系			√		
2. 六腑			√			5. 十二经脉的流注次序	√				
3. 奇恒之腑	√					(三)奇经八脉					
(三)脏腑之间的关系	√					1. 奇经八脉的分布循行特点	√				
三、精、气、血、津液					理论讲授	2. 奇经八脉的生理功能	√				
(一)精		√			多媒体演示	五、病因病机					理论讲授
(二)气					案例分析讨论	(一)病因					多媒体演示
1. 气的基本概念				√		1. 外感病因			√		案例分析讨论
2. 气的生成		√				2. 内伤病因			√		
3. 气的功能				√		3. 病理产物性病因			√		
4. 气的运行				√		(二)病机					
5. 气的分类				√		1. 发病机制			√		
(三)血						2. 基本病机				√	
1. 血的基本概念	√					六、诊法					理论讲授
2. 血的生成		√				(一)望诊					多媒体演示
3. 血的循行		√				1. 全身望诊			√		活体观察
4. 血的生理功能				√		2. 局部望诊	√				案例分析讨论
(四)津液						3. 望舌			√		
1. 津液的基本概念		√				4. 望分泌物、排泄物	√				
2. 津液的代谢			√			(二)闻诊	√				
3. 津液的功能				√		1. 听声音	√				
(五)气、血、津液之间的关系						2. 嗅气味					
1. 气与血的关系				√		(三)问诊				√	
2. 气与津液的关系	√					1. 问诊概述				√	
3. 血与津液的关系	√					2. 问诊基本内容				√	
四、经络					理论讲授	(四)切诊					
(一)经络的概念和经络系统					多媒体演示	1. 脉诊			√		
1. 经络的概念	√				模型展示	2. 按诊	√				

教学内容	教学要求				教学活动参考	教学内容	教学要求				教学活动参考
	了解	理解	掌握	熟练掌握			了解	理解	掌握	熟练掌握	
七、辨证					理论讲授	(二)养生的基本原则					
(一)八纲辨证					多媒体演示	1. 协调脏腑		√			
1. 表里辨证			√		案例分析讨论	2. 畅通经络		√			
2. 寒热辨证			√			3. 清静养神		√			
3. 虚实辨证			√			4. 节欲保精		√			
4. 阴阳辨证			√			5. 天人相应		√			
(二)脏腑辨证						6. 形神共养		√			
1. 心与小肠病辨证		√				7. 持之以恒		√			
2. 肺与大肠病辨证		√				(三)养生的常用方法					
3. 脾与胃病辨证		√				1. 环境养生		√			
4. 肝与胆病辨证		√				2. 四季养生		√			
5. 肾与膀胱病辨证		√				3. 保精养生		√			
6. 脏腑兼病辨证		√				4. 调神养生		√			
(三)卫气营血辨证						5. 吐纳养生		√			
1. 卫分证	√					6. 导引养生		√			
2. 气分证	√					十、中药与中成药					理论讲授
3. 营分证	√					(一)中药基本知识					多媒体演示
4. 血分证	√					1. 中药的性能				√	中成药展示
八、防治原则与治法					理论讲授	2. 中药的应用				√	实训练习
(一)预防					多媒体演示	3. 常用中药举例	√				
1. 未病先防			√		案例分析讨论	(二)中成药基本知识					
2. 既病防变			√			1. 中成药概述	√				
(二)治则						2. 常用中成药举例	√				
1. 治病求本			√			十一、中医用药护理					理论讲授
2. 扶正祛邪			√			(一)中药汤剂的煎服法					多媒体演示
3. 调整阴阳			√			1. 汤剂的煎煮法				√	标本、饮片、工
4. 调理气血			√			2. 服药方法				√	具展示
5. 调制脏腑			√			(二)中药内服法与护理					实训练习
6. 三因治宜			√			1. 解表药的服法与护理				√	
(三)治法	√					2. 泻下药的服法与护理				√	
九、养生					理论讲授	3. 清热药的服法与护理				√	
(一)养生的意义					多媒体演示	4. 祛湿药的服法与护理				√	
1. 增强体质	√				案例讨论	5. 温里药的服法与护理				√	
2. 预防疾病	√					6. 理气药的服法与护理				√	
3. 延缓衰老	√					7. 消导药的服法与护理				√	

续表

教学内容	教学要求				教学活动参考	教学内容	教学要求				教学活动参考
	了解	理解	掌握	熟练掌握			了解	理解	掌握	熟练掌握	
8. 止血药的服法与护理			√			十二、中医传统疗法与护理					理论讲授
9. 活血化瘀药的服法与护理			√			（一）针灸与护理					多媒体演示
10. 止咳化痰平喘药的服法与护理			√			1. 腧穴概论		√			模型演示
11. 平肝息风药的服法与护理			√			2. 针法				√	实训练习
12. 开窍药的服法与护理			√			3. 针灸治疗		√			
13. 安神药的服法与护理			√			4. 灸法				√	
14. 补益药的服法与护理			√			（二）其他中医传统疗法与护理					
15. 收涩药的服法与护理			√			1. 拔罐与护理				√	
（三）中药外治法与护理						2. 刮痧与护理				√	
1. 膏药疗法与护理			√			3. 推拿与护理				√	
2. 熏蒸疗法与护理			√			4. 刺络疗法与护理	√				
3. 熨敷疗法与护理			√			5. 水针疗法与护理	√				
4. 掺药疗法与护理			√			6. 中医美容疗法与护理				√	
5. 洗浴疗法与护理			√			7. 药膳与护理				√	
6. 灌肠疗法与护理			√			8. 足疗与护理				√	
7. 坐药疗法与护理			√			十三、常见病证与护理					理论讲授
8. 吹药疗法与护理			√			（一）内科病证与护理		√			多媒体演示
9. 中药离子导入法与护理		√				（二）外科病证与护理		√			案例分析讨论
						（三）妇科病证与护理		√			
						（四）儿科病证与护理		√			

四、教学大纲说明

（一）适用对象与参考学时

本教学大纲可供护理、助产专业使用，总学时为114个，其中理论教学88学时，实践教学26学时。

（二）教学要求

1. 本课程对理论教学部分要求有熟练掌握、掌握、理解、了解四个层次。熟练掌握是指对本专业学生职业生涯具有重要作用，能够拓展其职业技能的知识。掌握是指对中医护理学中所学的基本知识、基本理论具有深刻的认识，并能灵活地应用所学知识分析、解释生活现象和临床问题。理解是指能够解释、领会概念的基本含义并会应用所学技能。了解是指能够简单理解、记忆所学知识。

2. 本课程突出以培养能力为本位的教学理念，在实践技能方面分为熟练掌握和学会两个层次。熟练掌握是指能够独立娴熟地进行正确的实践技能操作。学会是指能够在教师指导下进行实践技能操作。

（三）教学建议

1. 在教学过程中要积极采用现代化教学手段、标本、模型、活体等，加强直观教学，充分发挥教师的主导作用和学生的主体作用。注重理论联系实际，并组织学生开展必要的临床案例分析讨论，以培养学生的分析问题和解决问题的能力，使学生加深对教学内容的理解和掌握。

2. 实践教学要充分利用教学资源，结合挂图、标本、模型、活体、多媒体等，采用理论讲授、标本模型演示、活体观察、案例分析讨论等教学形式，充分调动学生学习的积极性和主观能动性，强化学生的动手能力和专业实践技能操作。

3. 教学评价应通过课堂提问、布置作业、单元目标测试、案例分析讨论、实践考核、期末考试等多种形式，对学生进行学习能力、实践能力和应用新知识能力的综合考核，以期达到教学目标提出的各项任务。

学时分配建议（114 学时）

序号	教学内容	学时数		
		理论	实践	合计
1	绪论	4	0	4
2	阴阳五行学说	6	0	6
3	藏象	12	0	12
4	精、气、血、津液	4	0	4
5	经络	4	0	4
6	病因病机	6	0	6
7	诊法	8	2	10
8	辨证	4	0	4
9	预防原则与治法	6	0	6
10	养生	6	0	6
11	中药与中成药	4	4	8
12	中医用药护理	10	4	14
13	中医传统疗法与护理	4	16	20
14	常见病证与护理	10	0	10
	合计	88	26	114

目标检测参考答案

绪论

1. B 2. A 3. C 4. B 5. D

第1章

1. C 2. B 3. A 4. D 5. B 6. D 7. B 8. D 9. B 10. B 11. B 12. B 13. D 14. B
15. C 16. C 17. D 18. B 19. C 20. B 21. D 22. C 23. B 24. B 25. B

第2章

1. D 2. E 3. B 4. B 5. C 6. C 7. D 8. B 9. A 10. A 11. B

第3章

1. E 2. B 3. D 4. B 5. C 6. A 7. E 8. A 9. D 10. D 11. D 12. E 13. C 14. E
15. B 16. E 17. B 18. A 19. D 20. C 21. E 22. B 23. C 24. A

第4章

1. D 2. E 3. E 4. C 5. B 6. A 7. A 8. A 9. A 10. B 11. C 12. D 13. E 14. A
15. A 16. C 17. D 18. C

第5章

1. B 2. C 3. B 4. B 5. A 6. D 7. C 8. C 9. D 10. C 11. B 12. D 13. D 14. C
15. D 16. B 17. C 18. A 19. B 20. B 21. D 22. B 23. A 24. C 25. B 26. B 27. A
28. B 29. B 30. C

第6章

1. E 2. A 3. C 4. D 5. C 6. B 7. B 8. C 9. E 10. D 11. D 12. B 13. C 14. E
15. A 16. B 17. B 18. B 19. B 20. B 21. D 22. C

第7章

1. E 2. A 3. C 4. A 5. A 6. B 7. C 8. A 9. E 10. D

第8章

1. E 2. C 3. C 4. C 5. B 6. A 7. E 8. C 9. D 10. B 11. D 12. C 13. A 14. A

第9章

1. D 2. D 3. D 4. D 5. B 6. C 7. D 8. B 9. A 10. D 11. D 12. D

第10章

1. C 2. E 3. C 4. C 5. E 6. B 7. D 8. A 9. C

第11章

1. C 2. D 3. B 4. D 5. C 6. D

第12章

1. D 2. B 3. B 4. B 5. C 6. B 7. E 8. A 9. D 10. C 11. D 12. A 13. B 14. E
15. C 16. D 17. C 18. E 19. A 20. B

第13章

1. B 2. A 3. C 4. E 5. B 6. A 7. A 8. B 9. D 10. C 11. E 12. E